BIBLIOTHECA

SCRIPTORVM GRAECORVM ET ROMANORVM

TEVBNERIANA

OPPIANVS APAMEENSIS

CYNEGETICA

EVTECNIVS SOPHISTES

PARAPHRASIS METRO SOLVTA

RECENSVIT

MANOLIS PAPATHOMOPOULOS

MONACHII ET LIPSIAE
IN AEDIBVS K. G. SAVR MMIII

Bibliographic information published by Die Deutsche Bibliothek

Die Deutsche Bibliothek lists this publication in the
Deutsche Nationalbibliografie; detailed bibliographic data is available
in the Internet at **http://dnd.ddb.de.**

Printed in Germany

Gesamtherstellung: Druckhaus „Thomas Müntzer" GmbH, Bad Langensalza
ISBN 3-598-71256-1

Τῷ διδασκάλῳ

Ἰωάννῃ Irigoin

δόσις ὀλίγη τε φίλη τε

PRAEFATIO

Quibus rationibus instructus hanc editionem curaverim paucis exponam. Libros manu scriptos, qui Oppiani Apameensis Cynegetica tradiderunt, cum omnes photographice depictos contuli tum plurimos oculis quoque meis inspexi. Quod ad codicum sigla attinet, ea adhibere statui, quae a Petro Boudreaux usurpata sunt; persaepe autem hyparchetyporum, stipitum vel ramorum sigla adhibui. Codicibus quos Boudreaux non cognovit nova sigla attribui. Descriptionem codicum accuratissimam fecit Tomás Silva Sánchez in suo eruditissimo libro Sobre el texto de los Cynegetica de Opiano de Apamea, Cádiz 2002, 29-58, quem gratus in permultis secutus sum.

En brevis descriptio omnium codicum secundum ordinem chronologicum.

A cod. Venetus Marcianus graecus 479 (coll.881), membr., mm. 235x195. Constat foliis scriptis 67[1]+1 fol. papyr. Continet Oppiani Cynegetica sine glossis aut scholiis (ff. 1-66r); Vitam Oppiani a Constantino Manasse conscriptam versibus politicis. Exaratus est primo medio saec. XI, exceptis foliis 5 (Cyn. I 120-146), 9 (I 231-268), 25 (II 166-197), 28 (II 257-312), 31 (II 370-400), 34 (II 445-470), 37 (II 538-576, exaratis a Georgio Trivizia saec. XV, et ff. 66v-68v exaratis saec. XII. Quattuor aliae manus distinguuntur: **A^2** (saec. XIII), quae corrigit textum, restituit versus omissos et addit varias lectiones inter lineas; **A^3**, quae textum corrigit praecipue in posteriore parte poematis; **A^4**, quae raro intervenit et **A^5**, quae supplet codicis **A** folia deperdita. Codex **A** etiam ob CLXVII imagines quibus illustratur[2] celeberrimus est.

K cod. Laurentianus graecus 32.16, bombyc., mm. 250x170, Constantinopoli in binis columnis exaratus. Constat foliis III +

---

1. Folium ultimum numerum 68 praebet per omissionem numeri 67.
2. Cf. T. Silva Sánchez, o.c., 31-32.

391 + III. Collectio est poetarum inter quos continet: Nonni Dionysiaca (ff. 9r-173r); Theocriti Idyllia (I-XVIII) et Epitaphium Bionis (ff. 174v-189v); Apollonii Rhodii Argonautica (ff. 190v-231v); Hesiodi Opera et Dies, Theogoniam et Scutum (ff. 232r-251v); Oppiani Apamensis Cynegetica cum raris scholiis in marginibus (ff. 253r-268r); Oppiani Anazarbensis Halieutica (ff. 270r-296r); Moschi Idyllia I, II, IV (ff. 296v-298v); Nicandri Theriaca et Alexipharmaca (ff. 299v-311r); Triphiodori excidium Ilii (ff. 315r-319v); Phocylidis Sententias, Gregorii Nazianzeni poemata, etc. Anno 1280 exaratus fuit. Folia 2r-6v, colophon 8v, 174r, 177r-186v, 256r l. 13-319v, 322v, 339r-356v, 361r-391v manu M. Planudis exarata sunt.[3]

M cod. Laurentianus 31.3, bombyc., mm. 255x178, Constantinopoli exaratus: ἐτελειώθη τὸ παρὸν βιβλίον διὰ χειρὸς ἐμοῦ Μανουὴλ τοῦ Σφηνέα κατὰ μῆνα Μάιον ἰνδ. ιε΄, ἔτους ͵ςψϟ (=1287 ?). Constat III + 205 + III foliis. Continet: Oppiani vitam (f. 1r), Halieutica cum permultis scholiis in marginibus et inter lineas (ff. 1v-99v); Cynegetica cum paraphrasi in marginibus et multis scholiis interlinearibus (ff. 100r-144r); Aeschyli Prometheum, Septem contra Thebas cum vita poetae et hypothesi Persarum (ff. 150r-205v).

H cod. Venetus Marcianus graecus 468 (coll. 653), bombyc., mm. 345x245, saec. XIII/XIV exaratus per duas columnas. Constat II membr. + 190 + II foliis. Continet: Oppiani Halieutica (ff. 1r-32v); Cynegetica usque ad IV 12 (ff. 32v-47v); Aeschyli Prometheum, Septem contra Thebas, Persas et Agamemnonem (vv. 1-348) cum vita poetae (ff. 48r-79v); Sophoclis Aiacem, Antigonem, Philoctetem, Electram, Oedipum Tyrannum, Trachinias (fragm.), Oedipum Coloneum (fragm.) cum vita poetae (ff. 80r-146r); Euripidis Hecubam, Orestem, Phoenissas, Medeam (fragm.) (ff. 146v-190v).

G cod. Parisinus gr. 2723 (olim Regius 2218), membr., mm. 353x275. Constat 245 foliis sed ff. 1-2, 154, 157, 189, 242 deperdita sunt. Folia 77-245 saec. XIII/XIV exarata sunt. Continet: Lycophronis Alexandram cum Isaacii Tzetzae Commentario (ff. 1r-76v); Batrachomyomachiam (ff. 77r-78v); Oppiani

---

3. Cf. T. Silva Sánchez, o.c., 33.

Cynegetica cum scholiis et glossis interlinearibus et cum fragmentis paraphraseos metro solutae conscriptae et alterius in versibus iambicis (ff. 79r-97v); Dionysii Periegetae Orbis Descriptionem cum Eustathii Commentario (ff. 98r-165v); Ammonii Prolegomena ad Porphyrii Isagogem (ff. 166r-188v); Porphyrii Isagogem cum Ammonii Commentario (ff. 189r-210v); Commentarium Ammonii ad Aristotelis De Interpretatione (ff. 211r-245v).

I cod. Matritensis BN 4558 (olim N 20), chartac., mm. 287x206, anno 1488 a Constantino Lascari exaratus (ff. 2v-86r et 136r-174r). Constat V + 174 foliis. Continet: Oppiani vitam (f. 2v); Halieutica (ff. 3r-86r); Cynegetica (ff. 87r-120r), cum omissionibus et transpositionibus; Iohannis Tzetzae Carmina Iliaca (ff. 136r-156r) et Paralipomena (ff. 156r-174r).

B cod. Parisinus graecus 2736 (olim Regius 2118), membr., mm. 320x225, saec. XV^b. Constat I + 59 + III ff. Continet: Oppiani Cynegetica et vitam versibus politicis a Constantino Manasse conscriptam. Codex illustratur CXLVIII imaginibus, quae ex illis codicis Veneti Marciani 479 proveniunt.

L cod. Vindobonensis phil. gr. 135, membr., mm. 250x165, saec. XV exaratus a Petro Cretensi. Constat II + 197 + I foliis. Continet: Oppiani vitas (ff. 1r-1v): Prolegomena in Oppianum (ff. 1v-2v); Halieutica cum scholiis et glossis (ff. 4r-141v); Cynegetica (ff. 142r-197r). Subscriptio (f. 197r): θεῷ τὸ δῶρον, ὁ δὲ πόνος ταπεινοῦ Πέτρου, δόξα τῷ Θεῷ, ἀμήν.

Y cod. Yalensis 255 (olim Phillippicus 6435), chartac., mm. 319x215, ad finem XV saeculi exaratus. Constat V + 137 foliis. Continet: Oppiani vitam anonymam cum una περιοχὴ Halieuticorum (ff. 1r-1v); Halieutica (ff. 2r-61r) cum permultis scholiis; vitam anonymam alteram (f. 61v); Cynegetica (ff. 61v-96v); Colluthi De raptu Helenae (ff. 101r-106r); Triphiodori Ilii excidium (ff. 106r-115v); Dionysii Periegetae Orbis Descriptionem (ff. 122r-137v).

X cod. Meteoron, Metamorphoseos 91, chartac., 146x218 mm., saec. XV exaratus. Constat 145 foliis. Continet varia theologica opera; Theognidis Sententias (ff. 46-52); Phocylidis poema admonitorium (ff. 53-57); Oppiani Cynegetica (ff. 58-145).

E cod. Laurentianus 31.27, chartac., mm. 270x145, saec.

XV/XVI, sine scholiis aut glossis. Constat II + 86 + II ff. Continet: Colluthi De raptu Helenae (ff. 1-8r); Triphiodori Ilii excidium (ff. 8v-21r); Dionysii Periegetae Orbis Descriptionem (ff. 21v-44r); Oppiani vitam et Cynegetica (ff. 44v-86v).

D cod. Neapolitanus Bibl. nat. II F 17, chartaceus, mm. 303x208, saec. XV/XVI. Constat II + 231 + I ff. Continet: Vitam anonymam Oppiani (ff. 1r-2v); Halieutica (3r-128r); alteram vitam anonymam Oppiani (f. 128v); Cynegetica cum paraphrasi (ff. 129r-208v); Colluthi De raptu Helenae (ff. 209r-216v); Triphiodori excidium Ilii (ff. 217r-231r).

C cod. Parisinus graecus 2860 (olim Regius 3339), chartac., mm. 208x145; constat I + 123 foliis: folia 2-115 exarata sunt ad finem XV saec. et 116-123 saeculo XVI. Continet: Oppiani Cynegetica cum vita anonyma (ff. 2r-43v); Arati Phaenomena (ff. 46r-81r); Cornuti De natura deorum (ff. 86r-113); Palaephati De incredibilibus historiis (ff. 116r-123v).

F cod. Parisinus supplem. graec. 109, chartac., mm. 214x155, XV/XVI saec. Constat III + 268 + III foliis. Continet: Sophoclis Aiacem, Philoctetem et Oedipum Coloneum (ff. 2-155r); Colluthi De raptu Helenae (ff. 156v-169v); Triphiodori excidium Ilii (ff. 169v-191r); Oppiani Cynegetica (ff. 191v-263v).

Quinque codices eliminandi sunt, quia apographa aliorum codicum sunt.

Q cod. Salmanticensis M 31 (olim 1.1.18), bombyc., mm. 307x223, anno 1326 ab Iohanne Calliandro exaratus (f. 79r): ἐτελειώθη τὸ παρὸν βιβλίον διὰ χειρὸς ἐμοῦ Ἰωάννου Ἀναγνώστου Καλλιάνδρου κατὰ μῆνα Ἰούνιον, ἰνδ. θ΄, ἔτους ͵ϛωλδ΄. Constat II + 207 + III foliis. Continet: Vitam anonymam Oppiani, περιοχὴν Ἁλιευτικῶν (f. 1r); Halieutica cum scholiis margin. et interlin. (ff. 1v-78v); Cynegetica cum paraphrasi in marginibus (ff. 79r-114r); Euripidis Hecubam, Orestem et Phoenissas cum vita poetae (ff. 114v-205r). Codex Q apographon est codicis M.

N cod. Venetus Marcianus graecus 480, membr., mm. 335x235, XV saec. exaratus a G. Trivizia (Γεώργιος ἀρητὴρ ὁ Κρής). Constat III + 443 + III ff. Continet: Halieutica (ff. 4r-80v); Cynegetica (ff. 81r-105r); Theocriti Idyllia (ff. 105v-128v); Dionysii Periegetae Orbis Descriptionem (ff. 129r-150v); Nicandri

Theriaca et Alexipharmaca (ff. 151r-169r); Arati Phaenomena et Prognostica (ff. 172r-197v); Hesiodi Scutum (ff. 215r-222v), Opera et Dies (ff. 226v-236v) et Theogoniam (ff. 288v-299v); Apollonii Rhodii Argonautica (ff. 329r-400v); Orphei Argonautica (ff. 401-416v) et Hymnos (416v-430r); Procli et Callimachi Hymnos (ff. 432v-443v). Codex N apographon est codicis **A**.

O cod. Laurentianus 86.21, membr., mm. 270x175, saec. XV a G.Trivizia exaratus. Constat I + 122 + I foliis. Continet: Halieutica (ff. 1-75v) et Cynegetica (ff. 76r-119v); apographon codicis N, sine glossis aut graphetai, sed cum paucis scholiis.

P cod. Parisinus graecus 2737 (olim Regius 2129), chartac., mm. 338x217, anno 1554 exaratus a librario Cretensi Angelo Vergetio (f. 106r): ἐγεγράφει τὸ παρὸν βιβλίον ἐν Λευκιτίᾳ (sic) τῶν Παρησίων ἐπὶ βασιλέως Ἑρρίκου δευτέρου, χειρὶ Ἀγγέλου Βεργικίου τοῦ Κρητὸς ͵αφνδ΄ (=1554). Constat III + 107 + II ff. Continet: Oppiani vitam versibus politicis a Constantino Manasse conscriptam (ff. 1r-v); Oppiani Cynegetica cum 166 imaginibus (ff. 1r-60r); Xenophontis Cynegetica (ff. 61r-75r); Manuelis Phylae De animalium proprietatibus (ff. 76r-106r). Illustratur imaginibus quae illas codicis B imitantur. Codex **P** apographon est codicis **B**.

R cod. Vaticanus graecus 118 (olim 76), chartac., mm. 340x229, XVI saec. Constat III + 117 ff. Continet: Dionisii Periegetae Orbis Descriptionem (ff. 1r-20v); Oppiani Halieutica (ff. 21r-80r) et Cynegetica (ff. 81r-116v). Codex **R** apographon est codicis **M**.

Deperditi esse videntur duo codices Cynegeticorum, quorum altero, mutilo, Brodaeus[4] usus est, alterius lectiones quasdam in margines Rittershusius sui exemplaris Cynegeticorum transcripsit quas cum eo Sylburgius communicavit.[5]

---

[4]. Cf. J. Brodaei Turonensis Annotationes in Oppiani Cynegeticon libros IV, p. 125.

[5]. Cf. C. Rittershausen, Oppiani Poetae etc. (edit.), p. 4: «Tu quoque Friderice Sylburgi..., alium codicem antiquum ... ex tua depromptum bibliotheca, itemque Cynegeticon emendationes quasdam ex V. C. excerptas ultro perbenigne mecum communicasti».

Ad historiam autem Cynegeticorum Eutecnii quae dicitur Paraphrasis (=**Π**) metro soluta pertinet. Istius textus unicus vere testis est codex Laurentianus 31.3 (=**M**), ex quo descendunt duo apographa, Ambrosianus J 30 inf. (=**A**) et Vindobonensis Phil. gr. 14 (=**V**). Fragmenta istius Paraphraseos continentur in codice Parisino 2723 et edita sunt ab U.C. Bussemaker in Scholiis in Nicandrum et Oppianum, p. 243-259. Fragmenta alterius, metricae, Paraphraseos quae continentur in eodem codice edita sunt ab A. Ludwich, Homerische Textkritik II, 597 sqq. Partes quaedam Paraphraseos pertinentes ad versus II 426-432, 445-488, III 63-83, 113-117, 139-182, 251-261, 314-339, 364-390, 407-448, 461-481, IV 425-453 perierunt. Liber I Paraphraseos in lucem est primum prolatus a. 1817 ab A. Mustoxyde et D. Schina et liber IV a. 1890 ab O. Tüselmann. Deinde ab eodem Tüselmann tota Paraphrasis a. 1900 edita est.

Codices, quos descripsimus, ex uno eodemque archetypo (ω) manasse ex eo elicere licet, quod omnes in nonnullos errores consentiunt, ut sunt:

I 73 ὄφεις Lehrs: δῖς omnes codd.; 116 φυλλοχόῳ West : φυλλορόῳ omnes; 503 θύνει τε Turnebus: ἰθύνει τε omnes; 534 βουπελάταο Turnebus, Bodinus : βουτελάταο **AβK** βουτελέταο **HM** βουγελάταο **G**; II 82 τηλόθ' Brodaeus (ἀποσχόμενος **Π**) : δή τότ' **xKM**; 397 ἀναλδήσκειν Turnebus, Bodinus : ἀμαλδήσκειν **yKLM**; 477 μίμνῃ Turnebus : μίμνει omnes; 611 τέθνηκε τοκήων de Pauw : ἔκτεινε τοκήων omnes; III 368 σφριγάᾳ Lobeck : σφριγᾷ omnes; 380 ἔχειν Guietus : ἔμεν omnes; 467 πορδαλέοισι Schneider[1] : πορδαλίεσσι vel παρδ. omnes; IV 198 σχερὸν Wernicke : χέρσον **z**; 251 ἀγερμοσύνην Brodaeus : ἀτερμοσύνην omnes; ἀμᾶται Schneider[2] : ἀλᾶται **xKL** ἀλμᾶται **M**.

Omnes codices per duas classes distributi sunt, quarum alteram littera **x** (=**AΣBCXDEFGHIY**), alteram littera **z** (=**KLM**) designamus. Errorum coniunctivorum frequentium uniuscuiusque classis paucos tantum hic satis est afferre.

Errores coniunctivi codicum classis **x**

II 435[6] τέμνει **z** : τείνει **x**; 454 κείνοις **z** : κενεοῖς fere **x**; III 42 ποτ'

---

6. Ante hunc versum codices classis **z** contaminati sunt ab hyparchetypo **x** vel a codice **A**.

z : τότ' **x**; ἠμείψατο **z** : ἤμειψαν **x**; 128 λυσιτόκων **z** : λυσικόμων **x**; 205 περὶ μητέρι **z** : πυριμήτορι **x**; 207 μετόπισθεν ἑὸν γένος **z** : μετόπισθε νέον γέ μεν **x**; 267 ἀρνειῶν **z** : ἀργεννῶν **x**; 327 νώτοισιν **z** : τ' ὤμοισιν **x**; 522 ὠπήσασθαι **z** : ὠπάσασθαι **x**; IV 105 ἄρ' ἀπὸ **z** : ἄρα **x**.

Errores coniunctivi codicum classis **z**

II 429[7] ἀποψύχωσι **x** : ἀποψύχουσι **z**; παρηγορέωσι **x** : παρηγορέουσι **z**; 550 φρασσάμενοι **x** : φρασσάμενον **z**; 560 οὔποτε **x** : οὔπω **z**; 587 μεσσάτου **x** : μεγάλου **z**; III 65 χερείους **x**: χέρειαι **z**; 71 versum om. **z**; 101 πάλι νεύμεναι **x** : πάλιν ἔμμεναι **z**; 117 om. **z**; 174 βόσιος **x** : βρόσιος **z**; λιχμαίνει **x** : λιχαίνει **z**; 200 γόνον **x** : δόμον **z**; 345 μιν **x** : μὲν **z**; 356 ἠέρι **x** : ἠελίῳ **z**; 370 ἀποσταλάει **x** : ἀποστέλλει **z**; 385 λεπτὴν **x** : λευκὴν **z**; 412 Νειλῴους **x** : δειλαίους **z**; 496 κείνῃσι **x** : κίνησε **z**; IV 71 λινοστασίην **x** : λινοσταδίην **z**; 101 βυσσὸν **x** : βῆσσαν **z**; 106 δρουσαν **xK²** : ἔβησαν **z**; 130 ἐν **xK²** : om. **z**; 150 λύγοισι **x** : λίνοισι **z**; 153 ἔμεν **x** : μὲν **z**; δγε **x** : δγ' ἐκ **z**; 172 αἰζηῶν **x** : αἰζηὸς **z**; 198 σχερὸν — 199 ποτὶ **x** : om. **z**; 284 ἐμέμβλετο **x** : ἐμέλπετο **z**.

Codices classis x

Ex eodem hyparchetypo **x** originem ducunt duo stipites, quorum alter est codex **A**, alter deperditus codex **y**, ex quo manarunt codices **GHA⁵BCXYDEF** et Aldina.

Errores separativi codicis **A**

I 13-14 om. **A**(et **H**); 315 ἑκάτερθε μελιχρύσοισιν **yz** : ἑκάτερθεν ἑλιχρύσοισιν **A**; 370 ἀγρευτῆρσι **yz** : ἀγρευτῆσι **A**; 446 ἀγρευτῆρσιν **yz** : ἀγρευτῆρες **A**; 512 γλυκερῆς **yz** : σκολιῆς **A**; II 205 πόθον **yz** : ποδῶν **A**; 433 ἐπέχραον **yz** : ἐπέχραοι **A**; 595 τέμνει **yz** : βαίνει **A**; 615 ἀσπάλακας **yz** : ἀσπαλάκους **A**; III 203 φίλιον **yz** : φίλον **A**; 253 μὲν **yz** : μὴν **A**; οὔτε **yz** : οὔτε τι **A**; 312 ἐμπελάει **yz** : ἐμπελάσει **A**; 454 βροχίδεσσιν **yz** : βρυχίδεσσιν **A**; 501 φῦλον **yz** : φῦλος **A**; IV 35 ῥινόκερως **yz** : ῥινοκέρῳ **A**.

Errores coniunctivi codicum stipitis **y**

II 592 τερπνότερον φαιδροῖσιν **Az** : φαιδρότερον τερπνοῖσιν **y**; 628 ἐδωδαῖς **Az** : ἐδωδῆς vel ἐδωδῆ **y**; III 36 βριαρὸν **Az** : βριαρῶν **y**;

7. Versus I 410-II 386 omisit **L**.

210 ὡς δ' ὁπότ' **Az** : ὡς δέ ποτ' **y**; III 262 **Az** : om. **y**; 264 τε **Az** : om. **y**; IV 113 ἀρτύνονται **Az** : ἀρτύναντες **y**.

Ex codice y manarunt duo stipites : α (=**GHA**^{5}) et β (=**BCXYDEF** et Aldina).

Errores coniunctivi codicum stipitis α

I 137 δαμάλησιν] δαμάλισιν; 142 λαϊνέων] λαϊνάων; II 53 ἐνυῷ] ἐνιπῇ; 548 γόον] γόνον; III 288 δέμας] παῖδα; 485 μέλψουσιν] μέλπουσιν.

Errores separativi codicis **H**

H, antiquior quam **G**, habet errores separativos :

I 102 ἴχνη] ἴχνοι; 108 ὧδε] ὦ; 110 ἀλλοίην ὥρην] ἄλλοι κρώρην; 124 πάλιν] πάλον δ'; 257 Καδμεῖος] Καδμῶ; III 37 ἐπιδέδρομεν αἴγλη] ἐπιδεδρόμενα γάη.

Manus **A**^{5}, qui lacunas codicis **A** explevit, e codice **H** descendit :

I 142 ἄμοτον] ἄμοψον **HA**^{5}; 240 ἵππων] ἵππον **HA**^{5}; 246 ἀναινομένους] ἀναινομένην **HA**^{5}; II 546 μόρου] νόμου **HA**^{5}; 554 διατρήσειεν] διατρήνειεν **HA**^{5}; 557 ἐν] δ' ἐν **HA**^{5}.

Quod ad codicem **I** pertinet, iste non descendit ex hyparchetypo α, sed ex pluribus codicibus lectiones recepit, qui sunt **A**(et **A**^{5})**HGL** et **M**. Quam ob rem **I** raro in apparatu critico usurpatur.

Errores coniunctivi codicum stipitis β

I 9 εὐμενέοι] εὐμενέες; 31 Πάρθων] παρθένων; 239 τὸ πάροιθε] προπάροιθε; II 58 ἀϋταῖς] ἀϋτμαῖς; 160 βίωνας] βίστωνας; III 178 τρείοντες] πνείοντος; 360 ἕλοις] ἴδοις.

Codices stipitis β per duos ramos distributi sunt, quorum alter codex est **B**, alterum littera δ (=**CXYDEF**) designamus.

Errores separativi codicis **B**

I 34 μάκαιρα] μάχαιρα; 55 ἀναίμακτοι] ἀνέμακτοι; 72 δλεσαν] εἴλεσαν; 94 ζώνης] ζώης; 95 ἱππελάτης] ἱππιλώτης; 119 κρυερῶν] χρυερῶν; 173 πανέξοχον] παμέξοχον; 177 περιηγέα] περηγέα; 244 μέγας] μέγαν; 252 εὐώδει] εὐώσει; 299 ἐνιπὴν] ἐνεπὴν; 322 ἐπήτριμα ταινίῃσι] ἐπητρίμοιτε νίησιν.

Codex **P** et Aldina (1517) apographa sunt codicis **B**.

Errores coniunctivi codicum rami δ

I 10 μεγάλῃσι] κρατερῇσι; 267 κεφαλάς] κόρδας; II 65 ἀντίβιον] ἀντίβολον; 363 ἀείδειν] βάζοντας; III 124 δειλοὶ om.; 213-214 στονόεν — δρυπτομένην om.; IV 34 κρατεροὶ] κρατερός; 150 λύγοισι] λίγοισι.

Codices rami δ

Codices **CXYDEF** divisi sunt in duas partes : ab altera stant codices **CXY**, ab altera stant codices **DEF**, qui manant ex codice deperdito ε.

Errores coniunctivi codicum **CXY**

I 54 ἄγρη] ὥρη; 476 om.; II 264 ἔχονται] ἔχοντες; 341 αἰγάγρου] αἰγάγροις; 505 δόκησιν — 506 βροτοῖσιν om.; III 60 δὲ om.; 61 μήτηρ om.; 226 λυγρὴ] λυγρήν; 515 ἱμείρουσι <καὶ>; IV 86 περίμετρον] περίδρομον .

Errores coniunctivi codicum rami ε

I 4 φιτύσατο] φυτύσατο ε; 529 ἐσιδόντες] ἐπιδόντες; II 272 δάπτει] λάπτει; 525 ἀείρονται] κείρονται; III 53 ἔκλυον] ἔκκλυον; 343-344 θήρεσσι — δσον ἐν om.; IV 37 μέγα λαϊνέοιο] μεγάλα ἰνέοιο; 149 πίσυρες] πίσυνες.

Codices rami ε

Codices rami ε divisi sunt in duo : codicem **D** et codices **EF**, qui manant ex codice deperdito ζ.

Errores separativi codicis **D**

I 37 στιβίης om.; 87 δηρίσασθαι] δύσασθαι; 385 ἐπιθύνουσι — 386 ἀγραύλοις om.; III 22 τοξευτήρων] ζευτήρων; IV 145 om.; IV 181-247 post 383 transp.

Errores coniunctivi codicum **E** et **F**

I 100 περιστέλλοιτ'] περιστέλοιτ'; 441 δορκαλίδων] δορκαλίων; II 326 ἔμολεν] ἔμελε; III 13 ἀμφήλλαξε] ἀμφίλλεξε; 426 ἀμφ' ὀδύνησιν] ἀμφοδύνησιν.

E et **F** manant ex codice deperdito ζ sed non dependent unus ab altero, quia uterque errores separativos habet.

Errores separativi codicis **E**

I 39 κυθήρης] κυγείρης; 206 θηρσὶ] θυρσὶ; 271 γένεθλ'] γένος γ'.

Errores separativi codicis **F**

I 35 τε om.; 84 δηθάκι] διθάκι; 283 ῥοθίοισι] ῥοδίοισι.

Contaminatio codicum stipitis α

Codex deperditus α contaminatus est a codice **M**, vel potius ab eius exemplari antiquiore, et duplicibus lectionibus inter lineas vel in marginibus veri similiter est instructus, quarum alterae ab ambobus codicibus **H** et **G** desumptae sunt, alteras separatim solus **G** vel solus **H** descripserunt.

M + GH I 15 θέλει] πέλει **MGH**; 40 λοχείης] εἰλειθυίης **MGH**; II 149 ἐξαναδῦσα] ἐξανδῦσα **MGH**; 527 αὖτε] αὖ τὸ **MGH**; III 276 οὐρὴν] οὐρῇ; 454 θύρῃ **Aβ** : θήρῃ **MGH** θύρην **KL**.

M + H I 12 γὰρ om. **MH**; 259 δ' om. **MH**; II 54 ἐς om. **MH**; 95 κινοῦσιν] κλίνουσι **M** κλινοῦσιν **H**; III 276 νῶτα] νῶτος **MH**.

M + G I 449 θηρευτῆρσιν] θηρετῆσιν **MG**; II 5 φολόης] φιλόης **MG**; 579 νέκυες] νέκυς **MG**; III 194 ἀνώγειν] ἀνάγειν **G** (ω supra alt. α) **M**; IV 22 βασιληΐδι] βασιλιίδι **MG**; 154 ἄωτα] ἀώτω **MG**; κρητήρων] κρατήρων **MG**.

Contaminatio codicum stipitis **β**

Codex deperditus **β** contaminatus est a codice **L**, vel potius ab eius exemplari antiquiore, et duplicibus lectionibus inter lineas vel in marginibus instructus est. Has lectiones codices **CXYDEF** semper desumpserunt, **B** vero selectionem fecit inter lectiones textus **β** et lectiones interlineares vel marginales. Ex quo discrepantia surrexit inter **B** et **CXYDEF**, quibuscum saepe facit **L**, sed non cum **B** solo.

L + BCXYDEF I 40 ἀμαυρωτοῖο] ἀμαιώτοιο **LBCXYDEF**; 57 γυραλίοις] γυραλέοις **LBCXYDEF**; 288 παιδοτρόφον] πηλοτρόφον **LBCXYDEF**; 399 τεκμήραιντο] τεκμήραντο **LBCXYDEF**.

L + CXYDEF I 31 δύας] γυίας **LCXYDEF**; 128 θλίβει] βρίθει **LCXYDEF**; II 443 ἐπαρτύνουσιν] ἐπαρτυνέουσιν **LCXYDEF**; IV 107 μέλαθρα **KLCXYDEF** : μέλεθρα **ABGK²M**.

Codices classis **z** (=**KLM**)

Ex eodem hyparchetypo **z** originem ducunt quinque codices, **KLMQR**. **Q** et **R** apographa sunt codicis **M**. **K** et **L** errores coniunctivos habent:

II 400 νοέοντα] νοέοντας **KL**; 437 λευκῇσι] λευκοῖσι **KL**; 554 κεν] καὶ **KL**; 594-595 om. **KL**; 622 Ἀργῴης] ἀργαίης **KL**; III 21 πολυρραθάγου] πολυραγάθου **KL**; 164 ἀμοιβαδὶς] ἀμοιβάδες **KL**; 226 versum om. **K¹L**; 336 λύκοι] λύκοις **KL**; 489 ἀείδελα] ἀηδέα **KL**; IV 66 εἰ δὲ] ἠδ' **KL**; 153 γενύων τε δαφοινῶν] τε γενύων δαφοινῶν **K¹L**.

Cum codex **K**, antiquior quam codex **L**, errores separativos habeat, oportet ambos ex eodem descendere stipite, quem littera **θ** designamus.

Errores separativi codicis **K**

I 14 ῥέεθρα] ῥεέθρων; 79 φίλαι om.; II 2 χρυσομίτρη] χρυσόμιτρι; 14 ἱππαλέην] ἱπταλέων; III 42 ἐκ δὲ] οὐδὲ; 274 δ' ἔγραπται] δ' ἔδραπται; IV 11 θήρεσσι] θήρησι; 321 θηρσὶ] χερσί.

Etiam **K** et **M**, **M** et **L** habent errores coniunctivos :

Errores coniunctivi codicum **K** et **M**

II 33 ἔχει] ἔχοι **KM**; 288 ἐπὶ χθόνα] ἐπιχθόνια **K**¹**M**; III 155 μητίσασθαι] μυθήσασθαι **KM**; 480 ἐλάχεια] βραχεῖα **KM**; IV 95 μαιόμενος] μαινόμενος **KM**; 126 γεγωνότος] γεγωνότες **KM**.

Errores coniunctivi codicum **L** et **M**

I 76 κάπριον] κάπρον **LM**; 384 γαμέοντες] δαμέοντες **LM**; II 403 εἰ δὲ] οἱ δὲ **LM**; 417 δὴ om. **LM**; III 107 τε om. **LM**; 165 βοὸς χροῖ] χροῖ βοὸς **LM**; 228 ὅλον] ὁλοὸν **LM**; 258 ἐϋστρέπτοισι] ἐϋστρόφοισι **LM**; IV 93 ὑψικρεμής] ὑψικρεμνής **LM**; 153 βριαρῶν] βρυαρῶν **LM**.

Consensus codicum **L** et **M** contra **K** vel codicum **K** et **M** contra **L** explicatur propter contaminationem codicum **L** et **M**. Fons istius contaminationis est hyparchetypum **x** vel codex **A**.

Paraphrasis **Π**

Cum **Π** saepe faciat cum **z**, ex eodem exemplari ac **z** descendere oportet. En lectiones communes hyparchetypi **z** et Paraphraseos:

I 308 πορδαλίεσσι **Aβ** : παρδαλίεσσι **αz** παρδάλει **Π**; 315 ἐθείραις **A²yK¹LM** τὴν τρίχα **Π** : ὀπωπαῖς **A¹K²**; II 154 ὅν ποτε **A²βKM** ὅν **Π** : ὁππότε **A¹α**; III 186 ὀξύτατος **x** : ὠκύτατος **zΠ**; 205 ἀργαλέος **x** : μαινόμενος **z** ἀγριαίνει καὶ μέμηνεν **Π**; 277 ἀοιδοὶ **z** (φασί τινες τῶν παλαιῶν **Π**) : ὁδοῖσιν vel. ὀδ- **x**; 312 ἄγρη **z** (ἀγρεύσειε **Π**) : αἶγα **x**; 352 σελαγεῦσιν **z** (ὀδόντες λευκοὶ **Π**) : λαλαγεῦσιν **y**; IV 74 βορῆν (vel βορῆν) **x** : βορᾶν (vel βορὰν) **z** τὸν βορρᾶν **Π**; 94 ἀμνὸς **x** : ἀρνὸς **zΠ**; 95 ἴθυνε **x** : ἰθύνει **z** (ἵεται **Π**); 145 κύκλον **x** : κτύπον **z** (κτύπῳ **Π**); 226 λίχνου **zΠ** : δεινοῦ **x**; 404 praeb. **z**(**Π**) : om. **x**.

Non raro autem **Π** facit cum **M** vel cum **ML**, **KL**, **L**, **K**:

Π + M I 131 φλόγα νήσας **yKL** : φλόγ' ἐγείρας **M** φλόγα ... ἀνεγείρας **Π**; 206 πῶς **xKL** : πᾶς **A²M** ἅπας **Π**; 357 Καδμεῖος **yKL** : Κάδμου γῇ **M** ἐν Θήβαις **Π**; 325 πορδαλίεσσι **βK** : πορδαλίοισι **A¹L** παρδαλίησι **M** παρδάλεσιν **Π**; 471 ἀγασαίους **β** : ἀγασσέ+ους **A²** αγασσεύους **HK** ἀγρωσσαίους **M** ἀγρωσσαῖοι **Π**.

Π + LM I 76 κάπριον **xK** : κάπρον **LMΠ**; 122 γέγηθεν

A^{5}**yLM** (εὐφραίνουσα **Π**) : τέθηλεν **K**; II 381 ἔχις **yLMΠ** : ὄφις **ABK**.

Π + KL I 120 πλώουσι **yKL** (πλωτῆρσι **Π**) : πέλουσι **M**; 347 νηδύϊ **A**^{2}**GKL** (τῇ γαστρὶ **Π**) : νηδὺς **A**^{1}**HB** νηδὺν **M**.

Π + L I 116 φθινοπώρῳ **AαBKM** : μετοπώρῳ **A**^{2}**δLΠ**; 213 δῆριν **A**^{3}**αKM** : δηΐων **A**^{2}**βK**^{2}**L** (δυσμενῶν **Π**); 376 δῖα **xKM** : δοιὰ **L** (δυοῖν γενῶν **Π**).

Π + K II 16 ἵπποισιν **δK** (ἔφιππος **Π**) : βελέεσσιν **AαBM** (**L** vacat); 196 γάμοι **K** (γάμου **Π**) : πόθοι **A**^{5}**yM**.

Aliquando **Π** facit cum **x** :

III 86 τ' ἐφωπλίσσαντο λαγωοῖς **x** (καὶ τὸ μὲν ἧττον λαγωοῖς δυσμενὲς **Π**) : καὶ ὀξυτέροις γενύεσσι **z**; 119 περισκαίρουσα **x** (περισκαίρει **Π**) : ἐπισκαίρουσα **z**; 200 γόνον **x** (τόκον **Π**) : δόμον **z**; 405 ἐπετεκτήναντο **x** (ἐπιτεχνῶνται **Π**) : ἐπετεκμήραντο **z**; IV 68 φέβονται **x** (φεύξαιντ' **Π**) : φέροντα **z**.

Si haec ita sunt, quae omnia de codicibus Cynegeticorum et Paraphraseos hucusque disserui, en quo modo eorum habitum uno conspectu adumbrare possum.

STEMMA CODICUM

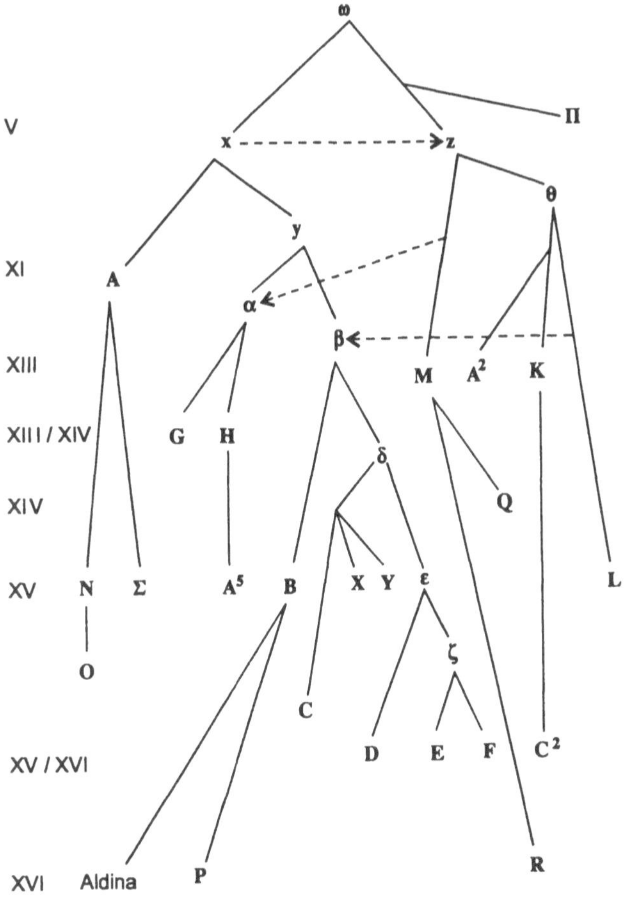

PRAEFATIO

In Cynegeticorum carmine edendo fundamentum mihi fuit in primis nova omnium codicum integra collatio necnon coniecturae atque emendationes a viris doctis factae tum in censuris editionis ultimae quam Petrus Boudreaux curavit cum in variis commentationibus scholasticis, vetustioribus vel recentioribus. Inter eas perutiles mihi fuerunt illae a Tomás Silva Sánchez vel a Stamatis Mersinias nuper acutissime conscriptae. Etiam maximo mihi subsidio fuit nova Eutecnii ut dicitur Paraphraseos metro solutae editio critica a me ipso post O. Tüselmann curata et in hoc volumine impressa, cuius fundamentum fuit nova codicis **M** collatio atque, inter alia, censurae A. Ludwich, E. Korzenszky et Myer.

Tandem indices per Cynegetica duos confeci, alterum propria nomina et adjectiva omnia, alterum verba omnia exceptis δὲ τε et καὶ complectentem.

Restat ut gratias quam maximas viro docto Heinz-Günther Nesselrath agam qui summa cura et peritia hanc praefationem perlegit ac recognovit.

Scribebam Athenis Id. Febr. a. MMIII.

Manolis Papathomopoulos

CONSPECTVS LIBRORVM

I. EDITIONES

A. Cynegeticorum

1. Ὀππιανοῦ Ἁλιευτικῶν βιβλία πέντε, τοῦ αὐτοῦ Κυνηγετικῶν βιβλία τέσσαρα, Oppiani de piscibus libri V, Eiusdem de Venatione libri IV, Laurentio Lippo interprete, Venetiis 1517.

2. Oppiani de venatione libri IV, Parisiis apud Vascosanum 1549.

3. Oppiani de venatione libri IV Ioan. Bodino Andegavensi interprete ... accessit commentarius. Lutetiae, apud Vascosanum 1555.

4. Oppiani Anazarbi de piscatu libri V, de venatione libri IV, Parisiis, apud A. Turnebum 1555.

5. Oppiani poetae Cilicis de venatione libri IV, de piscatu libri V, cum interpretatione Latina, commentariis et indice rerum ... confectis studio et opera Conradi Rittershusii. Lugduni Batavorum 1597.

6. Poetae Graeci veteres carminis heroici scriptores qui exstant omnes, apposita est e regione Latina interpretatio notae item et variae lectiones margini adscriptae cura et recensione Iac. Lectii, Aureliae Allobrogum 1606.

7. Oppiani poetae Cilicis de venatione libri IV et de piscatione libri V cum paraphrasi Graeca librorum de aucupio, Graece et Latine, curavit J.G. Schneider, Argentorati 1776.

8. Oppiani poemata de venatione et piscatione cum interpretatione Latina et scholiis, accessit Eutecnii paraphrasis Ixeuticon et Marcelli Sidetae fragmentum de piscibus,

tom. 1: Cynegetica ad quattuor mss. codd. fidem recensuit et suis auxit animadversionibus Iac. Nic. Belin de Ballu, Argentorati 1786.

9. Oppiani Cynegetica et Halieutica ... emendavit J.G. Schneider. Accedunt versiones Latinae metrica et prosaica, plurima anecdota et index Graecitatis, Lipsiae 1813.

10. Oppiani et Nicandri quae supersunt ... Graece et Latine ed. F.S. Lehrs. Praefatus est K. Lehrs in: Poetae bucolici et didactici recogn. et praef. C.F. Ameis, Parisiis 1846.

11. Oppians des Jüngeren Gedicht von der Jagd ... 1. Buch, metr. übersetzt und mit erklärenden Anmerkungen versehen von Max Miller, Programm Amberg 1885; 2. Buch (1-377) München 1891; 4. Buch, Programm Amberg 1886.

12. Oppien d'Apamée, La chasse, édition critique par Pierre Boudreaux, Paris 1908.

13. Oppian, Colluthus, Tryphiodorus with an English translation by A.W. Mair, London/Cambridge Mass. 1928.

B. Paraphraseon etc.

1. Bussemaker, U. C., Scholia et Paraphrases in Nicandrum et Oppianum, Parisiis 1849, pp. 243-259 (scholia) et pp. 370-375 (paraphrasis libri I).

2. Ludwich, A., Aristarchs Homerische Textkritik, Leipzig 1884-1885, II, pp. 597-605 (scholia et paraphrasis versibus iambicis scripta).

3. Mustoxydes, A. - Schinas, D., Παράφρασις εἰς τὰ Κυνηγετικὰ τοῦ Ὀππιανοῦ, in Συλλογὴ ἑλληνικῶν ἀνεκδότων ποιητῶν καὶ λογογράφων, Venetiis 1816 (=Paraphrasis libri I).

4. Tüselmann, O., Zur handschriftlichen Überlieferung von Oppians Kynegetika, in Jahresbericht über die königl. Klosterschule zu Ilfeld, 1890, pp. 25-30 (Paraphrasis libri IV).

5. ——, Die Paraphrase des Euteknios zu Oppians Kynegetica (Abhandlungen der königl. Gesellschaft der Wissenschaften zu Göttingen, Phil.-hist. Klasse, n. F., IV, Berlin 1, 1900, editio completa).

II. DISSERTATIONES SELECTAE

D'Arnaud, G., Lectionum graecarum libri duo, Hagae Comitum 1730.

Bentleius, Q. Horatius Flaccus, ed. tertia, Amstelaedami 1728.

Bers, V., Enallage and Greek Style (Mnemosyne, Suppl. 39), Leiden, 1974.

Bochart, Sam., Hierozoocon, Londini 1663.

Brodaeus, J., Annotationes in Oppiani Cynegeticon libros IV, Basileae 1552.

Brunck, annotationes criticae in Schneideri prima ed. et in editione Bellin de Ballu.

Bywanck, A. W., De geillustreerde Handschriften van Oppianus' Cynegetica, MNIR 5, 1925, 34-64.

Calvo, C., Opiano, De la caza, De la pesca. Anónimo, Lapidario Órfico, Madrid 1990.

Castiglioni, L., Decisa forficibus, RIL 82, 1949, 119-138.

Colonna, A., De Oppiani Vita antiquissima, BPEC 12, 1964, 33-40.

Costanza, S., Motivi callimachei nel proemio dei Cynegetica di Oppiano d'Apamea, Studi di Filologia classica in onore di G. Monaco, I, Palermo 1991, 479-489.

Cupane, C., La contesa d'amore (cod. Marc. Gr. 479, f. 33r), Hellenica 31, 1979, 174-183.

Effe, B., Dichtung und Lehre. Untersuchungen zur Typologie des antiken Lehrgedichts, München 1977.

Fayen, F., Überlieferungsgeschichtliche Untersuchungen zu den Halieutica des Oppian, Meisenheim am Glan, 1969.

——, Zur Überlieferungsgeschichte der Halieutica des Oppian, H 107, 1979, 286-310.

——, Noten zur handschriftlichen Überlieferung der Halieutika des Oppian, Stuttgart, 1995.

——, Oppianus Halieutica, Stuttgart-Leipzig 1999.

Formentin, M., L'Oppiano del Marc. Greco 479. Note Paleografiche e Filologiche, Studi Mioni, III, 19-29.

Gerhardius, Lectiones Apollonianae, Lipsiae 1816.

Genser, C., Historiae animalium liber primus, de quadrupedibus viviparis, Tiguri 1551.

Guietus, Notae marginales in uno exemplari editionis Rittershusii.

Giangrande, G., On the text of Ps.-Oppian Cynegetica, GRBS 13, 1972, 489-496. = Scripta Minora Alexandrina, IV, Amsterdam, 1985, 303-310.

——, Metodi di lettura. La lingua di Oppiano, MPhL 1, 1975, 127-135.

Headlam, W., Various conjectures, Journal of philology 23, 1895, 271.

Hermann, G., Orphica, Lipsiae 1805.

——, Opuscula, VIII, Lipsiae 1877.

Hilberg, I., Das Prinzip der Silbenwägung... in der griechischen Poesie, Wien 1879.

Jacobs, F., Tzetzae Carmina Iliaca, Lipsiae 1793.

——, Anthologia Graeca, Lipsiae 1813-1817.

James, A. W., Oppian and Pseudo-Oppian, Contributions to a rehabilitation of the Halieutica of Oppian and to a comparative appraisal of the Halieutica and the Cynegetica, Michaelmas Term 1962.

——, Studies in the Language of Oppian of Cilicia. An Analysis of the New Formations in the Halieutica, Amsterdam 1970.

——, Index in Halieutica Oppiani Cilicis et in Cynegetica poetae Apameensis, Hildesheim 1970.

Kádár, Z., I rapporti fra le rappresentazioni mitologiche e zoologiche del codice bizantino d'Oppiano di Bessarione, ACD 7, 1971, 95-99.

Kaibel, Epigrammata Graeca ex Lapidibus Conlecta, Berlin 1878.

Keydell, R., Die griechische Poesie der Kaiserzeit (bis 1929), Oppiani Halieutica et Cynegetica, JAW 230, 44-52.

Köchly, A., Coniectanea in Apollonium et Oppianum, in Kl. phil. Schriften, Leipzig, I 1838, 324-337.

Korzenszky, E., censura editionis Mair, PhW 1931, 1569-73.

La Roche, J., Zur Prosodie und Metrik der späteren Epiker, WS 22, 1900, 35-55.

Lameere, W., Apamée de Syrie et les Cynégétiques du Pseudo-Oppien dans la miniature byzantine, BIBR 19, 1938, 125-147.

Lehrs, K., Quaestiones epicae, Regimontii Borussorum 1837.

Lobeck, Phrynichi eclogae, Lipsiae 1820.

——, Paralipomena grammaticae graecae, Lipsiae 1837.

——, Pathologiae sermonis graeci prolegomena, Lipsiae 1843.

——, Graeci sermonis elementa, Regimonti Borussorum 1853.

——, Ῥηματικόν, sive Verborum... Technologia, Regimonti 1846.

Ludwich, A., Zu griechischen Dichtern, JclPhil. 109, 1874, 460.

——, Censura editionis Tüselmann, BPhW 21, 1901, 192-200 et 227-230.

——, Censura editionis Boudreaux, BPhW 9, 1910, 257-266.

Martín García, F., Las cesuras en los hexámetros de los Cinegetica de Opiano, Corolla Complutensis (Homenaje al Prof. J. Lasso de la Vega), Madrid 1998, 389-395.

Martín García, F. - Ruiz Pérez, A., Oppiani Cilicis Halieuticorum concordantia, Hildesheim - New York 1999.

Meineke, A., in ZfAW 1844, 12.

Mersinias, St., On the elision in Oppian, Dodone (philol.), 24, 1995, 105-128.

——, The metre in the Cynegetica of Ps.-Oppian, Dodone (philol.) 27, 1998, 115-161.

——, Notes on the Cynegetica of Ps. Oppian, Minerva 13, 1999, 103-125.

Myer, censurae editionis paraphraseos, RC 1901, 11-12; et edit. Boudreaux, RC 1910, 146-148.

Nauck, A., Analecta critica, H 24, 1889, 454.

Niclas, Γεωπονικά, Lipsiae 1781.

d'Orville, Χαρίτωνος Ἀφροδισιέως etc., Amstelaedami 1750.

Papathomopoulos, M., Oppiani Apamensis Cynegeticorum Concordantia, Hildesheim 1997.

——, Κριτικὰ Σημειώματα (Μιχαὴλ Ψελλός. Ὀππιανοῦ Βίος), Dodone 1, 1972, 301-306.

de Pauw, C., Horapollinis Hieroglyphica, Trajecti ad Rhenum 1727.

Pierson, J., Verisimilium libri duo, Lugduni Batavorum 1752.

Preuss, K., Zum Sprachgebrauch der Oppiane, Programm Liegnitz, I, 1880; II, 1883.

Radermacher, L., censura edit. Boudreaux, Zeitschr. Österr. Gymnasium 61, 1910, 599-601.

Rebmann, O., Die sprachlichen Neuerungen in der Kynegetika Oppians von Apamea, Basel 1918.

Risius, notae criticae in Rittershusii editione.

Robin, D., The Manuscript Tradition of Oppian's Halieutica, BollClass. 2, 1981, 28-94.

Rutgersius, J., Variarum lectionum libri sex, Lugduni Batavorum 1618.

Rzach, A., Studien zur Technik des nachhomerischen heroischen Verses (S.-B. Akad. Wien 95, 1880, 681-872).

——, Neue Beiträge zur Technik des nachhomerischen Hexameters (S.-B., Akad. Wien 100, 1882, 307-432).

Salmasius, C., Plinianae exercitationes..., Trajecti ad Rhenum 1689.

Schmidt, O., De elocutione Oppiani Apameensis, Jenae 1866.

——, Zum Sprachgebrauch des Oppianos aus Apamea, JklPhil. 93, 1866, 827-32.

Schmitt, W., Kommentar zum ersten Buch von Pseudo-Oppians Kynegetika, Diss. Münster 1969.

Schneider, J.G., Analecta critica in scriptores veteres graecos et latinos, fasc. primus, III Auctarium emendationum in Oppiani Cynegetica (p. 31-50), Trajecti ad Viadrum 1777.

Schott, A., Observationum humanarum lib. V, Hanoviae 1615.

Silva Sánchez, Tomás, Catálogo de los manuscritos conservados de los Cynegetica de Opiano de Apamea: revisión y actualización, ExcPhil 6, 1996, 69-88.

——, The Codex Phillippicus 4211 and the Manuscript Tradition of Oppian of Apamea's Cynegetica, Scriptorium 53, 1999, 350-356.

——, El hexámetro de Opiano de Anazarbo y Opiano de Apamea, Tesis Doctoral, Cádiz 1999.

——, Apuntes sobre retórica y versificación en Opiano de Apamea, Exc. Phil. 9, 1999, 173-184.

——, Sobre el texto de los Cynegetica de Opiano de Apamea, Cádiz 2002.

——, Opiano, un poeta o dos ?, AC 72, 2003.

Spatharakis, I., Observations on a few Illuminations in pseudo-Oppian's Cynegetica Ms. at Venice, Θησαυρίσματα 17, 1980, 22-35.

——, The Working Methods of the Artist of pseudo-Oppian's Cynegetica, Δίπτυχα 4, 1986-87, 28-48.

Terzaghi, censura edit. Boudreaux, BFC 15, 1908, 271-274.

Vari, R., Zu Pseudo-Oppians Cynegetica, PhW 48, 1928, 479-480.

Wassius, Jos., Miscellaneae observationes in auctores veteres et recentiores, II, p. 195-207, 358-367; III, p. 54-58, Amstelaedami 1733.

Wernicke, Τρυφιοδώρου Ἅλωσις Ἰλίου, Lipsiae 1819.

West, M.L., On Nicander, Oppian and Quintus of Smyrna, CQ 13, 1963, 57-62.

White, H., New Essays in Hellenistic Poetry, Amsterdam 1985.

——, Studies in Late Greek Epic Poetry, Amsterdam 1987.

Zumbo, A., Un nuovo manoscritto dei Cynegetica pseudo-Oppianei, Boll Class, 1981, 95-103.

CONSPECTVS LIBRORVM

CONSPECTVS SIGLORVM

A = Venetus Marcianus gr. 479
B = Parisinus gr. 2736
C = Parisinus gr. 2860
D = Neapolitanus II F 17
E = Laurentianus 31.27
F = Parisinus suppl. gr. 109
G = Parisinus gr. 2723
H = Venetus Marcianus gr. 468
I = Matritensis BN 4558
K = Laurentianus 32.16
L = Vindobonensis phil. gr. 135
M = Laurentianus 31.3
N = Venetus Marcianus gr. 480
O = Laurentianus 86.21
P = Parisinus gr. 2737
Q = Salmanticensis M 31 (olim 1.1.18)
R = Vaticanus gr. 118
X = Meteoron, Metamorphoseos 91
Y = Yalensis 255
Σ = Sylburgi codex manuscriptus
ω = archetypum
x = hyparchetypum, fons codicum **ANOΣGHIBPCXYDEF** et Aldinae
y = fons codicum **GHA^{5}IBPCXYDEF** et Aldinae
α = fons codicum **GHA^5**
β = fons codicum **BPCXYDEF** et Aldinae
δ = fons codicum **CXYDEF**
ε = fons codicum **DEF**
ζ = fons codicum **CXY**
z = hyparchetypum, fons codicum **KLMQR**
Π = Eutecnii Paraphrasis

ΟΠΠΙΑΝΟΥ ΚΥΝΗΓΕΤΙΚΩΝ ΠΡΩΤΟΝ

Σοί, μάκαρ, ἀείδω, γαίης ἐρικυδὲς ἔρεισμα,
φέγγος ἐνυαλίων πολυήρατον Αἰνεαδάων,
Αὐσονίου Ζηνὸς γλυκερὸν θάλος, Ἀντωνῖνε·
τὸν μεγάλη μεγάλῳ φιτύσατο Δόμνα Σεβήρῳ,
ὀλβίῳ εὐνηθεῖσα καὶ ὄλβιον ὠδίνασα,
νύμφη ἀριστοπόσεια, λεχὼ δέ τε καλλιτόκεια,
Ἀσσυρίη Κυθέρεια καὶ οὐ λείπουσα Σελήνη,
οὐδὲν ἀφαυρότερον Ζηνὸς Κρονίδαο γενέθλης·
εὐμενέοι Τιτὰν Φαέθων καὶ Φοῖβος Ἀπόλλων.
Τῷ ῥα πατήρ, μεγάλῃσι πονησάμενος παλάμῃσι,
δῶκεν ἔχειν πᾶσαν τραφερήν, πᾶσαν δὲ καὶ ὑγρήν.
Σοὶ μὲν γὰρ θαλέθουσα κύει πάνδωρος ἄρουρα,
καὶ πάλιν εὐδιόωσα τρέφει κλυτὰ φῦλα θάλασσα·
σοὶ δέ γε πάντα νάουσιν ἀπ' Ὠκεανοῖο ῥέεθρα,
φαιδρά τε μειδιόωσα θέει κλυτὸς Ἠριγένεια.
Τοιγὰρ ἐγὼν ἔραμαι θήρης κλυτὰ δήνε' ἀεῖσαι.
Τοῦτό με Καλλιόπη κέλεται, τοῦτ' Ἄρτεμις αὐτή.
Ἔκλυον, ᾗ θέμις ἐστί, θεείης ἔκλυον ἠχῆς,
καὶ θεὸν ἠμείφθην· πρώτη δέ με τοιάδ' ἔνισπεν.
Θ. Ἔγρεο, καὶ τρηχεῖαν ἐπιστείβωμεν ἀταρπόν,
τὴν μερόπων οὔπω τις ἑῆς ἐπάτησεν ἀοιδαῖς.

Inscr. ὀππιανοῦ κυνηγετικῶν πρῶτον **ABCGKL** : ὀππιανοῦ κυνηγετικῶν τμῆμα πρῶτον **M** || **2** πολυήρατον] πολυπείρατον **L** || Αἰνεαδάων] Αἰνειάδων **L** || **4** φιτύσατο **AαK**^{2} **L** : φυτήσατο **BCK**^{ac}**M** φυτύσατο **DEF** || **9** εὐμενέοι **AHz** : εὐμενέον **G** εὐμενέες **β** || καὶ] om. **AHM** || **10** Τῷ **IV** : τῶ (όν vel potius οῦ sscr) **K** τὸν **xLM** || μεγάλῃσι] κρατερῇσι **δ** || **11** δὲ] om. **M** τε Miller || καὶ] om. **L** || **12** γὰρ] om. **HM** || θαλέθουσα **ABαK**^{sl} **LM** : θαλέουσα **δG**^{γρ}**K** || **13-14** om. **A**^{1}**H**, rest. **A**^{1} in marg. || **13** φῦλα] φυτὰ **K** || **14** ῥέεθρα **A**(?) **yLM** : ῥεέθρων **K** || **15** θέει **AβK** : πέλει **αM** φέρει **L** || **16** Τοιγὰρ **GBKL** : τοὶ γὰρ **AHδM** || **18** ᾗ codd. : ἣ Boudreaux || **19** ἔνισπεν] ἔειπε Tz. Exeg. p. 31.11 || **20** sqq. in singulis dialogi partibus loquentem personam nominant (ἡ θεός, ὁ ποιητής) **A**^{2}**K** (ἡ θεά, ὁ ποιητής) **F**^{mg} (θεά, ποιητής) **E**

Π. Ἵλαθι, πότνια δῖα, τὰ δ' ἐν φρεσὶ σῇσι μενοινᾷς,
ἄμμες ὑφ' ἡμετέρῃ μεροπηΐδι λέξομεν ἠχῇ.
Θ. Οὐκ ἐθέλω τριετῆ σε τὰ νῦν Ὀρίβακχον ἀείδειν,
οὐ χορὸν Ἀονίου παρὰ βένθεσιν Ἀσωποῖο.
Π. Λείψομεν, ὡς κέλεαι τὰ σὰ βάζειν, νύκτερα θύσθλα·
δηθάκις ἀμφεχόρευσα Θυωναίῳ Διονύσῳ.
Θ. Μὴ γένος ἡρώων εἴπῃς, μὴ ναυτίλον Ἀργώ,
μηδὲ μόθους μερόπων, μή μοι βροτολοιγὸν ἀοιδήν.
Π. Οὐκ ἐρέω πολέμους, οὐκ Ἄρεος ἔργα κάκιστα·
ἐφρασάμην Πάρθων τε δύας καὶ Κτησιφόωντα.
Θ. Ἀμφὶ μόθοις ὀλοοῖσιν ἀκὴν ἔχε, λεῖπε δὲ κεστούς·
ἐχθαίρω τὰ λέγουσιν ἀθύρματα Ποντογενείης.
Π. Ἐκλύομέν σε, μάκαιρα, γάμων ἀμύητον ἐοῦσαν.
Θ. Μέλπε μόθους θηρῶν τε καὶ ἀνδρῶν ἀγρευτήρων·
μέλπε γένη σκυλάκων τε καὶ ἵππων αἰόλα φῦλα,
βουλὰς ὠκυνόους, στιβίης ἐϋκερδέα ἔργα·
ἔχθεά μοι θήρεια λέγειν, φιλότητας ἀείδειν
καὶ θαλάμους ἐν ὄρεσσιν ἀδακρύτοιο Κυθήρης
καὶ τοκετοὺς ἐνὶ θηρσὶν ἀμαυρωτοῖο λοχείης.
Τοῖαι συνθεσίαι Ζηνὸς μεγάλοιο θυγατρός.
Ἔκλυον, ἀείδω· βάλλοιμι δ' ἐπίσκοπον ἠχήν.
Ἀλλὰ σύ γ', ἀντολίηθεν ἐπ' Ὠκεανὸν βασιλεύων,

22 δ' ἐν **δKL** : δ' ἐνὶ **AαΣM** || **23** ὑφ'] ἐφ' **K** || **24** τριετῆ σε Turnebus, Boudreaux : τριέτησι **xz** || Ὀρίβακχον codd. : Ἰόβακχον Lobeck, cf. Paral. 455* || **26** τὰ σὰ βάζειν **xz**, def. Giangrande : τὸ σαβάζειν Turnebus, Boudreaux τὰ Σαβάζια Vir doctus apud Schn.^{1}, Rittershusius || virgulam post βάζειν Giangrande || **28** Μὴ om. **M** || Ἀργώ] Ἀργωοῦς **M** || **29** ἀοιδήν **AαKM** : ἀείδειν **L** ἀοίδης **DEF** ἀείδης **BC**, probav. Giangrande et Silva, ἀείσῃς Brunck || **31** Πάρθων] παρθένων **β** || δύας **ABαKM** : γυίας **δL** || **32** μόθοις] πόθοις Koechly || ἀκὴν **AGβKL** : ἀκμὴν **HM** || λεῖπε] λίπε **δ** || κεστούς] κελτούς **M** || **33** ἐχθαίρω] ἐχθραίρω **A** || **34** ἀμύητον **$A^{2γρ}$βH$G^{γρ}$**, def. Silva : ἄμικτον **GKM** ἄμνηστον **AL**, rec. Boudreaux || Post v. 34 unum versum excidisse censet Koechly || **35** μόθους **A^{sl}βL** (μάχας **Π**) : μόθον **A^1G**(μόθων) **HKM** || **37** ἐϋκερδέα **ABG** (εὐπερδέα) **HKM** : ἐϋκερδέος **L** || **39** Κυθήρης **AαKM** : κυθείρης **βL** || **40** θηρσὶν **β** : θηρῶν **LM** θηρῶ **AΣK** θῆρα **A^2** **H** θήρα **G** || ἀμαυρωτοῖο **A^2 K** (quod def. Ludwich) : ἀμαωστοῖο **A^1** ἀμαιωστοῖο **Σ** ἀμαιώτοιο **βL**, Boudreaux εὐμαιώτοιο **M** μαιώτοιο **H** μογοστόκου **G** ἀμαιεύτοιο Mair || λοχείης **AβK** : λοχείας **L** εἰλειθυίης **αM**

εὔδιον ἀμβροσίῃσιν ὑπ' ὀφρύσι σῇσι γεγηθώς,
δεξιτερὴν ὀπάσαιο πανίλαον ὀλβοδότειραν
γαίῃ καὶ πτολίεσσι καὶ εὐθήροισιν ἀοιδαῖς.
Τριχθαδίην θήρην θεὸς ὤπασεν ἀνθρώποισιν,
ἠερίην χθονίην τε καὶ εἰναλίην ἐρατεινήν·
ἀλλ' οὐκ ἶσος ἄεθλος· ἐπεὶ πόθεν ἶσα τέτυκται,
ἰχθῦν ἀσπαίροντα βυθῶν ἄπο μηρύσασθαι
καὶ ταναοὺς ὄρνιθας ἀπ' ἠέρος εἰρύσασθαι,
ἢ θηρσὶν φονίοισιν ἐν οὔρεσι δηρίσασθαι.
Οὐ μὲν ἄρ' οὐδ' ἁλίη, καὶ οὐκ ἐτὸς ἰξευτῆρι
ἄγρη νόσφι πόνοιο· πόνῳ δ' ἅμα τέρψις ὀπηδεῖ
μούνη καὶ φόνος οὔτις· ἀναίμακτοι δὲ πέλονται.
Ἤτοι ὁ μὲν πέτρῃσιν ἐφήμενος ἀγχιάλοισι,
γυραλέοις δονάκεσσι καὶ ἀγκίστροισι δαφοινοῖς
ἄτρομος ἀσπαλιεὺς ἐπεδήσατο δαίδαλον ἰχθῦν·
τερπωλὴ δ', ὅτε χαλκὸν ὑπαὶ γενύεσσι τορήσας
ὕψι μάλα θρώσκοντα βυθῶν ὕπερ ἀσπαίροντα
εἰνάλιον φορέῃσι δι' ἠέρος ὀρχηστῆρα.
Ναὶ μὴν ἰξευτῆρι πόνος γλυκύς· ἢ γὰρ ἐπ' ἄγρην
οὐκ ἄορ, οὐ δρεπάνην, οὐ χάλκεα δοῦρα φέρονται,
ἀλλ' αὐτοῖς ἐπὶ δρυμὰ συνέμπορος ἕσπετο κίρκος
καὶ δολιχαὶ θώμιγγες ὑγρός τε μελίχροος ἰξὸς
οἵ τε διηερίην δόνακες πατέουσιν ἀταρπόν.
Τίς τάδε τολμήσειεν ἀείδειν ἰσοτάλαντα;
ἢ βασιλῆϊ λέοντι τίς αἰετὸν ἀντιβάλοιτο;
ἰῷ πορδαλίων δὲ τίς ἂν μύραιναν ἐΐσκοι,

46 πτολίεσσι **xLM** : πολίεσσι **GK** || εὐθήροισιν **Aαz** : εὐθήρῃσιν **β** || **49** τέτυκται **xKM** : τέτυκτο **L** || **50** βυθῶν] βυθὸν **M** || ἄπο μηρύσασθαι **AKM** : ἀπομηρύσασθαι **L**, Boudreaux Mair || **51-52** om. **L**^{1} || **51** ταναοὺς] ταναοῦ **δ** || ἀπ'] ἐπ' **HM** || **52** ἢ] καὶ fort. **K**^{pc} om. **M** || δηρίσασθαι **A**^{1}**αM** (συμβαλεῖν **Π**) : δηριάασθαι **A**^{3} in litura **βKL** || **53** ἁλίη **xL**^{ac}**M**, cf. 55 ἀναίμακτοι (scil. ἁλίη et ἄγρη) : ἁλιῆϊ **KL**^{pc} || **54** ἅμα] ἄρα **L** || **55** φόνος **A**^{2γρ}**L** : πόνος **xKM** || **56** πέτρῃσιν **xLM** : πέτροισιν **K** || **57** γυραλέοις **βL** (cf. v. 183) edd. : γυραλίοις **AHKM** γοραλίοις **G** || **58** ἄτρομος **xK**^{2}**LM** (ἀτρέμας **Π**) : ἄτροπος **K**^{1} || **59** χαλκὸν] χαλκοῦ Turnebus, Bodinus || ὑπαὶ **A**^{2}**δL** (ἐκ τῆς γένυος **Π**) : ὑπὲρ **A**^{1}**αBKM** || **62** Ναὶ **A**^{2} **yz** : καὶ **A**^{1} || ἰξευτῆρι **xLMΠ** : ἰξευτῆρσι **K** || **63** δρεπάνην] δρεπάνη **L** || **65** θώμιγγες] θώμιγγαι **M** || **66** διηερίην **AK** : δι' ἠερίην **yL** διερίην **M** || **69** ἰῷ **AαK** : υἱῷ **δLM** ἐῶ **B** || πορδαλίων] παρδαλίων **M**

ἢ θῶας κίρκοις ἢ ῥινοκέρωτας ἐχίνοις,
ἢ λάρον αἰγάγροις ἢ κήτεα πάντ' ἐλέφαντι;
Θηρητῆρε λύκους ὄλεσαν, θύννους ἁλιῆες,
ἀγρευτῆρες ὄφεις, τρήρωνας ἕλον δονακῆες,
ἄρκτον ἐπακτῆρες καὶ μορμύλον ἀσπαλιῆες,
τίγριν δ' ἱππῆες καὶ τριγλίδας ἰχθυβολῆες,
κάπριον ἰχνευτῆρες, ἀηδόνας ἰξευτῆρες.
Ἀλλὰ σὺ μέν, Νηρεῦ, καὶ δαίμονες Ἀμφιτρίτης
ἠδὲ φιλορνίθων Δρυάδων χορός, ἱλήκοιτε·
δὴ γὰρ ἐπιστροφάδην με φίλαι καλέουσιν ἀοιδαί·
δαίμοσι θηροφόνοισι παλίντροπος ἔρχομ' ἀείσων.
    Πρῶτα μὲν αἰζηοὶ μή μοι μάλα πίονες ἔστων·
ἦ γάρ τοι σκοπέλοισι θορεῖν μέγ' ὑπείροχον ἵππον
χρειὼ ἀναγκαίη, χρειὼ δ' ἄρα τάφρον ἀλέσθαι.
Δηθάκι δ' ἐν δρυμοῖσιν ἀνάγκη θῆρα δίεσθαι,
ὥς κεν ἐλαφρίζοντα καὶ εὐφόρτοις μελέεσσι.
Τῷ μὴ πιαλέω θήρης ἐπὶ μῶλον ἴοιεν,
μηδέ τι λεπταλέω· καὶ γάρ ποτε δηρίσασθαι
θηρσὶν ἐνυαλίοισι χρεὼ πολυαγρέα φῶτα.
Τοὔνεκά τοι δέμας ὧδε κερασσάμενοι φοιτώντων,
ἀμφότερον κραιπνόν τε θέειν σθεναρόν τε μάχεσθαι.

71 λάρον **AβKL** : λάμνην **αM** || **72** θηρητῆρε **A[1]BK** : θηρητῆρες **A[2]αδLM** || ὄλεσαν **AGK** : ὤλεσαν **HδLM** || θύννους **Aαz** : θύννους δ' **A[sl]** (m[1]) **β** || **73** ὄφεις Lehrs cl. III 411 probante A.Ludwich : ὄϊς codd. || τρήρωνας] τρήρωνας δ' **L** || **74** ἐπακτῆρες] ἐπακτῆρε **A[1]** || μορμύλον **GKM** : μορμύρον **A[2]Hβ** μόρμυων **A[1]** in lit. **BL** || **75** τίγριν] τίγρην **L** || ἰχθυβολῆες **AKM** : ἰχθοβολῆες **y** ἀσπαλιῆες **L** || **76** κάπριον **xK** : κάπρον **LMΠ** || ἰχνευτῆρες **AδKL** : ἰχνευτῆρες καὶ **αBM** || **79** δὴ γὰρ **A[2]βKL** : ἤδη **HM** ἤγη **GA[1]**(?) || φίλαι om. **K** || **81** μοι **xK[2]LM** : τοι **K[1]** || ἔστων **A[2]**(?)**αz** : ἔστον **A[1]**(?)**β** || **82** τοι **AαKM** : τε **βL** || σκοπέλοισι] σκολόπεσσι **L** || μέγ' **A[2]βKL** : μὲν **A[1]**(?)**αM** || **83** ἁλέσθαι **AK** : ἀλέσθαι **βLM** || **85** ὥς κεν **A[1]αBKM**, def. A. Ludwich : ποσσὶν **A[2]L** ὥς κεν ποσσὶν **δ** || ἐλαφρίζοντα] ἐλαφρύζοντα **HM** ἐλαφρίζοντε **G** || **86** Τῷ μὴ] ῥώμη **GM** ῥῶ **H** || πιαλέω **A** (-λέωι) **HKM** (de usu dualis cf. I 144-146) : πιαλέοι **βL**, Boudreaux πιαλέη **G** || ἴοιεν **AβK[sl]m.[1]L** : ἄγοιεν **αK[1]M** || **87** μηδέ τι **KM**, def. Silva : μηδ' ἔτι B. de Ballu, Boudreaux, μηδέτι **xL** || λεπταλέω **A[1]**(-λέωι) **αKM[2]** : λεπταλέοι **A[sl]** **m.[1]** **βLM** Boudreaux || **88** ἐνυαλίοισι χρεὼ] ἐνυαλίοις χρειὼ **β** || **89** τοι **K**, def. Ludwich : μοι **xLM** || φοιτώντων **BGKM**, def Giangrande : φοιτώνων **A[1]** φοιτώτων **H** φορέοιεν **δL**, def Schmitt

Κὰδ δ' ἄρα δεξιτερῇ μὲν ἐπικραδάοιεν ἄκοντας
ἀμφιδύμους, ταναούς, δρεπάνην δ' ἐπὶ μεσσόθι ζώνης·
καὶ γὰρ καὶ θήρεσσι πικρὸν πόνον ἐντύνοιντο,
καί τε κακῶν φορέοιεν ἀλεξητήρια φωτῶν.
Λαιῇ δ' αὖ πεζὸς μὲν ἄγοι κύνας, ἱππελάτης δὲ
ἵππων ἰθύνειε κυβερνητῆρα χαλινόν.
Εὐσταλέως δὲ χιτῶνα καὶ εἰς ἐπιγουνίδα πήξας
ἑλκέσθω, σφίγγοιτο δ' ἐπημοιβοῖς τελαμῶσιν.
Αὐχένος αὖθ' ἑκάτερθε παρήορον ἐκ παλαμάων
εἶμα περιστέλλοιτ' ὀπίσω σθεναρῶν ὑπὲρ ὤμων,
ῥήϊον ἐς κάματον· γυμνοῖς δὲ πόδεσσι μαχέσθων
κείνους, οἷσιν ἴχνη μέλεται δυσδερκέα θηρῶν,
ὄφρα κε μὴ θήρεσσιν ἀπ' ὄμματος ὕπνον ἕλοιτο
ἠχὴ τριβομένων στιβαροῖς ὑπὸ ποσσὶ πεδίλων.
Μηδ' ἄρα λῶπος ἔχειν μάλα λώϊον· οὕνεκεν εἶμα
πολλάκι κινύμενον πνοιῇ κελάδοντος ἀήτου
θῆρας ἀνεπτοίησεν, ἀνήϊξαν δὲ φέβεσθαι.
Ὧδε μὲν εὖ στέλλοιντο θοὸν δέμας ἀγρευτῆρες·
τοίους γὰρ φιλέει Λητωϊὰς Ἰοχέαιρα.
Ἄλλοτε δ' ἀλλοίην ὥρην ἐπὶ θήραν ἰόντων,
ἤματος ἱσταμένοιο καὶ ἤματος ἀνομένοιο,
καὶ μεσάτου, ποτὲ δ' ἑσπερίου· ποτὲ δ' αὖτε καὶ ὄρφνῃ
θῆρας ὑπ' ἀκτίνεσσι σεληναίης ἐδάμασσαν.

91 κὰδ **K**, def. Ludwich : καὶ **xLM** || δ'] om. **L** || ἄρα] ῥα **L** || **92** μεσσόθι] μέσσιθι **HM** || ζώνης] om. **M** || **93** πόνον **xz**, def.Silva : φόνον Schneider^{1} || **95** δ' αὖ **βKL**, def. Ludwich, cf. 236, II 31, 293 et alibi : δὲ **AαM** δ'οὖν Turnebus || ἱππελάτης] ἱππηλάτης **G** || **96** ἵππων **xLM** : ἵππου **K** || **97** ἐπιγουνίδα **A^{1}βKL** : ἐπιγουνίδια **M** ἐπιγουνίδος **A^{2}** || πήξας **yKM** : πέζαν **L** (fort. **A**) || **98** ἐπημοιβοῖς **xKL** : ἐπὶ μηροῖς **A^{2}M** || **99** αὖθ' **xKM** : αὖ δ' **L** || παλαμάων **xKL** (χειρῶν **Π**) : παλαμίδων **M** || **101** γυμνοῖς **K** : γυμνοῖσι **xLM** || πόδεσσι μαχέσθων (-σθω **αM**) **αK^{1}M** : ποσσὶν ὁδεύειν **AβK^{2}L** || **102** οἷσιν **K** : τοῖσιν (τοῖς **L**) **xLM** || μέλεται **AδK^{2}L** (μέλει **Π**) : πέλεται **A^{2}αBK^{1}M** || **104** ἠχὴ **αM** : ἠχῇ **AβKL** || στιβαροῖς **Aαz**, def Giangrande : λιπαροῖς **A^{2}β**, def. Schmitt || **106** κινύμενον **AL** : κιννύμενον **βGK** κινούμενον **HM** || πνοιῇ **xKL** : πνοῇ **HM** || **107** ἀνήϊξαν **A^{2}zαB** : ἀνήϊξεν **Aδ** || **108** εὖ **xLM** : οὖν **K** || **110** ὥρην **yz** : ὥραν **A** || θήραν **αKM** (καιρὸς θήρας **Π**) : θῆρας **AβL** || **111** ἀνυμένοιο **A^{2}yz**, def. Silva : ἀν+μένοιο **A^{1}** ἀνομένοιο Schneider^{1} Boudreaux || **112** αὖτε **xLM** : αὖ **K** || **113** ὑπ' **xKM** : ἐπ' **L**

Ἠὼς μὲν τέταται περιδέξιος ἀγρευτῆρι
πᾶσα γαληνιόωσα πανημαιτίοισι δρόμοισιν,
εἴαρι φυλλοτόκῳ καὶ φυλλοχόῳ φθινοπώρῳ·
ἔξοχα γὰρ τελέθουσι καὶ ἵπποις καὶ μερόπεσσι
καὶ κυσὶν ὠμηστῆσι θέειν εὐκραέες ὧραι
εἴαρι χρυσείῳ, κρυερῶν νεφέων ἐλατῆρι,
ὁππότε ποντοπόροισι βατὴ πλώουσι θάλασσα,
ἄργυφα τειναμένοισι λινοπτερύγων ὅπλα νηῶν·
ὁππότε γαῖα βροτοῖσι φυτηκομέουσι γέγηθεν·
ὁππότε καὶ καλύκεσσι καὶ ἄνθεσιν ὄμματα λύει.
Ἢ πάλιν ἐσχατιῇσιν ὀπωρινῇσι τροπῇσιν,
ἡνίκα δῶμα τέθηλεν ὀπωρολόγοιο γεωργοῦ,
καρπὸς Ἀθηναίης λιπαρὴν ὅτε γαυλίδα πλήθει
καὶ βότρυς ἡμερίδων θλίβων ἐπιλήνια χαίρει,
σίμβλα μελισσάων ὅτε λείρια κηρία θλίβει.
Χείματι δ' ἐν μεσάτῳ μέσον ἤματος ἀγρώσσοιο,
εὖτέ τις ἐν δρυμοῖσιν ὑπὸ σπήλυγγι λιασθείς,
κάρφεα λεξάμενός τε καὶ ὠκύμορον φλόγα νήσας,
ἄγχι πυρὸς κλινθεὶς ὡπλίσσατο δόρπον ἀμορβός.
Ἐν δὲ θέρει χρειὼ φυγέειν φλογόεσσαν ἐνιπὴν
ἄζαν τ' ἠελίου· κέλομαι δ' ἐπ' ἄεθλον ἱκάνειν
πρώτῃ ὑπ' ἀμφιλύκῃ, ὅθ' ἑωθινὸν ἀγροιῶται

115 versum secl. Brunck || **116** φυλλοχόῳ West : φυλλορόῳ **xz** || φθινοπώρῳ **AαBKM** : μετοπώρῳ **A^2δ LΠ** || **117** τελέθουσι **xKL** : τελέθωσι **M** || **118** ὠμηστῆσι] ὠμηστῆρσι **β** || εὐκραέες **xKM** : εὐκραεῖς **L** || **119** χρυσείῳ **δK** : χρυσέῳ **AαLM** || νεφέων **xKM** : νεφέλων **L** || **120-146** periit **A^1**, restit. **A^5** || **120** βατὴ θάλασσα **A^5δK^2L** (τὸ πέλαγος **Π**) : βαταὶ θάλασσαι **BαK^1M** || πλώουσι **yKL** (πλωτῆρσι **Π**) : πέλουσι **M** || **121** τειναμένοισι **B** : τειναμένοις **αKM** τεινομένοισι **δL** || **122** γέγηθεν **A^5yLM** (εὐφραίνουσα **Π**) : τέθηλεν **K** || **126** Ἀθηναίης **yKL** : Ἀθηναίοις **M** || **127** θλίβων **xz** : στείβων dubit. Ludwich || **128** θλίβει **αBKM**, maluit Ludwich : βρίθει **δL**, Boudreaux (ἐπιβρίθει **Π**) || **129** ἀγρώσσοιο **αBKM** : ἀγρώσσοιεν **δL** || **130** δρυμοῖσιν **yLM** (δρυμοῖς **Π**) : δρυμῶσιν **K** || σπήλυγγι **yL** : πήλυγγι **M** σπήλιγγι **A^5K** || **131** φλόγα νήσας **yKL** : φλόγ' ἐγείρας **M** (ἀνεγείρας **Π**) || **132** ἀμορβός **K^2L** : ὀμορβός **K^1** (cf. Hesych. ὀμορβεῖν· ἀκολουθεῖν) ὀμοργός **A^5HM** ἀμοργός **β** || **133** δὲ **yKL** : om. **M** || φλογόεσσαν **yKL** : φλογέεσσαν **M** || **134** ἄζαν τ' **KL** : αὔξαν τ' **A^5B** ἄζοντος **M** ἄζαντος **α** ἄζην τε Schottus

ἱστοβοῆος ἔνερθεν ὑπ' εὐποίητον ἐχέτλην
γειοτόμον δαμάλεσσιν ἐπιθύνουσιν ἄροτρον·
ἢ πάλιν ἑσπερίῃσιν ὅτ' ἠέλιος ζυγὰ κλίνῃ,
ὁππότε σημαίνουσιν ἑῇς ἀγέλῃσι νομῆες,
εὖτε καταστείχωσι ποτὶ σφετέρους πάλι σηκούς,
βριθόμεναι μαζούς τε καὶ οὔθατα κυμαίνουσαι·
οἱ δ' ἀπὸ λαϊνέων ἄμοτον προθορόντες ἐναύλων,
πάντες ἑῇσι φίλῃσι περισκαίρουσι τεκούσαις,
ἀμφὶ μὲν εὐγλήνους δαμάλας βλοσυρώπεε μόσχω,
αὐτὰρ ἐϋκραίρους ὄϊας πέρι βληχάδας ἀμνώ,
μηκάδας αὖτ' ἐρίφω καὶ φορβάδας ὠκέε πώλω.
Ναὶ μὴν τόσσα φέροιντο ποτὶ κνημοὺς ξυλόχους τε
ἐργοπόνοι κρατεροὶ θήρης ἐρικυδέος ὅπλα
ἔντεά τ' εὐθήροιο μέγα πνείοντα φόνοιο,
ἄρκυας εὐσταλέας τε λίνους ταναόν τε πάναγρον
δίκτυά τε χαλίδας τε βρόχων τε πολύστονα δεσμά,
αἰχμὴν τριγλώχινα, σιγύνην εὐρυκάρηνον,
ἁρπάλαγον κάμακάς τε καὶ εὔπτερον ὠκὺν ὀϊστόν,
φάσγανα βουπλῆγάς τε λαγωοφόνον τε τρίαιναν,

137 δαμάλεσσιν **K**^{1} : δαμάλισσιν **K**^{2} δαμάλισιν α δαμάλῃσιν **δLM** || **138** ἑσπερίῃσιν **yKM** : ἑσπερίοισιν **L** || κλίνῃ **yK** : κλίνοι **M** κλίνει **A**^{5}**L**, Boudreaux || **139** σημαίνουσιν **A**^{5}**βKL** : σημαίνωσιν **αM** || **140** καταστείχωσι **Bαz** : καταστείχουσι **A**^{5}**δ** αἳ δὲ καταστείχουσι Koechly || ποτὶ **αz** : ποτὲ **B** ἐπὶ **A**^{5}**Σ** περὶ **δ** || πάλι **KM**^{2} : πάλιν **yM**^{1} παλιντέρπους ποτὶ σηκούς **L** || **141** κυμαίνουσαι] κυμαίνουσιν **GH**^{sl} || **142** λαϊνέων **βKL** : λαϊνάων **α** λαϊναῖον **M** || προθορόντες **yKL** : προθορῶντες **M** || **143** ἑῇσι φίλῃσι **K** : ἑαῖσι φίλαισι **yLM** || **144** δαμάλας **αBK**^{1}**LM** : δαμάλεις **δK**^{2} (δαμάλεσιν **Π**) || βλοσυρώπεε **αKL** : βλοσυρῷ περὶ **M** || μόσχω **yKLM**^{1} : μόσχοι **M**^{2} || **145** βληχάδας codd., def. Myer, Ludwich et Silva : βληχάδες coni. Boudreaux || ἀμνώ **BHKL** : ἀμνωοί **M** || **146** ὠκέε **A**^{5}**BGKL** : ὠκέες **M** ὠκέϊ **Hδ** || πώλω **yKLM**^{1} : πῶλοι **M**^{2} || **147** des. **A**^{5}, rursus inc. **A**^{1} || ναὶ **A**^{2}**δ**, coniecerat Lehrs : καὶ **A**^{1}**yz** || **148** ἐργοπόνοι **xK** : ἐργοπόνοιο **M** ἐργηπόνοι **L** || **149** φόνοιο **xKM** : πόνοιο **L** || **150** ἄρκυας εὐσταλέας τε om. **M** || εὐσταλέας **AαK**, def Giangrande : εὐστρεφέας **A**^{2mg}**βL**, def. Schmitt || λίνους **AGKΠ** : λύγους **A**^{2γρ}**HβLM** || **151** χαλίδας **A**^{1}**GBKMΠ** : σχαλίδας **A**^{2}**HδL**, Boudreaux || **151** ante **150** posuit Rittershusius || **152** τριγλώχινα (**M**^{sl})] τριγλώχινον **M** || εὐρυκάρηνον] εὐρυκάρανον **A**^{1} || **154** τε post βουπλῆγάς om. **A** || λαγωοφόνον **AGβKL** : λαγωφόνον **HM** || alt. τε] αὖ **M**

ἀγκυλίδας σκολιὰς μολυβοβριθέας τε κορύνας,
σπαρτόδετον μήρινθον ἐΰπλεκτόν τε ποδάγρην
ἅμματά τε στάλικάς τε πολύγληνόν τε σαγήνην.
Ἵππους δ' εἰς θήρην μέγα κυδήεντας ἀγέσθων
ἄρσενας· οὐ μόνον ὅττι χερείονές εἰσι πόδεσσι
θηλύτεραι τελέειν δολιχὸν δρόμον ἐν ξυλόχοισιν,
ἀλλ' ὅτ' ἀλεύασθαι χρειὼ φιλοδέμνιον ἦτορ
ἵππων ὠκυπόδων, ἀπὸ δ' ἱππάδα τηλόσ' ἐρύκειν,
ὄφρα κε μὴ χρεμέθωσι λιλαιόμεναι φιλότητος,
καί τ', ἀΐοντ' αὐδήν, κρυερὴν φύζανδε νέωνται
νεβροὶ δορκαλίδες τε θοαὶ καὶ δειμαλέος πτώξ.
Ἵππων δ' αἰόλα φῦλ', ὅσσ' ἔθνεα μυρία φωτῶν,
ὅσσα βροτοῖσι γένεθλα δεδμημένα σῖτον ἔδουσιν·
ἀλλ' ἔμπης ἐρέω τόσσοι μετὰ πᾶσι κραταιοὶ
ὅσσοι θ' ἱππαλέοισιν ἀριστεύουσιν ὁμίλοις.
Τυρσηνοί, Σικελοί, Κρῆτες, Μάζικες, Ἀχαιοί,
Καππαδόκαι, Μαῦροι, Σκυθικοί, Μάγνητες, Ἐπειοί,
Μῄονες, Ἀρμένιοι, Λίβυες, Θρήϊκες, Ἔρεμβοί.
Ἵππον δ' ἐν πάντεσσι πανέξοχον ἐφράσσαντο
ἴδμονες ἱπποδρόμων καὶ βουκολίων ἐπίουροι,
εἴδεσιν ὃς τοίοισιν ὅλον δέμας ἐστεφάνωται·
βαιὸν ὑπὲρ δειρῆφι μετήορον ὕψι κάρηνον
ἀείροι, μέγας αὐτὸς ἐὼν περιηγέα γυῖα·

155 μολυβοβριθέας **K**, cf. Eurip. fr. 531 σιδηροβριθής : μολιβοσφιγγέας **xLM**, Boudreaux || κορύνας **K** (quod coni. d'Arnaud) : κορώνας **xLM** || **158** ἀγέσθων **A²βK¹L** : ἀγέσθω **A¹αK²M** || **160** τελέειν] στελέειν **A¹** || **161** ἀλεύασθαι] ἀλεύσασθαι **M** || **164** ἀΐοντ' **K** (quod scripserat Bodinus et defendit Korzenszky et Ludwich : de simili usu numeri dualis cf. I 407, 443, 532; II 260, 510; IV 8, 220) : ἀΐοντες **xLM** || αὐδήν **A²αBKM** (quod def. Korzenszky) : ἄδην **A¹δL** || **166** φῦλ'· ὅσσ' Ludwich : φῦλα ὅσ' **G** (ὅσσ') **K** φῦλα τόσ' **xLM**, Boudreaux || φωτῶν] πώλων d'Arnaud || **167** ὅσσα **xz**, def. Giangrande : τόσσα Ludwich || δεδμημένα **AK¹**, def. Giangrande : δεδαημένα **M** δεδασμένα **A²** in ras. **βK^sl L** δεδ++μεν+ **A¹** || **169** ἱππαλέοισιν **A¹βKL** : ἱππαλέουσιν **αM** || **170** Μάζικες **AαBKL** : μάζηκες **δM** || **172** Μῄονες **K** (quod def. Ludwich cl. Hom. K 431) : Ἴονες (Ἴωνες **M^ac**) **xLM** Ἄονες Lobeck Pathol...elem. I p. 328 n. || Θρήϊκες] Θρῇκες **L** || **173** ἐφράσσαντο **AKL** : ἐφράσαντο **yM** || **176** ὕψι κάρηνον **AαK** : ὑψικάρηνον **βLM** || **177** ἀείροι **XLM** : ἀείρει **K**

ὕψι κάρη, νεάτην δὲ γένυν ποτὶ δειράδα νεύοι·
εὐρὺ πέλοι φαιδρόν τε μεσόφρυον· ἐκ δ' ἄρα κόρσης
ἀμφὶ μέτωπα τριχῶν πυκινοὶ σείοιντο κόρυμβοι·
ὄμμα τορόν, πυρσωπόν, ἐπισκυνίοισι δαφοινόν·
εὐρεῖαι ῥῖνες, στόμα δ' ἄρκιον, οὔατα βαιά·
γυραλέη δειρὴ τελέθοι λασιαύχενος ἵππου,
ὡς ὅτε χαιτήεσσα λόφον νεύοι τρυφάλεια·
πουλὺ πέλοι στέρνον, δολιχὸν δέμας, εὐρέα νῶτα,
καὶ ῥάχις ἀμφίδυμος μέσον ἰσχία πιαίνουσα·
ἐκ δὲ θέοι πολλὴ μετόπισθε τανύτριχος οὐρή·
μηροὶ δ' εὐπαγέες, μυώδεες· αὐτὰρ ἔνερθεν
ὀρθοτενεῖς δολιχοί τε ποδῶν περιηγέες αὐλοὶ
καὶ μάλα λεπταλέοι· καὶ σαρκὶ λελειμμένα κῶλα,
οἷα τανυκραίροισιν ἀελλοπόδεσσ' ἐλάφοισι·
καὶ σφυρὸν ἀγκλίνοιτο, θέοι δὲ περίδρομος ὁπλὴ
ὕψι μάλ' ἐκ γαίης, πυκινή, κερόεσσα, κραταιή.
Τοῖός μοι βαίνοι κραναὴν θήρειον ἐνυὼ
θυμαίνων, συνάεθλος, ἀρήϊος, ὄβριμος ἵππος.
Τυρσηνοὶ τοῖοί τε καὶ Ἀρμένιοι καὶ Ἀχαιοὶ
Καππαδόκαι τε κλυτοὶ Ταύρου πρόπαρ οἵ τε νέμονται.
Θαῦμα δὲ Καππαδόκεσσι μέγ' ἔδρακον ὠκυπόδεσσιν·
εἰσόκε μὲν νεογιλὸν ὑπὸ στομάτεσσιν ὀδόντα
καὶ γλαγερὸν φορέουσι δέμας, τελέθουσ' ἀμενηνοί·
κραιπνότεροι δὲ πέλουσιν, ὅσῳ μάλα γηράσκουσι.
Κείνους ἐς πόλεμον μεγαλήνορα θωρήσσοιο
αἴθωνάς τ' ἐπὶ θῆρας· ἐπεὶ μάλα θαρσήεντες

178 κάρη **K** : κάρα **AαBM** κάραν **δL** || **179** πέλοι **AKL** : πέλει **β** πέλειοι **αM** || **180** σείοιντο **A²LM** : σείοντο **A¹αBK** σείονται **A²slδ** || **183** τελέθοι (sic etiam **A** sed οι fort. in ras.) **AβLM** : τελεύθοι **α** τελέθει fort. **K** || **184** λόφον **xLM** : λόφου **K** || νεύοι **xLM** : νεύει **K** || **185** πέλοι **xLM** : πέλει **K** (οι supra ει) || **186** versum om. **A¹**, rest. **A²** || **187** θέοι **xKL** : θέοιτο **M** || **188** μυώδεες **xK** : μυιώδεες **HLM** || **189** περιηγέες **αKM** : περιμήκεες **A²β** περι+++++ **A¹** || **194** μοι **xKM** : τοι **L** || κραναὴν **αKM** : κρατερὴν **A²βL** κρα+++ην **A¹** || **196** τοῖοί τε **AβLM** : τοῖοι τι (ex τοι) **K** τοῖοι τοι **α** || **197** κλυτοὶ **xKL** : καὶ τοὶ **M** || πρόπαρ οἵ τε Koechly : προπάροιθε(ν) **xz** || **198** Καππαδόκεσσι μέγ' ἔδρακον **xz** : Καππαδόκεσσιν ἐνέδρακον fort. legerat **Π** pace Tueselmann || **200** γλαγερὸν **xKL** : γλαφυρὸν **M**

ὅπλοις ἀντιάαν, πυκινὴν ῥῆξαί τε φάλαγγα,
θηρσί τ' ἐνυαλίοισιν ἐναντία δηρίσασθαι.
Πῶς μὲν γάρ τε μάχῃσιν ἀρήϊος ἔκλυεν ἵππος
ἦχον ἐγερσίμοθον δολιχῶν πολεμήϊον αὐλῶν;
ἢ πῶς ἄντα δέδορκεν ἀσκαρδαμύκτοισιν ὀπωπαῖς
αἰζηοῖσι λόχον πεπυκασμένον ὁπλίτῃσι
καὶ χαλκὸν σελαγεῦντα καὶ ἀστράπτοντα σίδηρον,
καὶ μάθεν εὖτε μένειν χρειώ, πότε δ' αὖτις ὀρούειν,
καὶ μάθεν εἰσαΐειν κρατερὸν σύνθημα λοχαγῶν;
Πολλάκι καὶ δῆριν ἀνδρῶν ἐπελάσσετο πύργοις
ἤρεμος ἀσπιδόεσσαν ὑπόπτερον, εὖτε βροτοῖσιν
ἀσπὶς ὑπὲρ κεφαλῆς ἐπικάρσιον ἀσπίδ' ἐρείδει,
ὁππότ' ἐέλδωνται δηΐων πόλιν ἐξαλαπάξαι,
καὶ πεδίον τεύχωσι μετήορον, ἑπταβόειον,
δαιδάλεον, πυκινόν, πολυόμφαλον, ἀντία δ' αἴγλη
χαλκοῦ ἀποθρῴσκει φαεθοντιάς, αἶψα δ' ὀπίσσω
κλινομένης ἀκτῖνος ἀπαστράπτει πολὺς αἰθήρ.
Ἵπποις γὰρ περίαλλα φύσις πόρε τεχνήεσσα
ἡμερίων κραδίην καὶ στήθεσιν αἰόλον ἦτορ·
αἰὲν γινώσκουσιν ἑὸν φίλον ἡνιοχῆα,
καὶ χρεμέθουσιν ἰδόντες ἀγακλυτὸν ἡγεμονῆα,

204 ἀντιάαν xKL : ἀντιόων M || **205** δηρίσασθαι AαBKM : δηριάασθαι L || **206** πῶς xKL : πᾶς A^{2}M ἅπας Π || μάχῃσιν K : μάχαισιν xLM || **207** ἐγερσίμοθον xKL : ἐγερσίμοχθον M || δολιχῶν A^{2}αBKM : δολιχὸν A^{1}δL || πολεμήϊον (etiam A^{2} in ras.)] πολεμ+++++ A^{1} || **208** δέδορκεν xLM : ἰδὼν M || ἀσκαρδαμύκτοισιν A^{2}BG, quod def. Rebmann (cf. Korzenszky, cl. Cyn. IV 134) et Silva : ἀκαρδαμυκτῇσιν K^{1} ἀσκαρδαμυκτῇσιν HM ἀσκαρδαμύτοισιν A^{1}δL δέδορκ' ἀσκαρδαμύτοισιν Turnebus ἀκαρδαμύκτοισιν K^{2}, ἀταρμύκτοισιν Bentley Hor. Od. I. 3. 18 et Ludwich || **209** λόχον] λόγον M || **212** versum praebent βL, restit. in marg. A^{2} et K^{2} (τῆς κατὰ πολεμίων ἐνέδρας οὐκ ἠγνόησε τὸ σύνθημα Π) : om. A^{1}αK^{1}M || **213** δῆριν A^{3sl}αK (δῆρυν) M : δηΐων A^{2}βK^{2}L (δυσμενῶν Π) δη+++ A^{1} δήρην (cl. Hesych. δήρη· μάχη) Schmitt || ἐπελάσσετο yz, def. Silva : ἐπελάσσ+το A^{1} ἐπελάσσατο A^{2} in ras. N (quod coni. Schneider²) || **214** ἤρεμος] ἄτρομος coni. Koechly || **215** ἐπικάρσιον] ἐπικόρσιον HBM || **216** ὁππότ' AKL : ὁππότε yM || ἐέλδωνται βK : ἔλδωνται αM ἐέλδονται AL || δηΐων] δήϊον αM || **217** τεύχωσι xKL : τεύχοντες M || μετήορον xKL : μετηῦρον M || **218** δαιδάλεον GβKL : δαιδαλέον AM || αἴγλη xKL : αἴγλης M || **219** φαεθοντιάς GKL : φαεθοντίας AHβM

καὶ πολέμοισι πεσόντα μέγα στενάχουσιν ἑταῖρον.
Ἵππος ἐν ὑσμίνῃ ῥῆξέν ποτε δεσμὰ σιωπῆς,
καὶ φύσιος θεσμοὺς ὑπερέδραμε, καὶ λάβεν ἠχὴν
ἀνδρομέην καὶ γλῶσσαν ὁμοίϊον ἀνθρώποισιν.
Ἵππος ἐνυαλίοιο Μακηδονίου βασιλῆος
Βουκεφάλας ὅπλοισιν ἐναντία δηριάασκεν.
Ἵππος ἐπ᾽ ἀνθερίκων ἔθεεν κούφοισι πόδεσσιν,
ἄλλος ὑπὲρ πόντοιο, καὶ οὐ στεφάνην ἐδίηνεν.
Ἵππος ὑπὲρ νεφέων Χιμαροκτόνον ἤγαγε φῶτα,
καὶ χρεμέθων ποτὲ πῶλος ὑφ᾽ ἡνιόχοιο δόλοισι
θήκατο τὸν Περσῶν Ἀσιηγενέων βασιλῆα.
Ἔξοχα δ᾽ αὖ τίουσι φύσιν· τὸ δὲ πάμπαν ἄπιστον
ἐς φιλότητα μολεῖν, τὴν οὐ θέμις· ἀλλὰ μένουσιν
ἄχραντοι μυσῶν, καθαρῆς δ᾽ ἐράουσι Κυθήρης.
Ἔκλυον ὡς τὸ πάροιθε πολυκτεάνων τις ἀνάκτων
καλὸν ἔχ᾽ ἐν πεδίοις ἵππων ἀγελαῖον ὅμιλον·
τοὺς πάντας μετέπειτα δαμασσαμένη προθελύμνους
ἱππαλέη νοῦσος πρόλιπεν δύο, μητέρα μούνην
καὶ μητρὸς φιλίης ὑπομάζιον εἰσέτι πῶλον.
Αὐτὰρ ἐπεὶ μέγας ἦν, πειρᾶτο σχέτλιος ἀνὴρ
μητέρα παιδὸς ἑοῖο παρ᾽ ἀγκοίνῃσι βαλέσθαι.
Τοὺς δ᾽ ὡς οὖν ἐνόησεν ἀναινομένους φιλότητα
καὶ γάμον ἀμφοτέροισιν ἀπώμοτον, αὐτίκ᾽ ἔπειτα
αἰνὰ τιτυσκόμενος δολίην ἐπὶ μῆτιν ὕφαινεν,

225 ἑταῖρον **A^{2}yz** : ἑταῖροι **A^{1}** || **226** ὑσμίνῃ **xKL** : ὑσμήνη **αM** || **230** δηριάασκεν **xKL** : δηρίασκεν **M** || **231** ἀνθερίκων **xKLM^{2}** : ἀνθερίνων **M^{1}** || **232** ἄλλος **xK^{2}LM** : ἵππος **K^{1}** fort. recte || ἐδίηνεν **xKL** : δίηνεν **HM** || **233** νεφέων **xKM** : νεφέ//ων **L** || χιμαροκτόνον **AαBKL** : χιμαιροκτόνον **δM** || **234-268** om. **A^{1}** : restit. **A^{5}** || **235** τὸν **K^{1}** : τῶν **yK^{2}LM** || Ἀσιηγενέων **yKL** : ἀσιηγενῶν **αM** || βασιλῆα **yK^{2}LM** : βουκολῆα fort. **K^{1}** || **236** ἄπιστον **xz**, def. Giangrande et Silva : ἄπυστον Gesner, Boudreaux || **237** θέμις **yKL** : θέμις ἐστὶν **M** || **238** μυσῶν **xz**, def. Silva : μυσέων Mair || Κυθήρης **yM**, cf. I 39 : κυθείρης **KL** || **240** ἔχ᾽ ἐν **KL** : ἔχεν (ἔχοι **G**) **A^{5}yM^{1}** ἔχον **M^{2}** || **241** δαμασσαμένη **GδKL** : δαμασσομένη **M** || **242** ἱππαλέη **yKL** : ἱππαλεύειν **M** || πρόλιπεν **βL** : προὔλιπε **αK^{2}M** προύλειπε **K^{1}** || μούνην **yKM** : μόνην **L** || **243** φιλίης **yKM** : φίλης **L** || **244** ἦν **αBKM** : ἦεν **δL** || πειρᾶτο **A^{5}BK** : ἐπειρᾶτο **yLM** || **248** αἰνὰ τιτυσκόμενος **yK** : δεινὰ τιτυσκόμενος **L** ἄνακτι τυσκόμενος **M** || δολίην **yKM** : δολίαν **L** δοχίην **M**

ἐλπόμενος καλέειν γένος ἵπποισιν παλίνορσον.
Ἄμφω μὲν πρώτιστα καλύψατο βυσσοδομεύων
ἄλλοισιν ῥινοῖς· μετέπειτα δὲ χρῖσεν ἐλαίῳ
πᾶν δέμας εὐώδει, κηώδεϊ· ἔλπετο γὰρ δὴ
ὀδμὴν ἡγήτειραν ἀμαλδῦναι φιλότητος·
καὶ λάθεν, ὦ μάκαρες, ῥέζων κακά· καὶ τετέλεστο
ξυνός, ἀπόπτυστος θάλαμος, στυγερώτατος ἵπποις,
οἷος ἐν ἀνθρώποισιν ἐνυμφεύθη προπάροιθε
Καδμεῖος γάμος αἰνὸς ἀλήμονος Οἰδιπόδαο.
Οἱ δ' ὅτε γυμνωθέντες ἑὴν ἄτην ἐνόησαν,
λοξῇσιν δ' ἄθρησαν ἀνιάζοντες ὀπωπαῖς
ἡ μὲν ἄρα τλήμων ἄγονον γόνον, αὐτὰρ ὅγ' αἶψα
αἰνόγαμος, κακόλεκτρος ἀμήτορα μητέρα δειλήν,
ὕψι μάλ' ἠέρθησαν, ἀμείλιχα φυσιόωντες,
δεσμά τ' ἀπορρήξαντες ἴτην μεγάλα χρεμέθοντες,
οἷα θεοὺς μάκαρας μαρτυρόμενοι κακότητος,
ἀράς τ' εὐχόμενοι πολυπήμονι νυμφευτῆρι·
ὀψὲ δὲ μυρόμενοί τε καὶ ἄσχετον ἀΐσσοντες,
ἀντιπέρην πέτρῃσιν ἑὰς κεφαλὰς ἐλόωντες,
ὀστὰ συνηλοίησαν, ἑὸν δ' ἀπὸ φέγγος ἄμερσαν
αὐτοφόνοι, κλίναντες ἐπ' ἀλλήλοισι κάρηνα.
Ὧδε φάτις προτέρη κλέος ἵπποισιν μέγ' ἀείδει.
Ἵππων δ' ὅσσα γένεθλ' ἀτιτήλατο μυρίος αἶα,

250 μὲν **yKL** : δέ κεν **HM** || **251** ἄλλοισιν **yKM** : ἄλλοις ἐν **L** || χρῖσεν **β** : χρίσεν **αz** || **253** ἀμαλδῦναι **xz** (ἵν' ἐκ τῆς ὀδμῆς ἀφανισθείη τὰ γνωρίσματα τῆς φύσεως **Π**), def. Silva : ἀναλδῆναι Cl. Dupuy apud B. de Ballu in not., rec. Boudreaux || **255** ξυνός **xz**, def. Silva : ξεῖνος Rittershusius, Boudreaux ἐκεῖνος **Π** (legebat κεῖνος) || **357** Καδμεῖος **yKL** : κάδμου γῆ **M** (ἐν Θήβαις **Π**) || **259** λοξῇσιν **yKL** : λοξῆς **αM** || δ' **yKL** : om. **HM** || ἄθρησαν **yKL** : ἄθρησάν τε **M** || **260** ἡ **yKL** : οἱ **M** || **262** ἀμείλιχα **yK²LM** : ἀμείλικτα **K¹** || **263** δεσμά τ' **yKM** : δεσμὰ δ' **L** || **266** τε **yKL** : om. **M** || ἄσχετον **GδKL** (ἀκάθεκτα **Π**) : ἔσχατον **HB** ἔσχατα **M** || ἀΐσσοντες **yKL** : ἀΐσωντες **HM** || **267** κεφαλὰς] κόρσας **δ** || **269** desin. **A⁵**, rursus inc. **A¹** || αὐτοφόνοι **AB** : αὐτόφονοι **yz** || ἐπ' **xKM** : ὑπ' **L** || **270** προτέρη **ALM** (ὁ παλαιὸς λόγος **Π**) : προτέροις **K**, Mair || μέγ' ἀείδει **δL** : μεταείδει **AαBKM** (διεθρύλλησεν **Π**) || **271** γένεθλ' ἀτιτήλατο (-λαιτο **G**) **AαK** : γένεθλ' ἐτιτήλατο **M** γένεθλα τιτήνατο (τιθήν- **L²**) **L¹** || μυρίος **xKL** : μυριὰς **HM**

ὠκύτατοι Σικελοί, Λιβυήιον οἵ τε νέμονται
καὶ τρικάρηνον ὄρος, ὅθι τοι σκέπας Ἐγκελάδοιο
πυρσοῖς αἰθερίοισιν ἐρευγομένοιο κεραυνοῦ
Σικελίης Αἴτνης ἀνεκάχλασεν αἰέναον πῦρ.
Κραιπνότεροι Σικελῶν δὲ παρ' Εὐφρήταο ῥέεθρα
Ἀρμένιοι Πάρθοι τε βαθυπλόκαμοι τελέθουσιν.
Ἀλλά γε καὶ Πάρθοισι μέγα προφέρουσιν Ἴβηρες,
ὠκυτέροισι πόδεσσι κροαίνοντες πεδίοισι.
Κείνοισιν τάχα μοῦνος ἐναντίον ἰσοφαρίζοι
αἰετὸς αἰθερίοισιν ἐπιθύνων γυάλοισιν,
ἢ κίρκος ταναῇσι τανυσσόμενος πτερύγεσσιν,
ἢ δελφὶς πολιοῖσιν ὀλισθαίνων ῥοθίοισι.
Τόσσον Ἴβηρες ἔασι θοοὶ πόδας ἠνεμόεντας·
ἀλλ' ὀλίγοι βαιοί τε μένος καὶ ἀνάλκιδες ἦτορ,
καὶ δρόμον ἐν παύροισιν ἐλεγχόμενοι σταδίοισιν·
εἴδεα δ' ἀγλαόμορφα κλυτὸν δέμας ἀμφιέσαντο,
ὁπλὴν δ' οὐ κρατερήν, παιδοτρόφον, εὐρυπέδιλον.
Μαύρων δ' αἰόλα φῦλα πολὺ προφέρουσιν ἁπάντων
ἀμφὶ δρόμους ταναούς τε καὶ ἀμφὶ πόνους ἀλεγεινούς.
Καὶ Λίβυες μετὰ τοὺς δολιχὸν δρόμον ἐκτελέουσιν,

272 Λιβυήιον **KΣ** : Λιβυήιοι **A** Λιβύιον **αBM** (Λύβαιον **Π**) Λιλυβήϊον Brodaeus λιλυβήιοι **DEF**^{ac} λιληβύιοι **C**^{1} καὶ ὅσοι λιβύη (-ύην **L**^{2}) τε νέμονται **L** τὸ Λιβύβαιον Tüs. || **273** τρικάρηνον **βz** : τρικάρανον **Aα** || ὄρος **xKM** : ὄρους **L** || τοι **xKL** : om. **M** || Ἐγκελάδοιο **A**^{2}**αLM** : ἐκκελάδοιο **A**^{1}**GK** || **274** κεραυνοῦ **xz**, def. Giangrande et Silva : κεραυνοὺς Miller (πρηστῆρας **Π**) || **275** Σικελίης **xz**, def. Silva : Σικανίης Schneider^{1} Σικελικῆς Schneider^{2} Σικελικῆς τ' Miller || αἰέναον (vel ἀέναον) **K** : ἀένναον **xLM** || **276** Εὐφρήταο **xKM** : εὐφράταο **L**^{2} εὐφένταο **L**^{1} || **277** Ἀρμένιοι **AKL** : Ἀρμένιοί τε **yM** || **278** ἀλλά γε **K** : ἀλλ' ἄγε **G** ἀλλ' ἄρα **Aβ** ἀλλ' ἃ **L** ἀλλὰ **HM** || καὶ **xKM** : om. **GL** || καὶ Πάρθοισι **xKM** (de usu dativi cf. III 303) : ἄθοισι **L** || **279** πόδεσσι **xKM** : πόδεσσι μέγα **L** || κροαίνοντες **xL**^{1}**M** : κραίνοντες **KL**^{2} fort. recte || πεδίοισι **xKM** : πεδίοιο **δL** || **280** κείνοισιν **yz** : κείνοισι δὲ **AG** || ἰσοφαρίζοι **AGβ** (ἂν παραβαλεῖν **Π**) : ἰσοφαρίζει **Hz**, def. Myer || **282** ταναῇσι **xM** : ταναοῖσι **KL** || **284** ἠνεμόεντας **xKM** : ἠνεμόεντες **L** || **287** ἀμφιέσαντο **xKL** : ἀμφιάσαντο **M** || **287-288** praeb. **xKL**^{2}**MΠ** : om. **L**^{1} || **288** παιδοτρόφον **A**^{2}**KM** : παιδοτρόφος **A**^{1} πηλοτρόφον **βL**, Boudreaux || **289** Μαύρων **xK**^{2}**LM** : Μαῦροι **K**^{1} || **290** ἀμφὶ δρόμους **BHKL** : ἀμφιδρόμους **AδM** ἀμφιπόνους **GM**

ὅσσοι Κυρήνην πουλυψήφιδα νέμονται.
Εἴδεα δ' ἀμφοτέροισιν ὁμοίϊα, πλὴν ὅσον αὖτε
μείζονες εἰσιδέειν Λίβυες κρατεροὶ γεγάασιν,
ἀλλὰ δέμας δολιχοί· πλευρῇσι γὰρ ἀμφὶς ἔχουσι
τῶν ἄλλων πλεῦνα σπαθίην κτένα· τοὔνεκέν εἰσι
πάσσονες εἰσιδέειν καὶ μείζονες ἰθὺς ὀρούειν,
ἐσθλοὶ δ' ἠελίοιο φέρειν πυρόεσσαν ἐρωὴν
καί τε μεσημβρινὴν δίψους δριμεῖαν ἐνιπήν.
Ἵπποι Τυρσηνοὶ δὲ καὶ ἄπλετα Κρήσια φῦλα
ἀμφότεροι κραιπνοί τε θέειν δολιχοί τε πέλονται.
Μαύρων ὠκύτεροι Σικελοί, στυφελοὶ δέ τε θυμὸν
καὶ χαροποὶ τελέθουσι καὶ ἔξοχον αἰγλήεντες,
καὶ μοῦνοι μίμνουσι μέγα βρύχημα λέοντος.
Ἦ γάρ τοι θήρεσσιν ἐπ' ἄλλοις ἄλλα γένεθλα
ἵππων ἄρμενα πολλά, τά τοι φράζουσιν ὀπωπαῖς.
Στικτοπόδεσσ' ἐλάφοις κυανώπεας ὁπλίζοιο,
ἄρκτοισι γλαυκοὺς καὶ πορδαλίεσσι δαφοινούς,
αἴθωνας δ' ἵππους πυριλαμπέας ἀμφὶ σύεσσιν,

292 praeb. A^2 et K^2 in marg. post 293 (similiter post 293 legisse Paraphraseos scriptor videtur) : om. xK^{1}LM, post 291 scripserunt edd. omnes, secludendum putat Terzaghi || πουλυψήφιδα Boudreaux : πουλυψηφῖδα K^2 πολυψηφῖδα A^2 || νέμονται K^2 : νέονται A^2 || **294** εἰσιδέειν xLM : εἰς ἰδέην αK || κρατεροὶ xKM : κρατερὸν L κρατεροὶ δὲ A^2 || **295** δολιχοί xKL : δολιχόν HM || πλευρῇσι xLM : πλευροῖσι K || **296** πλεῦνα AK^{2}L^2 : πλευρὰ αBK^{1}M πλεῦρα L^1 || **297** εἰσιδέειν xLM : εἰς ἰδέην HK || **297** μείζονες xz (μείζους Π), def. Silva (297 μείζονες ... κρείσσονες~ III 64 μείζονες ... πάσσονες~ III 25 πάσσονα ... μεγάλην) : κρείσσονες Rittershusius, Boudreaux || ἰθὺς Pierson, cf. I 297, II 472, III 76, 474, IV 188, 220, 402, rec. Boudreaux : εὐθύς xz, malit Silva || **298** ἠελίοιο φέρειν West cl. I 428 : ἠελίου φορέειν xz || πυρόεσσαν xKL : πυρώεσσαν GM || ἐρωὴν yz : ἀπειλὴν A || **299** μεσημβρινὴν xKM : μεσημβρινοῦ L || **301** ἀμφότεροι αK (κατ' ἄμφω Π) : ἀμφότερον AβLM || **302** Μαύρων xKM : Μαύρων δ' L || στυφελοὶ Ludwich : Σικελοὶ A^{2}KM Σικελῶν A^{1}yL ἴκελοι Ludwich || θυμὸν xKL (Οἱ μέντοι Σικελοὶ ... δρομικώτεροι καὶ θυμοειδέστεροι Π) : κατὰ θυμὸν M || **303** prius καὶ xKL : om. M || **306** ὀπωπαῖς AαBKM : ὀπωπαί δL || **307** versum praebent xKL : om. HM || στικτοπόδεσσ' Turnebus : στικτοπόδεσσι L^2 στικτόποσιν GδK στικτόποδας ABL^1 || ἐλάφοις yKL : ἐλάφους M || κυανώπεας AβL : κυανώπιδας GK || **308** πορδαλίεσσι Aβ : παρδαλίεσσι αz (παρδάλει Π) || δαφοινούς xK (τὸν μέλανα Π) : δαφοιναῖς M δαφοινάς L

αὐτὰρ ἐριγλήνους χαροποὺς χαροποῖσι λέουσι.
Κάλλεϊ δ' ἐν πάντεσσι πέλει πανυπείροχος ἵππος
Νησαῖος, τὸν ἄγουσιν ἐρικτέανοι βασιλῆες·
καλὸς ἰδεῖν ἀταλός τε φέρειν εὐπειθέϊ δεσμῷ,
βαιὸς μὲν κεφαλήν, πολλὸς δὲ βαθύτριχα δειρήν,
κυδιόων ἑκάτερθε μελιχρύσοισιν ἐθείραις.
Ναὶ μὴν ἄλλο γένεθλον ἐπήρατον ὠπήσαιο
στικτόν, ἀρίζηλον, τοὺς ὤρυγγας καλέουσιν,
ἢ ὅτι καλλικόμοισιν ἐν οὔρεσιν ἀλδήσκουσιν,
ἢ ὅτι πάγχυ θέλουσ' ἐπὶ θηλυτέρῃσιν ὀρούειν.
Δοιὰ δ' ἐπ' ὠρύγγων τελέθει πολυανθέα κάλλη·
τοὶ μὲν γὰρ δειρὴν καλλίτριχά τ' εὐρέα νῶτα
γεγράφαται δολιχῇσιν ἐπήτριμα ταινίῃσι,
τίγριες οἷα θοαί, κραιπνοῦ Ζεφύροιο γενέθλη·
τοὶ δ' ἄρ' εὐτροχάλοισι περίδρομα δαιδάλλονται
σφραγῖσιν πυκινῇσιν ὁμοίϊα πορδαλίεσσι·
τοὺς ἔτι νηπιάχους γράψαν τεχνήμονες ἄνδρες
αἰθομένῳ χαλκῷ ταναὴν τρίχα πυρσεύοντες.
Δηθάκι δ' ἄλλα βροτοὶ πανεπίφρονα μητίσαντο,
πῶλον ἐπιγράψαι καὶ νηδύϊ μητρὸς ἐόντα.

310 ἐριγλήνους **δL** (εὐόμματον **Π**) : ἐπιγλήνους **A^{1}B** ἔπι γλήνους **K** ἐπὶ γλήνους **M** κατὰ γλήνους **A^{2}** || χαροποὺς **xKM** : παροποὺς **L** || χαροποῖσι **xKM** (χαροπῷ **Π**) : βλοσυροῖσι **L** || **312** Νησαῖος **A^{1}K** : νισαῖος **L**, probavit Tüselmann, νισσαῖος **A^{2}yMΠ** || ἐρικτέανοι **AβKL** : ἐρικτέανες **M** || **313** ἀταλὸς **xKM** : ἁπαλός **L** || **314** βαιός **xKL** : βαρός **M** || δὲ βαθύτριχα **AK^{2}** : δὲ βαρύτριχα **αK^{1}M** δ' ἐς εὔτριχα **L** || **315** ἑκάτερθε μελιχρύσοισιν **yz** : ἑκάτερθεν ἑλιχρύσοισιν **A** (ἐπίχρυσος **Π**) || ἐθείραις **A^{2}yK^{1}LM** (τὴν τρίχα **Π**) : ὀπωπαῖς **A^{1}K^{2}** || **316** γένεθλον ἐπήρατον **xLM** : γένος πολυήρατον **K** || ὠπήσαιο **AKL** : ὠπίσαιο **αM** || **317** στικτόν **xKL** : στυκτόν **M** || ὤρυγγας **AL**: ὤριγγας **M** ὤρυγας **δK** ὄρυγας **Π** || **319** θέλουσ' **AβKL** : θέλουσιν **αM** || θηλυτέρῃσιν **A^{2}yKL** : θηλυτέρεσσιν (vel θηλυτέροισιν) **A^{1}** θηλυτέροισιν **M** || **320** δοιὰ δ' ἐπ' **xL** : δοιὰ δέ τ' **K** τοιάδ' ἐπ' **M** || ὠρύγγων **xLM** : ὠρύγων **K** || κάλλη **xKL** : κάλλει **M^{1}** || **322-24** praeb. **A^{2}K^{2}LM** : om. **A^{1}αK^{1}** || **322** ἐπήτριμα **A^{2}K^{2}L** : ἐπίτριμμα **M** || **323** τίγριες **A^{2}K^{2}L** : τριγλίδες **M** || θοαὶ **K^{2}**, cf. I 432 : θοοὶ **A^{2}LM** || κραιπνοῦ **A^{2}K^{2}L** : κραιπνᾶ **M** || **324** τοὶ δ' ἄρ' **A^{2}K^{2}** : τοιγὰρ **L** τοὶ γὰρ δ ἄλλοι δ' **M** || **325** πυκινῇσιν **xLM** : πυκινοῖσιν **K** || ὁμοίϊα **xKL** : ὅμοια **M** || πορδαλίεσσι **βK** : πορδαλίησι **A^{2}** πορδαλίοισι **A^{1}L** παρδαλίησι **M** (παρδάλεσιν **Π**) || **328** μητίσαντο **xKL** : μητίσαιντο **M**

Ὢ πόσση κραδίη, πόσση μερόπεσσι πέλει φρήν.
Ἔρξαν ὅπως ἐθέλουσι· θέσαν πολυειδέας ἵππους,
μητρὸς ἔτι γλαγερῇσι περισχομένους λαγόνεσσιν.
Ὁππότε θηλυτέρην γὰρ ἕλῃ φιλοτήσιος ὁρμή,
ἵππον τ' ἐγγὺς ἐόντα κλυτὸν μεγαλήτορα μίμνῃ,
δὴ τότε δαιδάλλουσι πόσιν καλόν· ἀμφὶ δὲ πάντῃ
πᾶν δέμας εὐστίκτοισι περὶ χροιῇσι γράφουσι,
καὶ ποτὶ λέκτρον ἄγουσιν ἐπ' ἀγλαΐῃ κομόωντα.
Ὡς δέ τις ἠϊθέων ὑπὸ νυμφοκόμοισι γυναιξὶν
εἵμασιν ἀργεννοῖσι καὶ ἄνθεσι πορφυρέοισι
στεψάμενος πνείων τε Παλαιστινοῖο μύροιο,
ἐς θάλαμον βαίνῃσιν ὑμὴν ὑμέναιον ἀείδων·
ὧς ἵππον σπέρχοντα γαμήλιά τε χρεμέθοντα,
πρόσθεν ἑῆς ἀλόχοιο κλυτὸν πόσιν ἀφριόωντα
δηρὸν ἐρητύουσι φίλης λελιημένον εὐνῆς·
ὀψὲ δέ τοι μεθιᾶσιν ἐπήρατον ἐς φιλότητα·
ἡ δ' ὑποκυσαμένη πολυανθέα γείνατο παῖδα,
νηδύϊ μὲν πόσιος γόνιμον θορὸν ἀείρασα,
δεξαμένη μορφὴν δὲ πολύχροον ὀφθαλμοῖσι.
Τοῖά νυ κἀκεῖνοι, τοῖσιν δόνακες μεμέληνται,
μησάσθην πυκινοῖσι νοήμασιν ἰξευτῆρες,
ὁππότε δαιδάλλωσι πελειάδεσσι νεοσσούς·
εὖτε γὰρ ἐς φιλότητα θοοὶ τρήρωνες ἴωσι,

332 περισχομένους **xKL** : περιχομένους **M** || **333** θηλυτέρην **xKL** : θηλύτρην **M** || **334** τ' **AαKM** : δ' **βL** || ἐόντα **αKM** : ἰόντα **AβL** || μίμνῃ **G²βL** : μίμνει **AαKM** || **335** δαιδάλλουσι **xKL** : δαιδάλλου **M** || **336** εὐστίκτοισι **β** (κατέστιξαν **Π**) : εὐτύκτοισι **AαKM** εὐτύκτῃσι **L** || **338** ἠϊθέων **A²αBKLM** : ἡμιθέων **A¹β** (ἥρωϊ **Π** sed cf. v. 364) || νυμφοκόμοισι **yLM²** : νυμφοκόμῃσι **M¹** νυμφικόμοισι **AK** || **340** παλαιστινοῖο **K** : Παλαιστίνοιο **xLM**, Boudreaux || **341** βαίνῃσιν **AαBM** : βαίνῃσ' **KL** || ὑμήν **A¹β** : οἴμην **LM** οἶμην **A²αK** fort. recte || **343** ἀλόχοιο **AαBLM** : ἀλόχου **δK** || ἀφριόωντα **GβKL** : ἀμφριόωντα **H** ἀφρόωντα **A** ἀμφιόωντα **M** || **345** μεθιᾶσιν **A¹yKM** : μετιᾶσιν **A²L** || **347** νηδύϊ **A²GKL** (τῇ γαστρὶ **Π**) : νηδὺς **A¹Hβ** νυδύν **M** || **348** πολύχροον **xKL** (πολύχρουν **Π**) : πολυχρόνιον **HM** || **349** μεμέληνται **xKL** : μελέονται **HM** || **351** δαιδάλλωσι **αKL** : δαιδάλωσι **βM** δαιδάλλουσι **A** || πελειάδεσσι **xLMK²**, def. Silva : πεδιάδεσσι **K¹** πεληϊάδεσσι Turnebus, Boudreaux || νεοσσούς **xKMΠ** : νεοσσοῖς **L** || **352** θοοὶ coni. Desrousseaux cl. 385 : θοαὶ **xz**, def. Giangrande

μιγνύμενοι στομάτεσσι βαρυφθόγγοις ἀλόχοισι,
δὴ τότε μῆτιν ὕφηνε κλυτὴν τιθασοτρόφος ἀνήρ,
ἄγχι δὲ θηλυτέρῃσιν ἐθήκατο δαίδαλα πολλὰ
εἵματα πορφύρεα· ταὶ δὲ κλιδὸν ὄσσε βαλοῦσαι
θυμὸν ἰαινόμεναι τίκτουσ' ἁλιπόρφυρα τέκνα.
Ναὶ μὴν ὧδε Λάκωνες ἐπίφρονα μητίσαντο
αἷσι φίλαις ἀλόχοις, ὅτε γαστέρα κυμαίνουσι·
γράψαντες πινάκεσσι πέλας θέσαν ἀγλαὰ κάλλη,
τοὺς πάρος ἀστράψαντας ἐν ἡμερίοισιν ἐφήβους,
Νιρέα καὶ Νάρκισσον ἐϋμμελίην θ' Ὑάκινθον,
Κάστορά τ' εὐκόρυθον καὶ Ἀμυκοφόνον Πολυδεύκην,
ἠϊθέους τε νέους, τοίτ' ἐν μακάρεσσιν ἀγητοί,
Φοῖβον δαφνοκόμην καὶ κισσοφόρον Διόνυσον·
αἱ δ' ἐπιτέρπονται πολυήρατον εἶδος ἰδοῦσαι,
τίκτουσίν τε καλοὺς ἐπὶ κάλλεϊ πεπτηυῖαι.
Τόσσα μὲν ἀμφ' ἵπποισιν· ἀτὰρ κατάβηθι, φίλη φρήν,
οἶμον ἐπὶ σκυλάκων· τόσσοι τ' ἐπὶ πᾶσι κύνεσσιν
ἔξοχ' ἀρίζηλοι, μάλα τ' ἀγρευτῆρσι μέλονται,
Παίονες, Αὐσόνιοι, Κᾶρες, Θρήϊκες, Ἴβηρες,
Ἀρκάδες, Ἀργεῖοι, Λακεδαιμόνιοι, Τεγεῆται,
Σαυρομάται, Κελτοί, Κρῆτες, Μάγνητες, Ἀμοργοί,
ὅσσοι τ' Αἰγύπτοιο πολυψαμάθοισιν ἐπ' ὄχθαις
βουκολίων οὖροι, Λοκροὶ χαροποί τε Μολοσσοί.
Εἰ δέ νύ τοι κεράσαι φίλον ἔπλετο δῖα γένεθλα,
εἴαρι μὲν πρώτιστα λέχος πόρσυνε κύνεσσιν·
εἴαρι γὰρ μᾶλλον φιλοτήσια μέμβλεται ἔργα

353 μιγνύμενοι **xKM** : μιγνύμεναι **BL** (Boudreaux) || ἀλόχοισι **AKL** : ἀλόχοιο **yM** || **354** τιθασοτρόφος **AαBKM** : πελεοτρόφος **δL** || **355** θηλυτέρῃσιν **xKL** : θηλυητέρησιν **M** || **356** δὲ κλιδὸν **A^{1}yKL** : δὲ χλιδὸν **A^{2}** δὲ χελιδὸν **M** || **359** ἀλόχοις **xKL** : ἀλόχησιν **M** || **361** ἐν ἡμερίοισιν **xKL** : ἐν ἡμίοισιν **M** || ἐφήβους **xKL** : εὐφήβους **M** || **362** ἐϋμμελίην **KL** : εὐμελίην **yM** ἐϋμμελέην **A** || **363** Ἀμυκοφόνον **yKL** : ἀμυκόφονον **A** μυκοφόνον **M** || **368** ἀμφ' **xKL** : ἐφ' **M** || ἀτὰρ **yKL** : αὐτὰρ **HM** || **370** μάλα τ' **xKM** : μάλ' **L** || ἀγρευτῆρσι **yz** : ἀγρευτῆσι **AH** || **371** Παίονες **yKL^{1}** : πίονες **AHL^{2}M** || **373** Ἀμοργοί **xKM** : ἀμοροί **L** || **374** Αἰγύπτοιο **yz** : Αἰγύπτιοι **A** || **376** δῖα (δία **B**) **xKM** : δοιὰ **L** (δυοῖν γενῶν **Π**) || γένεθλα **xKLM^{2}** : γενέθλην **M^{1}** || **377** κύνεσσιν **A^{2}yz** : λέχεσσιν **A^{1}** || **378** μέμβλεται **xKL** : μέμβλετ' **M**

θηρσί τε καὶ σκυλάκεσσι καὶ οὐλομένοισι δράκουσιν,
ἠερίοις τ' ὄρνισι καὶ εἰναλίοις νεπόδεσσιν.
Εἴαρι μὲν χολόεντος ὄφις πεφορυγμένος ἰοῦ
ἵκτο λέχος ποτὶ θῖνα θαλασσαίης ἀλόχοιο·
εἴαρι πόντος ὅλος δὲ περισμαραγεῖ Κυθερείῃ
καὶ νέποδες γαμέοντες ἐπιφρίσσουσι γαλήνῃ·
εἴαρι καὶ τρήρωνες ἐπιθύνουσι πελείαις,
ἵπποι δ' ἀγραύλοις ἐπὶ φορβάσιν ὁπλίζονται,
ταῦροι δ' ἀγροτέρας ἐπὶ πόρτιας ὁρμαίνουσι,
καὶ κτίλοι εἰλικόεντες ἐν εἴαρι μηλοβατεῦσι,
καὶ κάπροι πυρόεντες ἐποχμάζουσι σύεσσι,
καὶ χίμαροι λασίῃσιν ἐφιππεύουσι χιμαίραις,
καὶ δ' αὐτοῖς μερόπεσσιν ἐν εἴαρι μᾶλλον ἔρωτες·
εἴαρι γὰρ πάνδημος ἐπιβρίθει Κυθέρεια.
Ἔθνεα σοὶ δὲ κυνῶν θαλαμηπολέοντι μελέσθω
ἄρμενά τ' ἀλλήλοισιν ἐοικότα τ' ἔξοχα φῦλα.
Ἀρκάδας Ἠλείοις ἐπιμίσγεο, Παίοσι Κρῆτας,
Κᾶρας Θρηϊκίοις, Τυρσηνὰ γένεθλα Λάκωσι,
Σαρματικόν τε πόσιν φορέοις πρὸς Ἰβηρίδα νύμφην.
Ὧδε μὲν εὖ κεράσειας· ἀτὰρ πολὺ φέρτατα πάντων
φῦλα μένει μονόφυλα, τὰ δ' ἔξοχα τεκμήραιντο
πάντες ἐπακτῆρες· τὰ δὲ μυρία φῦλα πέλονται,
τῶν ἀμόθεν μορφαί τε καὶ εἴδεα τοῖα πελέσθω.
Μηκεδανόν, κρατερὸν δέμας, ἄρκιον ἠδὲ κάρηνον
κοῦφον, ἐΰγληνον· κυαναὶ στίλβοιεν ὀπωπαί·
κάρχαρον, ἐκτάδιον τελέθοι στόμα· βαιὰ δ' ὕπερθεν
οὔατα λεπταλέοισι περιστέλλοινθ' ὑμένεσσι·

379 prius καὶ **yz** : om. **A** || **381** χολόεντος **y**K^{2}**LM** : χολόεντες K^{1} χολέοντος **A** || ὄφις **ABK** : ἔχις **yLMΠ** || **384** νέποδες **xKM** : νεπόδες **L** || γαμέοντες **xK** : δαμέοντες **LM** || ἐπιφρίσσουσι **ABKL** : ἐπιφρύσσουσι **δM** || **385** πελείαις **AβM** : πέλειαι **αKL** || **386** ἀγραύλοις **xKL** : ἀγραύλεις **M** || **390** χίμαροι **xKM** : χείμαροι **L** || χιμαίραις **xKM** : χιμάραις **L** || **394** alt. τ' **xKL** : om. **M** || **395** ἐπιμίσγεο **xKL** : ἐπιμίσγει **M** || **397** Σαρματικόν **xKL** : σαλματικόν G^{sl}**HM** σαλμάτης **Π** || **399** μένει A^{2}**yz**, def. Silva : μένειν A^{1}, Boudreaux || μονόφυλα **xKL** : μονοκόφυλα **M** || τεκμήραιντο **AKM** : -ραντο **βL** || **400** πάντες **xz** : ἄνδρες Mair Schmitt || **404** δ' **AβL** : θ' **αKM** || **405** περιστέλλοινθ' **βKL** : περιστέλλοιθ' **AG** περιστέλοιθ' **M**

δειρὴ μηκεδανὴ καὶ στήθεα νέρθε κραταιά,
εὐρέα· τῷ πρόσθεν δέ τ' ὀλιζοτέρω πόδες ἔστων·
ὀρθοτενεῖς κώλων ταναοὶ δολιχήρεες ἱστοί·
εὐρέες ὠμοπλάται, πλευρῶν ἐπικάρσια ταρσά·
ὀσφύες εὔσαρκοι, μὴ πίονες· αὐτὰρ ὄπισθε
στρυφνή τ' ἐκτάδιός τε πέλοι δολιχόσκιος οὐρή.
Τοῖοι μὲν ταναοῖσιν ἐφοπλίζοιντο δρόμοισι
δόρκοις ἠδ' ἐλάφοισιν ἀελλοπόδῃ τε λαγωῷ.
Θοῦροι δ' αὖθ' ἕτεροι, τοῖσιν μενεδήϊος ἀλκή,
ὅσσοι καὶ ταύροισιν ἐπέχραον ἠϋγενείοις,
καὶ σύας ὑβριστῆρας ἐπαΐξαντες ὄλεσσαν·
ὅσσοι μηδὲ λέοντας ἑοὺς τρείουσιν ἄνακτας,
ζατρεφέες, πρώνεσσιν ἐοικότες ἀκρολόφοισι·
σιμότεροι μὲν ἔασι προσώπατα, δεινὰ δ' ὕπερθε
νεύει ἐπισκυνίοισι μεσόφρυα, καὶ πυρόεντες
ὀφθαλμοὶ χαροπῆσιν ὑποστίλβοντες ὀπωπαῖς·
ῥινὸς ἅπας λάσιος, κρατερὸν δέμας, εὐρέα νῶτα·
κραιπνοὶ δ' οὐ τελέθουσιν, ἀτὰρ μένος ἔνδοθι πολλόν,
καὶ σθένος ἄφραστον, καθαρόν, καὶ θυμὸς ἀναιδής.
Ἐς μέν νυν θήρην ὁπλίζεο τοῖα γένεθλα
αἰχμητῶν σκυλάκων, τοὶ κνώδαλα πάντα δίενται.
Χροιαὶ δ' ἀργενναί τε κακαὶ μάλα κυάνεαί τε·
οὔτε γὰρ ἠελίοιο φέρειν βέλος ὠκὺ δύνανται
οὔτε νιφοβλήτοιο μένος πολυχειμέρου ὥρης.
Κεῖνοι δ' ἐν πάντεσσιν ἀριστεύουσι κύνεσσι,

406 δειρὴ **A²yz** : δαρή **A¹** || νέρθε **yz** : νέρθεν **A** || **407** πόδες **AHK** : πόδε **GβLM** || **408** δολιχήρεες **xKL** : δυλιχίρεες **M** || **409** ἐπικάρσια **A²yz** : ἐπικάρδια **A¹** || **410 - II 386** om. **L** || **411** στρυφνή **αKM** : στριφνὴ **A²** ut vid. **B** (στριφνόν **Π**) στρεπνή **A²** gl. s. l. alii alia || πέλοι **xK** : πέλει **M** || **415** καὶ **A²yKM** : μὴ (?) **A¹** || ἠϋγενείοις **xK** : εὐγενείοις **HM** || **419** προσώπατα **AδGK** : πρόσωπά τε **HBM** || δεινὰ δ' **AK** : δεινὸ θ' **M** || **420** ἐπισκυνίοισι **xK** : ἐπικυν- **M** || μεσόφρυα **xK** : -ρυαι **M** || **421** v. praeb. **A²yKM** : om. **A¹** || χαροπῆσιν **K** : χαροπαῖσιν **xM** || **423** μένος **xM** : δέμας **K** || **424** καθαρόν **αBK** : κα++ρόν **A¹** καρτερὸν (?)**A²** καρτερὸν **M** || **425** νυν **A²** : νῦν **A¹β** νυ **αM** τοι **K** || ὁπλίζεο **xMK²** : ὁπλίζετο **K¹** || **426** τοὶ **A²yKM** : om. **A¹** || δίενται **A** : δίωνται **αKM** δίονται **β** || **427** χροιαὶ **xK** : χρειαὶ **HM** || **428** βέλος ὠκὺ Ludwich cl. Hom. E 106 et alibi : μένος (δέμας **HM**) ὦκα **xKM**, μένος ὠκὺ Wernicke μένος ὀξὺ Lehrs || **429** πολυχειμέρου **xM** : πολυχειμάρου **K**

τοίτ' ἴκελοι μορφὰς μάλα θήρεσιν ὠμηστῇσι,
μηλοφόνοισι λύκοις ἢ τίγρεσιν ἠνεμοέσσαις
ἢ καὶ ἀλωπήκεσσι θοαῖσί τε πορδαλίεσσιν
ἢ ὁπόσοι Δήμητρι πανείκελον εἶδος ἔχουσι
σιτόχροοι· μάλα γάρ τε θοοὶ κρατεροί τε πέλονται.
Εἰ δέ νύ τοι πινυτὴ σκυλακοτροφίη μεμέληται,
μήποτ' ἀμέλγεσθαι σκύλακας νεοθηλέϊ μαζῷ
αἰγῶν ἢ προβάτων, μηδ' οἰκιδίῃσι κύνεσσιν·
ἦ γάρ τοι νωθροί τε καὶ οὐτιδανοὶ βαρύθοιεν·
ἀλλ' ἐλάφων ἤ που μαζῷ τιθασοῖο λεαίνης
ἤ που δορκαλίδων ἢ νυκτιπόροιο λυκαίνης·
ὧδε γὰρ ἂν κρατερούς τε καὶ ὠκέας ἔξοχα θείης,
εἰδομένους αὐτῇσι γαλακτοφόροισι τιθήναις.
Αὐτὰρ νηπιάχοισιν ἐπ' οὐνόματα σκυλάκεσσι
βαιὰ τίθει, θοὰ πάντα, θοὴν ἵνα βάξιν ἀκούῃ.
Ἵπποισι κρατεροῖσι δ' ὁμήθεες ἀγρευτῆρσιν
ἐξέτι νηπιάχων ἔστων, μερόπεσσί τε πᾶσιν
ἠθάδιοι φίλιοί τε, μόνοισι δὲ θήρεσιν ἐχθροί.
Μηδ' ὑλάειν ἐθέλοιεν· ἐπεὶ μάλα θηρευτῆρσι
σιγὴ τέθμιός ἐστι, πανέξοχα δ' ἰχνευτῆρσιν.
Εἴδεα δὲ στιβίης δυσδερκέος ἔπλετο δισσά,
ἀνδρῶν ἠδὲ κυνῶν· μέροπες μὲν ἄρ' αἰολόβουλοι
ὄμμασι τεκμήραντο καὶ ἐφράσσαντο κέλευθα·

431 τοίτ' **K** : τοῖς **xM** || ἴκελοι **yKM** : εἴκελαι **A** || μορφὰς **K** : μορφαὶ **xM** || **432** τίγρεσιν **xK** : τριγλίσιν **M^1** τίγρησιν **M^2** || **433** ἢ **xK** : om. **M** || πορδαλίεσσιν **yK** : παρδαλίεσσιν **M** πορδαλιῇσαις **A** || **434** εἶδος **xK^2M** : εἴδεος **K^1** || **435** alt. τε **xK** : om. **M** || **436** πινυτὴ **AK** : πινυτοὶ **M** πινυταὶ **G** || **438** οἰκιδίῃσι **AG** : οἰκιδίοισι **δHKM** || **440** ἐλάφων ἤ που μαζῷ **δ**, Boudreaux : ἐλαφίῳ ἤ που μαζῷ **G** ἐλάφων ἤ που μαζῶν **AHBM** (θηλαῖς, ἐλάφων **Π**) ἐλαφίων που μαζῶν ἢ **K** || τιθασοῖο **C^2** : τιθάσοιο **K** (τιθηνῶν **Π**) τιθασῷ τε **A** τιθάσῳ τε **Gδ** τιθασοῦ τε **B** τιθασσῶν τε **M** || **441** δορκαλίδων **xK** : δορκάδων **M** || **442** γὰρ **xK** : δὲ **M** || **443** γαλακτοφόροισι **xM** : γαλακτοτρόφοισι **K** || **444** νηπιάχοισιν **AKM^2** : νηπιάχεσιν **M^1** || ἐπ' οὐνόματα **xK** : ἐπ' ὀνόματα **M** || **445** βαιὰ **A^1K** : βαιοῖς **A^2HM** (νηπίοις **Π**) || βάξιν **xM** : βέξιν **K** || **446** ἀγρευτῆρσιν **βK** : ἀγρευτήρεσσιν **M** ἀγρευτῆρες **A** (ἀγρευταὶ κύνες **Π**) || **449** θηρευτῆρσι **A^2K** : θηρετῆρσι **GM** θηρευτῆρ+σιν **A^1** (fort. θηρευτήρεσσιν ante corr.) || **450** praeb. **$A\beta K^2M$** : om. **αK^1** || **451** εἴδεα **$AG\beta K^1$** : ἤθεα **$HK^{sl}M$**, def. Silva, cl. IV 10 || δὲ στιβίης **A^1yK^1M** : ἰχνηλασίης **A^2K^2**

μυξωτῆρσι κύνες δὲ παρ' ἴχνια σημήναντο.
Ναὶ μὴν ἀνθρώποισι πέλει περιδέξιος ὥρη
χειμερίη, στείβουσί τ' ἀμοχθήτοισιν ὀπωπαῖς·
οὕνεκα καὶ νιφετοῖσι γεγραμμένα πάνθ' ἅμ' ὁρᾶται,
καὶ πηλοῖσι μένει τετυπασμένα εἴκελα ταρσῷ.
Ἐχθρὸν ἔαρ δὲ κύνεσσι, φίλον δὲ πέλει φθινόπωρον·
εἴαρι γὰρ βοτάνῃσιν ἅδην ποιητρόφος αἶα
ἄνθεσι πληθύει τε πολύπνοος, ἀμφὶ δὲ πάντῃ
εὐστέφανοι λειμῶνες ἀνήροτα πορφύρουσι,
καὶ πᾶσαν στιβέεσσιν ἐϋρρίνοισι κύνεσσιν
ὀδμὴν πρεσβύτειραν ἀμαλδύνουσιν ἄρουραι·
αὐτὰρ ἐν εὐκάρπῳ γλυκεροσταφύλῳ φθινοπώρῳ
ποῖαι καὶ βοτάναι καί τ' ἄνθεα γηράσκουσι,
γυμνὴ δὲ σκυλάκεσσι μένει θήρειος ἀϋτμή.
Ἔστι δέ τι σκυλάκων γένος ἄλκιμον ἰχνευτήρων,
βαιόν, ἀτὰρ μεγάλης ἀντάξιον ἔμμεν' ἀοιδῆς·
τὸ τράφεν ἄγρια φῦλα Βρεταννῶν αἰολονώτων·
αὐτὰρ ἐπικλήδην σφὰς Ἀγασσείους ὀνόμηναν.
Τῶν ἤτοι μέγεθος μὲν ὁμοίϊον οὐτιδανοῖσι
λίχνοις οἰκιδίοισι τραπεζήεσσι κύνεσσι,
γυρόν, ἀσαρκότατον, λασιότριχον, ὄμμασι νωθές,
ἀλλ' ὀνύχεσσι πόδας κεκορυθμένον ἀργαλέοισι
καὶ θαμινοῖς κυνόδουσιν ἀκαχμένον ἰοφόροισι·
ῥίνεσι δ' αὖτε μάλιστα πανέξοχός ἐστιν Ἀγασσεὺς
καὶ στιβίῃ πανάριστος· ἐπεὶ καὶ γαῖαν ἰόντων
ἴχνιον εὑρέμεναι μέγα δὴ σοφός, ἀλλὰ καὶ αὐτὴν

454 παρ' (vel κατ') ἴχνια Lehrs cl. Q.S. VIII 361 κατ' ἴχνιον : πανίχνια **xz** || **456** τ' **yKM** : δ' **A** || **458** τετυπασμένα εἴκελα ταρσῷ **xz** : τετυπωμένα δείκελα ταρσῶν Brunck, probavit Ludwich || **463** ἐϋρρίνοισι **αK** : εὐρίνοισι **ABM** || **464** ὀδμὴν Schneider[1] (ὀδμῆς **Π**) : ὀσμὴν Brodaeus ὅσσην **A²αK** ὅσσην **A¹δ** || πρεσβύτειραν **xM**, def. Rebmann et Silva : πρεσβυτέρειαν **K** πρεσβεύτειραν Turnebus, Boudreaux || ἄρουραι **xM** : ἄρουραν **K** || **469** ἀτὰρ **yKM** : αὐτὰρ **A** || **470** τὸ **K** : τοὺς **xM** || τράφεν **xK** : τάφρεν **M** || βρεταννῶν **K** : βρετανῶν **A²y** βρεττανῶν **M** βριτανῶν (ε supra ι **A²**) **A¹** || **471** Ἀγασσείους dubit. Ludwich : Ἀγασσαίους Turnebus ἀγασαίους **β** ἀγασσέ+υυς **A²** ἀγασσεύους **HK** ἀγρωσσαίους **M** (ἀγρωσσαῖοι **Π**) || **472** μὲν **xK** : om. **M** || **476** ἰοφόροισι **A²yKM** : ἰεφόροισι **A¹** || **478** καὶ γαῖαν **xz**, def. Giangrande : κατὰ γαῖαν Schmitt || **479** μέγα **xM** : μάλα **K**

ἴδμων ἠερίην μάλα σημήνασθαι ἀϋτμήν.
Καί τις ἐπακτήρων πειρηθῆναι σκυλακήων
ἱμείρων, προπάροιθε πυλάων αἰπεινάων
ἢ νέκυν ἢ ζώοντα φέρει παλάμῃσι λαγωόν·
ἑρπύζοι δὲ πάροιθε παραὶ βατὸν ἀτραπιτοῖο,
πρῶτα μὲν ἰθεῖαν, μετέπειτα δὲ δόχμι' ἐλαύνων,
λαιῇ, δεξιτερῇ, σκολιὴν ὁδὸν ἀμφὶς ἑλίσσων·
ἀλλ' ὅτε δὴ μάλα πολλὸν ἀπ' ἄστεος ἠδὲ πυλάων
ἔλθοι, δὴ τότε βόθρον ὀρυξάμενος κατέθαψε·
νοστήσας δ' ἐπὶ ἄστυ παλίσσυτος αὐτίκ' ἀγινεῖ
ἀτραπιτοῖο πέλας κύνα μέρμερον· αὐτὰρ ὅγ' αἶψα
ὠρίνθη φριμάᾳ τε λαγωείης ὑπ' ἀϋτμῆς·
ἴχνια μαστεύει δὲ κατὰ χθονός, οὐδὲ μάλ' εὑρεῖν
ἱμείρων δύναται· μάλα δ' ἀσχαλόων ἀλάληται.
Ὡς δ' ὅτε τις κούρη δέκατον περὶ μῆνα σελήνης
πρωτοτόκος λοχίῃσιν ὑπ' ὠδίνεσσι τυπεῖσα,
λύσατο μὲν πλοκάμους, λῦσεν δ' ἀπὸ δαίδαλα μαζῶν,
ἠδ' ἀχίτων δειλή τε καὶ ἀκρήδεμνος ἐοῦσα,
στρωφᾶται πάντῃ κατὰ δώματα, καὶ μογέουσα
ἄλλοτε μὲν πρόδομον μετανίσσεται, ἄλλοτε δ' αὖτε
ἐς λέχος ἰθύνει, ποτὲ δ' ἐν κονίῃσι ῥιφεῖσα
κωκύει ῥοδαλῇσιν ἐπισμύχουσα παρειαῖς·
ὣς ὅγε θυμοβόροισιν ἀνιάζων ὀδύνῃσι
τῇ καὶ τῇ θύνει τε καὶ ἑξείης ἐρεείνει

481 ἐπακτήρων **yKM** : ἐπτακτήρων **A** || πειρηθῆναι **AK** : πειραθῆναι **HM** || **484** ἑρπύζοι **GK** : ἑρπύζει A^{2}**βM** ἕρπυζεν A^{1} (πρόεισι **Π**) || παραὶ βατὸν **G** : παραιβατὸν **K** παραίβατον **xM** παραιβαδὸν Rittershusius || **485** δὲ δόχμι' **K** : δὲ δόχμον **AH** δὲ δοχμων **M** || ἐλαύνων **yKM** : ἐλαύνει **A** || **488** ἔλθοι **K** : ἔλθῃ **xM** || **490** ἀτραπιτοῖο **xK** : ἀταρπιτοῖο **M** || **491** ὠρίνθη **xK** : ὠρίνθαι **M** || φριμάᾳ **xM** : φριμάει **K** || λαγωείης **xK** : λαγωείοις **M** || ὑπ' **AαB**K^{2}**M** : ἀπ' **δ**K^{1} || ἀϋτμῆς **xK** : ἀϋτμοῖς **M** || **492** δὲ **yKM** : τε **A** || **493** ἀσχαλόων **yKM** : ἀσχαλάων **A** || **494** τις **xK** : om. **M** || **495** πρωτοτόκος A^{2}**αKM** : πρωτότοκος A^{1}**β** || **496** λῦσεν **xK** : λύσαι **M** || ἀπὸ **yKM** : ἄπο **A** || **497** ἠδ' ἀχίτων **KM** : ἠδὲ χίτων A^{2} ἠδὲ χιτὼν A^{1}**BH** alii alia || τε **K** : δὲ **xM** || ἐοῦσα **βK** : ἰοῦσα **AαM** || **499** πρόδομον **K** : πρόδον A^{1} πρόδρομον **BM** δρόμον **Π** || **500** κονίῃσι **yKM** : κονιῇσι **A** || **501** ῥοδαλῇσιν **yz** : ῥοδαλιῇσιν **A** || ἐπισμύχουσα **AβKM** : ἐπισμήχουσα **G** (ἀμύσσουσα **Π**) || **502** ὅγε **xM** (ὅς **Π**) : τότε **K** || θυμοβόροισιν **xK** : θυμοβόρησιν **M** || **503** θύνει τε Turnebus : ἰθύνει **xz** θύει τε Schneider[2]

πάντα λίθον καὶ πάντα λόφον καὶ πᾶσαν ἀταρπὸν
δένδρεά θ' ἡμερίδας τε καὶ αἱμασιὰς καὶ ἀλωάς.
Ἀλλ' ὁπότ' ἴχνεος ὀψὲ διηερίοιο τυχήσῃ,
καγχαλάᾳ κνύζει τε κεχαρμένος, οἷά τε τυτθαὶ
σκιρτεῦσιν δαμάλαι περὶ πόρτιας οὐθατοέσσας·
ὣς καὶ τῷ μάλα θυμὸς ἐχήρατο, σευόμενος δὲ
εἱλεῖται σκολιοῖσιν ἐπεμβεβαὼς πεδίοισιν·
οὐδ' ἀπό μιν πλάγξαις, οὐδ' εἰ μάλα τηλόθ' ἐλαύνοις,
ἰθύνει δ' ἀπρὶξ γλυκερῆς δεδραγμένος ὀδμῆς,
εἰσόκε τέρμα πόνοιο καὶ εἰς βαλβῖδα περήσῃ.
Εἰ δέ μιν ὁπλίσσειας ἀθηρήτοισι λαγωοῖς,
λάθρῃ μὲν πελάει, κατὰ δ' ἴχνιον ἴχνος ἐρείδει,
βαιὸς ὑφ' ἡμερίσιν κεκαλυμμένος ἢ καλάμῃσιν,
οἷά τε ληϊστὴρ ἐρίφων κλοπός, ὅστε νομῆα
ὑπνώοντα πέλας δεδοκημένος ἤρεμος ἕρπει.
Ἀλλ' ὅτε δὴ λόχμῃσι λαγωείῃσι πελάσσῃ,
ῥίμφ' ἔθορεν, τόξῳ ἐναλίγκιος ἠὲ δράκοντι
συρικτῇ, τὸν ὄρινεν ἑῆς πάρος ἀτρεμέοντα
ἰοδόκου χειῆς ἀμαλητόμος ἤ τις ἀροτρεύς.
Ὣς ὅγε καγχαλόων ὠκὺς θόρεν· ἢν δὲ τυχήσῃ,
ῥεῖα μὲν ὀξυτέροισι δαμασσάμενος στονύχεσσι

505 ἀλωάς **xM** : ἁλωάς **K** || **506** ἴχνεος **xM** : ἴχνιος **K** || διηερίοιο **yKM** : δι' ἠερίοιο **Aδ** || τυχήσῃ **xM** : κιχήσει **K** || **507** κνύζει **xK^{pc}M** (κνυζόμενον **Π**) : κνυζεῖ **K^{ac}**, Boudreaux || **508** σκιρτεῦσιν **xK** : σκιρτῶσι **M** || περὶ **xK^{pc}M** : παρὰ **K^{ac}** || **510** ἐπεμβεβαώς **xK** : ἐπεμβεβακὼς **M** || **511** πλάγξαις **yM** : πλάξαις **A** πλάγξεις **K** || τηλόθ' **xKM** : τηλόσ' Schneider[1] (σφόδρα **Π**) || **512** ἰθύνει **xKM** : ἰθύει Schn.[1] || γλυκερῆς **yKM** : σκολιῆς **A** || **513** εἰς **yKM** : ἐς **A** || **514** ὁπλίσσειας fere **y** : ὁπλίσειας **AGKM** || ἀθηρήτοισι **xKM** : ἀθηρεύτοισι Brodaeus || **515** κατὰ δ' **βK** : κατά τ' **α** κατ' **AM** || **517** ἐρίφων κλοπὸς **xKM** : ἐριφοκλόπος Vir doctus ap. Schn.[1] || ὅστε **xK** (ὅς **Π**) : ὥστε **M** || **518** ἤρεμος **AαBK^{pc}M** : ἠρέμα **δK^{ac}Π** || **519** πελάσσῃ **K** : πελάσσει **xM** || **520** ἔθορεν **yKM** : εθόρε **A** || ἠὲ **AM** (ἢ καὶ **Π**) : ἠδὲ **δK** || **521** ἀτρεμέοντα **βK** : ἀτρομέοντα **Aα** ἀτρομέσοντα **M** (οὐκ ἐθέλοντα **Π**) || **523** ὣς **A^{2}yKM** : de **A^{1}** non liquet || ἢν **A^{1}K** (κἂν **Π**) : εἰ **yM** || τυχήσῃ **xK** : τυχήσει **M** || **524** μὲν **xKMΠ**, def. Silva : μιν d'Arnaud, Schneider[1,2], Boudreaux, Mair || ὀξυτέροισι **AGK** : ὀξυτέρῃσι **β** ὀξυπόροισι **HM** || στονύχεσσι d'Arnaud, G. Hermann Orph. p.712, probavit Ludwich : ὀνύχεσσι **xKMΠ** cf. Rzach SB-Wien C, 1882 p. 400 τ' ὀνύχεσσι Miller

καὶ γενύεσσιν ἑλὼν φόρτον μέγαν ἀντιάσειεν·
ὦκα φέρει μογέων τε βαρυνόμενός τε πελάζει.
Οἵη δ' ἐκ ληΐοιο φέρει θέρος ἀμητοῖο
βριθομένη πυρῷ τε μετ' αὔλιον εἴσιν ἀπήνη,
τὴν δ' ἐσιδόντες ὄρουσαν ἀολλέες ἀγροιῶται,
πρόπροθι δ' ἀντήσαντες ὁ μὲν κύκλοισιν ἐρείδων,
ἄλλος ὑπερτερίην, ὁ δ' ἄρ' ἄξονα βουσὶν ἀρήγων·
εἰς αὔλιν δὲ μολόντες ἐλύσατον ἱστοβοῆα·
ταῦροι δ' ἱδρώοντες ἀνέπνευσαν καμάτοιο·
θυμὸς δ' ἠπεδανοῦ μάλα χήρατο βουπελάταο·
ὣς ὁ μὲν ἱκνεῖται φόρτον γενύεσσιν ἀγινῶν.
Αὐτὰρ ὅγ' ἀντιάᾳ κεχαρημένος ὠκὺς ἐπακτήρ,
ἄμφω δ' ἀείρας ἀπὸ μητέρος ὑψόθι γαίης,
κόλποισιν θέτο θῆρα καὶ αὐτὸν θηροφονῆα.

525 ἀντιάσειεν **xKM** : ἀντία σεῖο Lobeck *Phryn.* p. 586 αὐτίκα σεῖεν Koechly ἀντίον ἀνδρὸς Tueselmann, Paraphr. p. 18 in not. || **526** τε **xKM** : δὲ Koechly, versum secl. Schn.[2] || **527** οἵη **xM** : ὡς **K** || φέρει **xK** : φέρη **M** || θέρος **xKM** : γέρας Rittershusius || **528** τε **xK** : τε εἰς **M** || μετ' αὔλιον **α** : μεταύλιον **AβKM** || **530** πρόπροθι **AβK** : πρόποθι **M** || κύκλοισιν **AαBM** : κιγκλῖσιν **K** || **531** ὑπερτερίην **x** : ὑπερτερέην **A²KM** (κραβατίναν **K**sl gl.) ὑπερτερίῃ Brunck ap. Schn.[1] || ἀρήγων **xKM** : ἀρήγει Brunck. De ἐρείδων ... ἀρήγων cf. II 125-7 || **532** ἐλύσατον **AM** : ἐλύσατο **K**. De usu numeri dualis cf. I 164 || **533** ταῦροι **A²βKM** : παῦρον **Aα** || ἀνέπνευσαν **yKM** : ἀνέπνευσαν ἐκ **A** || **534** θυμός **yKM** : θυμόν **AH** || ἠπεδανοῦ **xM** : ἠπεδανοῖο **K** || μάλα χήρατο **xM** : κεχήρατο **K** || βουπελάταο Turnebus, Bodinus : βουτελέταο **A** fere **βK** βουτελέταο **HM** βουγελάταο **G** || **535** ἀγινῶν **AGK** : ἀγίνων **BHM** || **536** ἀντιάᾳ **xK** : ἀντία **HM** || **537** versum om. **A¹** rest. **A²** in mg. || μητέρος **AK** : **M** || **538** αὐτὸν **yKM** : fort. αὐτοὶ **A¹** || subscr. ὀππιανοῦ κυνηγετικῶν πρῶτον **K**

ΟΠΠΙΑΝΟΥ ΚΥΝΗΓΕΤΙΚΩΝ ΔΕΥΤΕΡΟΝ

Εἰ δ' ἄγε μοι, Ζηνὸς θύγατερ, καλλίσφυρε Φοίβη,
παρθένε χρυσομίτρη, δίδυμον γένος Ἀπόλλωνι,
εἰπέμεναι μερόπων τίς ἀγασθενέων θ' ἡρώων
σῆς ἀπὸ χειρὸς ἄειρε μεγακλέα δήνεα θήρης.
Ἀμφὶ πόδας Φολόης ἀνεμώδεος ἄγρια φῦλα
θηρομιγῆ, μερόπων μὲν ἐπ' ἰξύας, ἰξυόφιν δὲ
ἵππων ἡμιβρότων, ἐπιδόρπιον εὕρετο θήρην.
Ἐν μερόπεσσι δὲ πρῶτος ὁ Γοργόνος αὐχένα κόψας,
Ζηνὸς χρυσείοιο πάϊς κλυτός, εὕρετο Περσεύς·
ἀλλὰ ποδῶν κραιπνῇσιν ἀειρόμενος πτερύγεσσι
καὶ πτῶκας καὶ θῶας ἐλάζυτο καὶ γένος αἰγῶν
ἀγροτέρων δόρκους τε θοοὺς ὀρύγων τε γένεθλα
ἠδ' αὐτῶν ἐλάφων στικτῶν αἰπεινὰ κάρηνα.
Ἱππαλέην δ' ἄγρην ὁ φαεσφόρος εὕρετο Κάστωρ·
καὶ τοὺς μὲν κατέπεφνεν ἐπίσκοπον ἰθὺς ἄκοντι
βαλλόμενος, τοὺς δ' αὖτε θοῇς ἵπποισιν ἐλαύνων

Inscr. ὀππιανοῦ κυνηγετικῶν δεύτερον **AHβ** (βιβλίον δεύτερον **B**) **K** : om. **M** || **1-386** praeb. **xKM** : om. **L** || **1** εἰ **xK** : om. **M** νῦν **G** || καλλίσφυρε **xK** : καλλισφόρε **M** || **2** παρθένε **xK**^{ac}**M** : παρθενίη **K**^{pc} || χρυσομίτρη **x** : χρυσόμιτρι **K** χρυσόμητρι **M** || **4** μεγακλέα **yKM** : μέγα κλέα **A** || **5** ἀμφὶ πόδας **A**^{pc}**αKM** : ἀμφίποδας **A**^{ac} || Φολόης (gl. Θεσσαλίας **K**^{sl}**A**^{2sl}) **xK** : φιλόης **GMΠ** || **6** ἰξυόφιν **x** : ἰξιόφιν **K** ὀξυόφιν **M** ἰξυόθεν Schn.[1] sed cf. III 62 γαστρός, IV 187 χθονὸς (id est ἀπὸ γαστρός, ἀπὸ χθονός) et Kaibel, Epigr. gr. 407,6 κτεάνων (id est ἐκ κτεάνων) || **7** ἡμιβρότων **xKMΠ** : ἡμιτόμων d'Arnaud || εὕρετο **AG**^{sl}**HM**, def. Silva, cf. II 9, 14 et 27 : εὕρατο **βGK** || θήρην **yK**^{sl} : θήραν **A** χείρων **K**^{1} || **8** αὐχένα κόψας αὐχέν' ἀμέρσας **CDE**, Mair, def. Mersinias || **9** χρυσείοιο **AβK** : χρυσίοιο **αM** || εὕρετο **Aα** : εὕρατο **βK** εὕραντο **M** || **10** κραιπνῇσιν **AHK**^{pc}**M** : κραιπνοῖσιν **GβK**^{ac} || **11** ἐλάζυτο **ABαM** : ἐλάζετο **δK** || **14** ἱππαλέην **xM** (ἵππῳ **Π**) : ἱπταλέων **K** || δ' ἄγρην ὁ **AαBM** : ἄγρην δὲ **δK** || εὕρετο **AαM** : εὕρατο **βK** || **15** ἐπίσκοπον **F** : ἐπισκοπὸν **A** ἐπὶ σκοπὸν **KM** || **16** αὖτε **xK** : ἀῶτε **M** || θοῇς **K** : θοοῖς **xM**, Boudreaux || ἵπποισιν **δK** (ἔφιππος **Π**) : βελέεσσιν **AαBM** πώλοισιν Koechly

θῆρας ἕλε ξυνοχῇσι μεσημβρινοῖο δρόμοιο.
Πρὸς δὲ μόθους θηρῶν κύνας ὥπλισε καρχαρόδοντας
διογενὴς πρῶτος Λακεδαιμόνιος Πολυδεύκης·
καὶ γὰρ πυγμαχίῃσι λυγροὺς ἐναρίξατο φῶτας,
καὶ σκυλάκεσσι θοοῖς βαλιοὺς ἐδαμάσσατο θῆρας.
Ἔξοχα δ' ἐν σταδίοισιν ὀρειοτέροισι μόθοισιν
Οἰνείδης ἤστραψεν ἐνυάλιος Μελέαγρος.
Ἄρκυας αὖτε βρόχους τε καὶ ἀγκύλα δίκτυα πρῶτος
Ἱππόλυτος μερόπεσσιν ἐπακτήρεσσιν ἔφηνε.
Σχοινῆος πρώτη δὲ κλυτὴ θυγάτηρ Ἀταλάντη
θηρσὶ φόνον πτερόεντα συηβόλος εὕρετο κούρη.
Νυκτερίους δὲ δόλους, νυχίην πανεπίκλοπον ἄγρην,
Ὠρίων πρώτιστος ἐμήσατο κερδαλεόφρων.
Τόσσοι μὲν θήρης κρατεροὶ πάρος ἡγεμονῆες.
Πολλοὺς δ' αὖ μετόπισθεν ἔρως ἐδαμάσσατο δριμύς·
οὐ γάρ τις κέντροισι δαμεὶς ἄγρης ἐρατεινῆς
αὖθις ἑκὼν λείψειεν· ἔχει δέ μιν ἄσπετα δεσμά.
Οἷος μὲν γλυκὺς ὕπνος ἐπ' ἄνθεσιν εἴαρος ὥρῃ,
οἵη δ' αὖτε θέρευς γλυκερὴ σπήλυγγι χαμεύνη,
οἵη δ' ἐν σκοπέλοισιν ἐπακτήρεσσι πάσασθαι
τερπωλή· πόσση δὲ χάρις κείνοισιν ὀπηδεῖ
δρεπτομένοις αὐτοῖσι μελιχρῆς ἄνθος ὀπώρης·
ψυχρὸν δ' ἐξ ἄντροιο προχεύμενον ἄργυφον ὕδωρ
οἷον κεκμηῶσι ποτὸν γλυκερόν τε λοετρόν·
οἷα δ' ἐνὶ ξυλόχοις κεχαρισμένα δῶρα φέρουσιν

17 ξυνοχῇσι **AαKM** : ξυλοχῇσι **β** ξυλόχοισι Schn.[1] ξυστοῖσι Larcher ap. Schneider, Anal. Crit. 41 || **18** μόθους **yKM** : μό+θους **A** || **20** ἐναρίξατο **xK** : ἀνωρίξατο **M** || **22** ὀρειοτέροισι **A**^{2}**yKM** : ὀρειοτέροις **A**^{1} || μόθοισιν **yKMA**^{2} : μελέαγρος (e versu 23) **A**^{1} || **24** τε **xK** : om. **M** || **25** ἔφηνε **xM** : ὕφηνεν **K** || **27** εὕρετο **AαM** : εὕρατο **βK** || **28** δόλους **ABHKM** : δόλοω **G** λόχους **δΠ** || ἄγρην **yKM** : ἄγραν **A** || **32** τις **xK** : τοι **M** || **33** λείψειεν **xK** : λείψοιεν **M** || ἔχει **x** : ἔχοι **KM** || ἄσπετα **xKM** : δύσλυτα seu ἄλλυτα Brunck ἄσχετα Schn.[2] (ἀφύκτοις **Π**) || **35** θέρευς **AβK** : θέρους **GΠ** θέρος **A**^{3}**HM** || γλυκερὴ **K** : γλυκερῇ **A**^{1}**yM** || σπήλυγγι **xK** : σπήλυγγα **M** || **36** πάσασθαι **xK** : παύσασθαι **HM** || **37** πόσση **AK** : πόση **M** || **38** δρεπτομένοις **A**^{1}**K** : δρεπομένοις **A**^{2}**yM** δρεψαμένοις Brodaeus (δρέψασθαι **Π**) || ὀπώρης **xK** : ὀπώρει **M** || **39** προχεύμενον **xK**^{2}**M** : προχευόμενον **K**^{1} ut vid. || **40** κεκμηῶσι **AK** : κεκμηκῶσι **yM** || **41** ἐνὶ **BαKM** : ἐν **Aδ**

ἐν γλυκεροῖς ταλάροισι παρ' αἰπολίοισι νομῆες.
'Αλλ' ἄγε δὴ ταύρων ζηλήμονα πάγχυ γενέθλην
πρῶτον ἀείδωμεν, καὶ μυρίον ἔξοχα νεῖκος
οἷον ὑπὲρ θαλάμοιο δυσαντέα δηρίσαντο.
Εἷς βασιλεὺς ἀγέληφι τυραννεύων ὄχ' ἄριστος
βαιοτέροις ταύροις καὶ θηλυτέρῃσιν ἀνάσσει·
πέφρικεν δ' ἀγέλη κεραὸν μέγαν ἡγεμονῆα·
αἱ δ' αὖτε τρομέουσιν ἑὸν πόσιν ἀγριάοντα,
ὁππότε μυκήσητ', ἄγριοι βόες· ἀλλ' ὅτ' ἀπ' ἄλλων
ταῦρος ἀποκρινθεὶς ἀγέλης, πλατὺν αὐχένα τείνας,
οἷος ἔην κἀκεῖνος ἄναξ σφετέροισιν ἀνάσσων,
δὴ τότ' ἐπ' ἀμφοτέροισιν ὑπέρβιος ἵστατ' ἐνυώ.
Πρῶτα μὲν ἀντίπρωρον ἐς ἀλλήλους ὁρόωντες
ἄγρια θυμαίνοντε χόλῳ μέγα παιφάσσουσι,
καὶ πυρόεν πνείουσι καὶ ἀμῶνται ποσὶ γαῖαν,
οἷα κονιόμενοι· προκαλίζονται δ' ἑκάτερθεν,
ὀξέα κεκλήγοντες ἐνυαλίοισιν ἀϋταῖς·
αὐτὰρ ἐπεὶ σάλπιγξαν ἐφ' ὑσμίνην ἀλεγεινήν,
ἄσχετον ἀΐσσουσιν, ἑοῖσι δ' ἄφαρ κεράεσσι
πᾶν δέμας ἀλλήλοισιν ἀμοιβαδὶς οὐτάζουσιν.

42 γλυκεροῖς **xKM** : λυγίνοις Pierson γλαγεροῖς Brunck ap. Schn.[1] πλοκεροῖς Vari PhW 1928, 479 sq. || ταλάροισι **xM** : ταλάροις **K** || αἰπολίοισι **xK** : αἰπιλίοισι **M** || **43** ἀλλ' ἄγε **AδK** : ἀλλά γε **αBM** || **45** οἷον **yKM** : οἷον δ' **A** || δυσαντέα **K** : πανάγρια **x** Boudreaux Mair πάτρια **M** || **47** θηλυτέρῃσιν **xK** (θηλειῶν **Π**) : θηλυτέροισιν **M** || **48** πέφρικεν **AαMΠ** : πεφρίκει **δK** || **49** αὖτε **yKM** : αὖ **A** || ἀγριάοντα **xKM** (σκληρὸν καὶ ἄγριον **Π**) : ὀργώωντα vel ὀργώωσαι Brunck || **50** μυκήσητ' **AαM** : μυκήσαιτ' **K** def. Hermann, adnot. p. 379 μυκήσαιντ' **β** || ἄγριοι **xK**[sl]**M** : ἄγριον **GK** || ἀλλ' ὅτ' **αKM** : ἄλλοτ' **Aβ** || ἀπ' ἄλλων **A**[2] in litura **M**, Boudreaux, def. Silva : ἐπ' ἄλλῳ **xK** def. Korzenszky, Mair ἐπ' αὐτῷ Guietus ἀπ' ἄλλης Schn.[2] ἐπαύλων Desrousseaux ὅτε πάλλων item Desrousseaux || **51** ἀποκρινθεὶς **xK** : ἀποκριθεὶς **MΠ** || τείνας **αM**, Boudreaux, def. Silva cl. A.Rh. I 1268 πλατὺν αὐχέν' ἀείρων : σείων **A**[2] in ras. **βK** +εί+++ **A**[1] τείνει **I** || **52** οἷος Boudreaux : οἷος **xK** οἷον **M** || ἔην **A**[2] **MK**[2], def. Silva : ἔῃ **xK**[1] ut vid. ἴῃ Turnebus, Boudreaux || σφετέροισιν **xKM** : σφετέραισιν Turnebus σφετέρῃσιν Brunck || **54** ἐς **xK** : om. **HM** || **55** θυμαίνοντε West : θυμαίνοντι **xKM** || **57** δ' **A**[2] **yKM** : om. **A**[1] || **58** ἀϋταῖς **AαKM** : ἀϋτμαῖς **β** || **59** ἀλεγεινήν **xK** : ἐλεγεινὴν **M**

Οἷα δ' ἐνὶ πτολέμῳ βυθίῳ, ὅτε ναυμάχος Ἄρης
δῆριν ἀείρηται, δοιαὶ πανυπείροχα νῆες
στράπτουσαι θαμινοῖσιν ἐναντίον ὁπλίτῃσιν
ἀντίβιον πρῴρῃσι μετωπαδὸν ἐγχρίμπτονται,
σπερχόμεναι πνοιῇ τε λάβρῳ παλάμηφί τε ναυτῶν·
ἔντεσι χαλκείοις δὲ περιβρέμεται κτύπος ἀνδρῶν
νηῶν τ' ἀγνυμένων· στένεται δ' ὅλος οἴδματι Νηρεύς·
τοῖος καὶ ταύροισιν ἐς αἰθέρα δοῦπος ἱκάνει,
θεινόντων τ' ἄμοτον καὶ θεινομένων κεράεσσιν,
εἰσόκε δή τις ἕλῃσι φίλην ἑτεραλκέα νίκην.
Αὐτὰρ ὅγ' οὔτι φέρει δοῦλον ζυγόν· αἰδόμενος δὲ
καὶ βαρέα στενάχων ἐπὶ δάσκιον ἤλυθεν ὕλην·
οἶος δ' ἐν σκοπέλοισι περιπλομένων ἐνιαυτῶν
φέρβετ' ὀρειαύλοισιν ἀποσταδὸν ἐν ξυλόχοισιν
οἷά τις ἀθλεύων· βριαρὸν δ' ὅτε κάρτος ἴδηται
καὶ σθένος ἀμφήριστον, ἀνέκραγεν αὐτίκ' ὄρεσφιν·
αὐτὰρ ὅγ' ἀντήϋσεν ἐπεσμαράγησέ τε δρυμών·
ἀλλ' ὅτε θαρσήσειε κραταιοτέρῃσιν ἀϋταῖς,
δή ῥα τότ' ἐξ ὀρέων ἐπὶ δήϊον ἰθὺς ἱκάνει,
ῥεῖα δ' ἕλεν· φορβαῖς γὰρ ἑὸν δέμας ἐξήσκησε
τηλόθ' ἐνὶ δρυμοῖς σθενεοβλαβέος Κυθερείης.

62 πτολέμῳ **xK** : πολέμῳ **M** || βυθίῳ **A**^{2} ut vid. (ν cancell.) **BαM** (πόλεμον βύθιον **Π**) : βυθίων **A**^{1} **δK** || ναυμάχος scripsi : ναύμαχος **xz** || Ἄρης **xM** : ἀνὴρ **K** || **63** ἀείρηται, δοιαὶ **xM** (δύο **Π**) : ἀείρῃσ' ἐν δὲ θοαὶ **K** || πανυπείροχα **A**^{2}**K** : πανυπείροχαι **A**^{1}**HI** πανυπείροχοι **δM** αἱ ὑπερέχουσαι **Π** || **65** ἐγχρίμπτονται **AαBK** : ἐγχρίπτονται **δM** || **66** versum ante v. 65 legebat Paraphrastes || πνοιῇ **xK** : πνειῇ **M** || τε^{1} **xM** : om. **K** || λάβρῳ **xM** : λάβρῃ **K** || **69** ἐς **xM** : εἰς **K** || δοῦπος **xKΠ** : δοῦπον **M** || **70** θεινόντων τ' **K** : θεινόντων **xM** || **72** δοῦλον **A**^{2}**yKM** : φίλον **A** || **74** σκοπέλοισι **xK** : σκολόποισι **M** || **76** ἀθλεύων **Aβ** : ἀεθλεύων **αKM** || **77** ἀμφήριστον **xK** : ἀμφίριστον **M** || ἀνέκραγεν **xK** (σαλπίζων **Π**) : ἀνέκρωγεν **M** || **78** τε **A**^{2} in ras. **βK**, def. Silva : δὲ **αM**, Boudreaux ++**A**^{1} || **79** θαρσήσειε **xK** : θρασήσειε **M** || ἀϋταῖς **ABαKM** : ἀϋτμαῖς **δ** || **80** ἰθὺς scripsi : εὐθὺς **A**$_{1}$ (?) **αM** αὐτὸς **A**^{2} in lit. **βK** || **81** φορβαῖς **xK** : φορβεῖν **M** || γὰρ ἑὸν **A**^{2} in ras. **yKM** : ἀραιὸν **G**^{γρ} δ' ἀρεὸν **I** +αρ+ὸν **A**^{1} εἰς γενναιότητα **Π** || **82** τηλόθ' Brodaeus (ἀποσχόμενος **Π**) : δὴ τότ' **xKM** || δρυμοῖς **xKM** : δρυμοῖσι **C**^{2} **I**, rec. Boudreaux || σθενεοβλαβέος **AK**, def. Rebmann et Silva : σθενοβλαβέος **yM**, Boudreaux βλαβοσθενὲς ἐκ G. Hermann, *Opuscula* T. VIII, p. 44

Εἴδεα πολλὰ πέλει δὲ καὶ ἤθεα μυρία ταύροις.
Αἰγύπτου μὲν ἔασι παρ' ὄχθαις ἀγλαοκάρποις
Νείλου πυροφόροιο πολυσχιδέος ποταμοῖο
χιόνεοι χροιήν, μέγεθος πάντων ὄχ' ἄριστοι·
φαίης κεν κατὰ γαῖαν ἴμεν βαθυτέρμονα νῆα·
ἤπια δὲ φρονέουσι καὶ ἠθαλέοι μερόπεσσιν,
ὅττι βροτοὶ δ' ἐνέπουσιν, ἐνηέες ἐξανέχονται.
Οἱ Φρύγιοι χροιὴν μὲν ἀριπρεπέες τελέθουσι,
ξανθοί τε φλογεροί τε· βαθεῖαι δ' αὐχένι σάρκες
σφαιρωτός τ' ἐφύπερθε μετήορος ὕψι κόρυμβος.
Ξείνη δ' ἐν κεράεσσι φύσις κείνοισι τέτυκται·
οὐ γάρ τοι κρατερῇσιν ὑπὲρ κεφαλῆφι πέπηγε,
κινοῦσιν δὲ κέρατα καὶ ἀγκλίνουσ' ἑκάτερθε.
Μώνυχες Ἀόνιοι, στικτὸν γένος, οἰοκέρωτες,
ἔκ τε μέσου κέρας αἰνὸν ἐπαντέλλουσι μετώπου.
Ἀρμενίοις δίδυμον μὲν ἀτὰρ κέρας εἰλικόμορφον
αἰχμῇσιν, μέγα πῆμα, παλίνστροφον ἠέρτηται.
Οἱ Σύριοι ταῦροι δέ, Χερρονήσοιο γένεθλα,

83 καὶ **ΑΒαΜΠ** : κατ' **Κ** καὶ κατ' **δ** || **84** αἰγύπτου (-που **G**) **xKM**, Mair, def. Silva : Αἰγύπτιοι Brunck ap. Schn.[1], cf. Tüselmann, Neue Philol. Rundschau 1894, p. 19, def. Korzenszky (cf. Αἰγύπτιος ταῦρος **Π**) Αἰγυπτίου Guietus || **85** πολυσχιδέος **xK** : πολυσχεδέος **M** || **88** ἠθαλέοι **xK** (χειροήθης **Π**) : αἰθαλέοι **M** || **89** ἐνέπουσιν, ἐνηέες ἐξανέχονται Ludwich : ἐνέπουσιν ἐνηῆες δ' ἀνέχονται **K**, def. Rebmann ἐνέπουσιν ἐνηῆες εἰσανέχονται **M** ἐνέπουσιν ἐνηέες ἀνίσχονται **A**[2] ἐνέπουσιν ἐ+++++ ἀν+χονται **A**[1] ἐνέπουσι νεηνίαι εἰσανέχονται **A**[2mg] **y** (ἀνεχόμενος **Π**) ἐνηείησ' ἀνέχονται Tüselmann ἐνηείησι δέχονται Miller ἐνηῆες παρέχονται Gerhard || **92** σφαιρωτὸς **xK** : φαιρωτὸς **M** || τ' **GK**, rec. Boudreaux : θ' **A** δ' **βHM** || ἐφύπερθε **yKM** : ἐφ' ὕπερθε **Aδ** || ὕψι κόρυμβος **α**, Boudreaux : ὑψικόρυμβος **AβKM** (-ρυβος **M**) || **94** τοι **xM** : τι **K** || κρατερῇσιν **xKM** : κρατερῆφι Schn.[2] || κεφαλῆφι **Aα** : κεφαλῇσι **βKM**, cf. Hal. V 391 κεφαλῆφιν ... οὐταμένῃσι || **95** κινοῦσιν **xK** (κινεῖται **Π**) : κλίνουσι **M** || ἀγκλίνουσ' **AαM** (περιφέρεται **Π**) : ἐγκλίνουσ' **βK** || ἑκάτερθε **x** : ἑκάτερθεν **KM** || **97** ἐπαντέλλουσι **K**, Schneider[1] Boudreaux, cf. III 476 : ἀπαντέλλουσι **xM** ὑπανατέλλον **Π** || **98** Ἀρμενίοις **δK**[2], rec. Boudreaux : ἀρμενίαις **B** ἁρμονίαις (ἀρμ- **H**) **AαK**[1]**M** (συμφυίαις **G**[gl]) ἁρμονίης **Σ** || ἀτὰρ **xK** : αὐτὰρ **M** || **99** ἠέρτηται **ΑΒα** : ἠέρτυται **M** ἠώρηται **δK** || **100** Χερρονήσοιο **AHK** : χερσονήσοιο **M**

αἰπεινήν θ' οἳ Πέλλαν ἐΰκτιτον ἀμφινέμονται,
αἴθωνες, κρατεροί, μεγαλήτορες, εὐρυμέτωποι,
ἄγραυλοι, σθεναροί, κεραααλκέες, ἀγριόθυμοι,
μυκηταί, βλοσυροί, ζηλήμονες, εὐρυγένειοι·
ἀλλ' οὐ πιαλέοι δέμας ἀμφιλαφὲς βαρύθουσιν,
οὐδὲ πάλιν λιπόσαρκες ἐὸν δέμας ἀδρανέουσιν·
ὧδε θεῶν κλυτὰ δῶρα κερασσάμενοι φορέουσιν,
ἀμφότερον κραιπνοί τε θέειν σθεναροί τε μάχεσθαι.
Κεῖνοι, τοὺς φάτις ἔσκε Διὸς γόνον Ἡρακλῆα
καρτερὸν ἀθλεύοντ' ἀγέμεν πάρος ἐξ Ἐρυθείης,
ὁππότ' ἐπ' Ὠκεανῷ δηρίσατο Γηρυονῆϊ,
καὶ κτάνεν ἐν σκοπιῇσιν· ἐπεὶ πόνον ἄλλον ἔμελλεν
οὐχ Ἥρῃ τελέειν οὐδ' Εὐρυσθῆος ἐνιπαῖς,
Ἀρχίππῳ δ' ἑτάρῳ, Πέλλης ἡγήτορι δίης.
Ἦ γάρ τοι προπάροιθε παραὶ πόδας Ἐμβλωνοῖο
πᾶν πεδίον πελάγιζεν, ἐπεὶ πολὺς αἰὲν Ὀρόντης
ἵετ' ἐπειγόμενος, χαροποῦ δ' ἐπελήθετο πόντου,
δαιόμενος Νύμφης κυανώπιδος Ὠκεανίνης·
δήθυνεν δὲ πάγοισι, κάλυπτε δ' ἐρίσπορον αἶαν
οὔτι θέλων προλιπεῖν δυσέρωτα πόθον Μελιβοίης.
Οὔρεσί τ' ἀμφοτέρωθε περίδρομος ἐστεφάνωτο
τειναμένοις ἑκάτερθεν ἐπ' ἀλλήλοισι κάρηνα·
ἤϊεν ἀντολίηθε Διόκλειον δέμας αἰπύ,

101 θ' οἳ **K** : θ' οἱ **β** τοὶ **AαM**, rec. Boudreaux, sed cf. **Π** ὅσοι δὲ Πέλλαν αὐχοῦσι μητέρα καὶ Χερρόνησον || ἐΰκτιτον **A^{2}αK** : ἐΰκτιστον **A^{1}** ut vid. **βM** || **103** κεραααλκέες **A^{2}** (in ras. αλ) **αKM** : κερεαλκέες **β** κεραεγγέες **I** κεραελκέες B. de Ballu in not., cf. κεραελκέες Callim. et Nonn. || **104** εὐρυγένειοι **xKM** : ἠϋγένειοι Miller || **106** λιπόσαρκες **xKM^{2}Π** : λιπόσαρκοι **δ** λιποσαρκὲς Schneider^{1} || **109** Κεῖνοι, τοὺς **xKM** : καί νύ κε τοὺς Guietus κείνους τοι Brunck || ἔσκε **xK^{sl}M** : ἔσχε **K^{1}** || **110** ἀθλεύοντ' ἀγέμεν **K^{2} y** : ἀθλεῦτ' ἀγέμεν **A** ἀθλεύονταγέμεν **M** ἀθλεύοντ' ἀγάμεν **K^{1}** || Ἐρυθείης **xK** : ἐρυήθης **M** || **111** Γηρυονῆι] fort. Γηρυονῆα **A^{ac}** γυριονῆι **M** γυριόνην **Π** || **113** Ἥρῃ **xKM** : Ἥρης Schneider^{2} || **114** δίης **xM** : δῶκεν **K** γαίης γρ. **K^{sl}** || **116** Ὀρόντης **AK** : ὀρρόντης **αM** ὀρώντης **β** || **117** ἵετ' **AK** : ἱετ' **y** ἴητ' **M** || χαροποῦ **xM** : χαλεποῦ **K** || **118** δαιόμενος **xK** (προσεκκαυθεὶς **Π**) : δευόμενος **A^{2}** in lit. **HM** || **121** ἐστεφάνωτο **A^{2}βK** : ἐστεφάνωται **A^{1}** ut vid. **αM** || **122** τειναμένοις **xM** : τεινομένοις **K** || **123** ἤϊεν **xK** : ἤϊον **M** || Διόκλειον **xK** : Διόκχειον **M** διοκλείων Brodaeus || δέμας **A^{2}yKM** : δέπας **A^{1}**

ἐκ δ' ἄρα δυσμάων λαιὸν κέρας Ἐμβλωνοῖο,
αὐτὸς δ' ἐν μεσάτοισιν ἐπαιγίζων πεδίοισιν,
αἰὲν ἀεξόμενος καὶ τείχεος ἐγγὺς ὁδεύων,
χέρσον ὁμοῦ καὶ νῆσον, ἐμὴν πόλιν, ὕδασι χεύων.
Τοὔνεκεν αὐτίκ' ἔμελλε Διὸς γόνος ἀμφοτέροισι
νάματα μετρήσειν ῥοπάλῳ καὶ χερσὶ κραταιῆς,
ὕδατα δ' ἐκ πεδίοιο διακριδὸν ἰθύνεσθαι
εὐπλοκάμου λίμνης ἠδ' εὐτροχάλου ποταμοῖο.
Ἔρξε δὲ πουλὺν ἄεθλον, ἐπεὶ στεφάνην διέκερσεν
ἀμφιβόλων ὀρέων, λῦσεν δ' ἀπὸ λάϊνα δεσμά,
καὶ ποταμὸν προέηκεν ἐρευγόμενον προμολῆσιν,
ἄσχετα κυμαίνοντα καὶ ἄγρια μορμύροντα,
ἴθυνεν δ' ἐπὶ θῖνας· ὁ δ' ἔβραχεν αἰπύτα πόντος,
καὶ Συρίου κονάβησε μέλαν δέμας αἰγιαλοῖο.
Οὐ τοίω γ' ἑκάτερθε πολυσμαράγοιο θαλάσσης
ἀντιπόρω ποταμὼ καταβαίνετον ὕδατι λάβρῳ·
ἔνθεν μὲν Βορέαο τεμὼν ἀργῆτα χαλινά,
ἂν Σκυθίην Ἴστρος λέλακεν μέγα πάντοθε πάντῃ,
συρόμενος κρημνοῖσι καὶ ὑδατοπηγέσιν ἄκραις·
τῇ δ' αὖτ' ἐκ Λιβύης ἱερὸν ῥόον Αἰγύπτοιο
ἀμφί ἑ ῥηγνύμενον τρομέει ταναηχέτα πόντος.

124 δυσμάων **x**K^{2}**M** : δυσμάλων **K^{1}** || λαιὸν **x**K^{2} : χαιὸν **M** αἰνὸν **K^{1}** || Ἐμβλωνοῖο **A^{2}yKM** : ἐβλωνοῖο **A^{1}** || **125** ἐπαιγίζων **xKM** : ἐπαίγιζεν Schneider^{1} ἐπήγαζε Guietus || **127** ἐμὴν **xKMΠ** : ἔβη B. de Ballu || ὕδασι **xKM** : ὕδατι Schneider^{2} **Π** || χεύων **xKM** (περικλύζων **Π**) : χεῦεν Schneider^{1} || **129** μετρήσειν **xK** : μετήσειν **M** || καὶ **xM** : om. **K** || κραταιῆς **K** : κραταιαῖς **xM** || **130** ὕδατα **A^{2} βKM** : ὕδατι **A^{1}α** || **132** πουλὺν **A^{2}αKM** : πολὺν **A^{1}δ** || **132** διέκερσεν **xM** : διόκερσεν **K** || **133** ἀμφιβόλων **x** : ἀμφιβόων vel ἀμφιβό^{λ} **H** ἀμφοβόλων **K** ἀμφίβολον **M** || λῦσεν **xK** : λῦσαι **M** || **135** ἄσχετα **xM** (ἀσχέτῳ **Π**) : ἄσπετα **K** || **136** αἰπύτα (ἐπή^{τ} **M** αἰπή^{τ} **H**) **xKM**, def. Silva : ἠπύτα Guietus, Boudreaux πόντος ἔπειτα Turnebus || **137** Συρίου **xM** : Σύριον **K** || **138** ἑκάτερθε **xK** : ἑκάτερθεν **M** || **139** καταβαίνετον **αKM** : κατεβαίνετο **Aβ** κατεβαίνετον **A^{2}** || **140** τεμὼν **xKM** (ἀποτεμόντες **Π**) : ταμὼν Brunck ap. Schn.^{1} || ἀργῆτα **xKM** : ἀργῆντα Guietus, def. Lobeck, Paral. 265 || χαλινά **x** (χαλινῶν δίκην **Π**) : χαλινὸν **K** χαλιναὸν **M** κέλευθα Brunck || **141** πάντοθε **yKM** : πάντοθεν **A** || **142** ὑδατοπηγέσιν **αM** : ὑδατοπήγεσιν **AβK**, def. Rebmann et Silva ὑδατοπλήγεσιν Guietus Boudreaux || **143** Λιβύης **A^{2} BαM** : λίβρης **Aδ** λίμνης **K** || **144** τρομέει **xM** : προχέει **K** || ταναηχέτα **xKM** : ταναηκέα aut ταναηχέα Brodaeus

Ὡς ποταμὸς κελάρυζε μέγας περὶ θῖνας Ὀρόντης
σμερδαλέον μύκημα· πελώρια δ' ἴαχον ἀκταὶ
δεχνύμεναι κόλποισι νεήλυδος οἶδμα θαλάσσης·
γαῖα δ' ἀνέπνευσεν μελανόχροος, οὐθατόεσσα,
κύματος ἐξαναδῦσα, νέον πέδον Ἡρακλῆος.
Πάντῃ δ' εἰσέτι νῦν σταχυηκομέουσιν ἄρουραι,
πάντῃ δ' ἔργα βοῶν θαλερὰς βέβριθεν ἀλωὰς
Μεμνόνιον περὶ νηόν, ὅθ' Ἀσσύριοι ναετῆρες
Μέμνονα κωκύουσι, κλυτὸν γόνον Ἠριγενείης,
ὅν ποτε Πριαμίδῃσιν ἀμυνέμεναι πελάσαντα
θαρσαλέος πόσις ὦκα παρέδραμε Δηϊδαμείης.
Ἀλλὰ τὰ μὲν κατὰ κόσμον ἀείσομεν εὐρέα κάλλη
πάτρης ἡμετέρης ἐρατῇ Πιμπληΐδι μολπῇ·
νῦν δὲ παλίντροπος εἶμι κλυτὴν θήρειον ἀοιδήν.
Ἔστιν ἀμαιμάκετον φονίοις ταύροισι γένεθλον,
τοὺς καλέουσι βίσωνας, ἐπεὶ πάτρης τελέθουσι
Βιστονίδος Θρῄκης· ἀτὰρ ἔλλαχον εἴδεα τοῖα·
φρικαλέην χαίτην μὲν ἐπωμαδὸν αἰθύσσουσιν
αὐχέσι πιαλέοισι καὶ ἀμφ' ἀταλοῖσι γενείοις·
οἷά τε λαχνήεντες ἀριπρεπὲς εἶδος ἔχουσι
ξανθοκόμαι, βλοσυροί, θηρῶν μεδέοντε λέοντες·
ὀξεῖαι κεράων δὲ πυριγλώχινες ἀκωκαὶ

146 σμερδαλέον **xK** : σμερδαλέως (-λέως, μύκημα) **A^2HM** || πελώρια **xK** : πελώριον **HM** || ἴαχον **xK^2M** : ἴαχ++ **K^1** || **149** ἐξαναδῦσα **xK** : ἐξανδῦσα **αM** || **150** σταχυηκομέουσιν **A^1δK** : σταχυικομέουσιν **A^2** in lit. **Bα** (στάχυι κομέουσιν **H**) **M** στάχυϊ κομόωσιν d'Arnaud σταχυηκομόωσιν Schneider^1 || **151** ἀλωὰς **AβM** : ἀλώας **α** ἀλωὰς **K** || **152** versum om. **A^1**, rest. **A^2** in marg. || ὅθ' **KM** : ὅτ' **A^2β** || **153** Ἠριγενείης **xK** : ἐριγενείης **M** || **154** ὅν ποτε **A^2βKM** (ὃν **Π**) : ὁππότε **A^1α** || Πριαμίδῃσιν **βK** : Πριαμίδαισιν **AαM** || **155** παρέδραμε **ABαKM** : δαμάσσατο **$G^{γρsl}$δ**, def. Ludwich cl. ἀνεῖλε μαχόμενος **Π** || Δηϊδαμείης **xM** : δηϊδαμείας **K** || **160** βίσωνας Gesnerus : βίωνας (σσο supra ω) **G** βίωνας **AΣ** βιῶνας **HM** βίστωνας **β** βίτωνας **K** βίσωντας Salmasius βίστοννας Niclas || **161** ἔλλαχον **xK** : ἔλαχον **M** || **162** φρικαλέον **AαM** : φρικαλέην **βK** φρίσσουσαν **Π** || χαίτην **yKM** : χαίτηι **A** || **163** ἀμφ' ἀταλοῖσι **xKM** : ἀμφιθαλεῖσι Brodaeus || **165** ξανθοκόμαι **AaK** : ξανθοκόμοι **βM** || μεδέοντε **xK^{pc}M** : μεδέοντες **δK^{ac}** || **166-197** praeb. **yKM** : om. **A^1**, rest. **A^5**

χαλκείοις γναμπτοῖς ἐπιείκελοι ἀγκίστροισιν·
ἀλλ' οὐχ ὡς ἑτέροισιν ἐναντίον ἀλλήλοισι
νεύουσι στυγερῶν κεράων ἐπικάρσιον αἰχμήν,
ὕπτια δ' εἰσορόωντα πρὸς αἰθέρα φοίνια κέντρα.
Τοὔνεκεν, ὁππότε δή τιν' ἐπιχρίμψωσι κιόντες
ἢ βροτὸν ἤ τινα θῆρα, μετήορον ἀείρουσι.
Γλῶσσα δὲ τοῖς στεινὴ μέν, ἀτὰρ τρηχεῖα μάλιστα,
οἷα σιδηροβόροιο πέλει τέχνασμα σιδήρου·
γλώσσῃ δ' αἱμάσσοντες ἀπὸ χρόα λιχμάζουσι.
Ναὶ μὴν ὠκυπόδων ἐλάφων γένος ἔτραφεν αἶα
εὐκέραον, μεγαλωπόν, ἀριπρεπές, αἰολόνωτον,
στικτόν, ἀρίζηλον, ποταμηπόρον, ὑψικάρηνον,
πιαλέον νώτοις καὶ λεπταλέον κώλοισιν·
οὐτιδανὴ δειρὴ καὶ βαιοτάτη πάλιν οὐρή·
τετράδυμοι ῥῖνες, πίσυρες πνοιῇσι δίαυλοι·
ἀβληχρὴ κραδίη καὶ θυμὸς ἔσωθεν ἄναλκις,
καὶ κωφαὶ κεράων αἰχμαὶ τόσον ἀντέλλουσιν·
οὔ ποτε γὰρ κεφαλῆφιν ἐναντία δηρίσαντο,
οὐ θηρσὶ κρατεροῖς, οὐκ ἀργαλέοισι κύνεσσιν,
οὐδ' αὐτοῖς δειλοῖς λασιοκνήμοισι λαγωοῖς.
Τρηχὺς δ' αὖτ' ἐλάφοισιν ἔρως πολλή τ' Ἀφροδίτη,
καὶ θυμὸς ποτὶ λέκτρον ἀναιθόμενος πρόπαν ἦμαρ,
οἷον ἀειθούροισιν ἀλεκτρυόνεσσι μαχηταῖς,

167 γναμπτοῖς ἐπιείκελαι **K**, def. (-λοι) Ludwich : γναμπτοῖσιν ἐπείκελοι (ἐπίκελοι **HM**) **A^5yM** || **169** ἐπικάρσιον αἰχμὴν **A^5yKM**, def. Silva : ἐπικάρσιον αἰχμαί **F^2** (ci. Boudreaux) ἐπικάρσιοι αἰχμαὶ Schneider^1 || **170** εἰσορόωντα **A^5yKM** : εἰσορόωσι Schn.^{1} fort. recte (τείνει **Π**) || φοίνια **A^5yK** : φόνια **δM** || **171** τοὔνεκεν, ὁππότε **GH^2βK** : ὁππότε τ' οὕνεκεν (τούνεκε **A^5**) **A^5H^1M** || **172** ἀείρουσι **A^5yKM** (ἐπαίρεται **Π**) : αἰωροῦσι Brunck || **173** τοῖς **A^5αM** (αὐτοῖς **Π**) : τοι **βK** || **174** versum praeb. **A^5yK** : om. **M** || τέχνασμα σιδήρου **A^5yK** : τεχνάσματα ῥίνης dubit. Tüselmann Paraphr. p. 22 not. ex ῥίνης ἀποσώζουσα σιδηροβρῶτιδος μίμημα **Π** || **181** πνοιῇσι **A^5 yK** : πνοοῖσι **M** || **182** ἀβληχρὴ **βK** : ἀμβληχρὴ **A^5αM** || **183** κεράων **A^5HM** : κε++ων **G** κεράτων **βK** || **184** κεφαλῆφιν **A^5yM** : κεφαλῆσιν **K** || δηρίσαντο **K**, def. Myer, p. 147, cl. III 511-512 : δηρίσαιντο **GM** δηρίσαιτο **A^5Hβ** || **187** αὖτ' **β** (πολὺ δὲ καὶ τούτοις **Π**) : ἀντ' (teste Ludwich p. 259 qui def.) vel αὐτ' **K** εἰν **G** ἐν **M** εἰς **H** || **189** ἀειθούροισιν **GKM** : ἀεὶ θούροισιν **A^5** a. c. **Hβ**

πᾶσίν τ' ἀνθοκόμοις πτεροείμοσιν οἰωνοῖσι.
Κεύθουσιν λαγόνεσσι δ' ὑπ' αὐτὴν ἔνδοθι νηδὺν
ἀμφιδύμους ὁλκούς· τοὺς εἴ κέ τις ἀμήσειεν
αὐτίκα θῆλυν ἔθηκε, πρόπαν δ' ἀπέρευσε καρήνων
ὀξύκομον κεράων πολυδαίδαλον αἰόλον ἔρνος.
Οὐ μὲν ἄρ' εἰς εὐνὴν γάμιος νόμος οἷά τε θηρσὶ
τοῖς ἄλλοις· ξεῖνοι δὲ γάμοι κείνοισι μέλονται·
οὔτε γὰρ ἑσταότες παρὰ τέμπεσιν ἀγρονόμοισιν,
οὔτ' ἄρα κεκλιμένοι χθαμαλοῖσιν ἐπ' ἄνθεσι ποίης
θηλυτέρῃς ἐλάφοισιν ὁμιλαδὸν εὐνάζονται,
ἀλλὰ ποσὶ κραιπνοῖσι θέων ἐκίχανε θέουσαν·
φεύγουσαν μάρπτει δὲ καὶ ἀγκὰς ἔχει παράκοιτιν·
ἀλλ' οὐδ' ὥς παρέπεισε· φέρουσα πόσιν δ' ἐπὶ νῶτα
ἐμμενέως φεύγει, παναμείλιχον ἦτορ ἔχουσα·
αὐτὰρ ὅγ' ἑσπόμενος δισσοῖς λαιψηρὰ πόδεσσιν
οὐ μεθίησι πόθον, γαμίους δ' ἐτελέσσατο θεσμούς.
Ἀλλ' ὅτε δὴ μετόπισθε περιπλομένῃσι σελήναις
θηλυτέρη τίκτει, τρίβον ἀνθρώπων ἀλεείνει,
οὕνεκεν ἀτραπιτοὶ μερόπων θήρεσσι βέβηλοι.
Ἔξοχα δ' ἐν θήρεσσιν ἐπ' ἀγλαΐῃ κομόωσιν
ἄρσενες εὐκέραοι, πολυδαίδαλον ἔρνος ἔχοντες·

190 ἀνθοκόμοις **A^{5}yM** : ἀνθεκόμοις **K** || **191** λαγόνεσσι δ' **A^{5}yM** : λαγόνεσσιν (om. δ') **K** || ἔνδοθι **GβK** (εἴσω **Π**) : ἔνδοθε **A^{5}BM** ἔνδοθεν **H** || **192** κε **K** : καὶ **A^{5}yM** || ἀμήσειεν **A^{5}yM** : ἀμήσαιεν **K** || **193** ἀπέρευσε **A^{5}yK** (ἀπορρευσάντων **Π**) : ἐπέρευσε **M** || **196** ξεῖνοι **KM** : ξένιοί **A^{5}** p. corr. **B** ξείνιοί **A^{5}** a. corr. **αδ**, cf. II 93 ξείνη ... φύσις || δὲ **K** : τε **A^{5}yM** || γάμοι **K** : πόθοι **A^{5} yM** || **198** des. **A^{5}**, rursus inc. **A^{1}** || κεκλιμένοι **yKM** (ἀνακλινόμενοι **Π**) : κεκλιμένοις **AH** κεκλιμέναις B. de Ballu || **199** θηλυτέρῃς **βK** : θηλυτέραις **AαM** || **201** μάρπτει **AβK** : μάρπει **αM** || **202** πόσιν **βG** : ποσὶν **ABHKM** || ἐπὶ **xK** : ἐπὶ δὲ **M** || νῶτα **AαKM** : νώτου **A^{sl}βM^{sl}**, Boudreaux || **203** versum praeb. **A^{2}** in marg. **yKM** : om. **A^{1}** || ἐμμενέως **A^{2}y** (ἀκρατῶς **Π**) : εὐμενέως **K** ἐμμενέα **M** || **204** ὅγ' ἑσπόμενος **ABGK** : ὅγ' ἑπόμενος **HM** ὅγε σπόμενος Schn.^{2} || **205** πόθον **A^{2}GβKM** : ποδῶν **A^{1}H** || γαμίους **xM** : γάμου **K** || δ' **yKM** : om. **A** || **206** ἀλλ' ὅτε **yKM** : ἄλλοτε **A** || περιπλομένῃσι **A^{2} yM** : περιπλομέναισι **K** περιπλομένεσι **A^{1}** || **207** τρίβον ἀνθρώπων ἀλεείνει **xKM** : τρίβον ἀνδρῶν οὐκ ἀλεείνει Gesner || **209** κομόωσιν **βK** : κο+μόωσιν **A** κομώωσιν **αM** || **210** ἔρνος **x** : ἄρνος **M** ἦτορ **K**

ἤ γὰρ ἐϋσχιδέων κεράων ὥρῃσι πεσόντων,
βόθρον μὲν κατὰ γαῖαν ὀρυξάμενοι κατέθαψαν,
ὄφρα κε μή τις ἕλῃσιν ἐπ' αὔλακος ἀντιβολήσας·
κεύθονται δ' αὐτοὶ πυμάτοις λασίοισί τε θάμνοις,
αἰδόμενοι θήρεσσι καρήατα τοῖα φανῆναι
γυμνά, τά τοι προπάροιθε μετήορον ἀείροντο.
'Αμφίβιοι δ' ἔλαφοι· καὶ γὰρ τραφερὴν πατέουσι
καὶ πόντον περόωσιν, ὁμόστολον ἀλλήλοισι
ναυτιλίην πλώοντες, ὅτ' ἐξανύουσι θάλασσαν·
πρόσθε μὲν εἷς ἐλάφοισιν ἐπὶ στίχας ἡγεμονεύει,
οἷα κυβερνητὴρ μεθέπων οἰήϊα νηός·
τῷ δ' ἕτερος κατὰ νῶτον ἐρειδόμενος μετόπισθε
δειρὴν ἠδὲ κάρηνον ὁμαρτεῖ ποντοπορεύων·
ἄλλος δ' ἄλλον ἔπειτα φέρων τέμνουσι θάλασσαν.
'Αλλ' ὅτε νηχόμενον κάματος πρώτιστον ἔχῃσι,
στοῖχον ὁ μὲν προλιπὼν ἔμολεν ποτὶ τέρμα φάλαγγος,
παύσατο δ' ἀγκλινθεὶς ἑτέρῳ βαιὸν καμάτοιο·
ἄλλος δ' αὖτ' οἴηκας ἔχων ἐπὶ πόντον ὁδεύει·
πάντες δὲ πλώοντες, ἀμοιβαδὶς ἡγεμονῆες,
ποσσὶ μὲν οἷα πλάτῃσιν ἐρέσσουσιν μέλαν ὕδωρ,
ὕψι δ' ἀνίσχονται κεράων πολυήρατον εἶδος,
οἷά τε λαίφεα νηὸς ἐπιτρέψαντες ἀήταις.
Ἔχθος δ' ἀλλήλοισιν ἀνάρσιον αἰὲν ἔχουσι
πᾶν ὀφίων ἐλάφων τε γένος, πάντῃ δ' ἐρεείνει
οὔρεος ἐν βήσσῃς ἔλαφος θρασὺν ἑρπηστῆρα.

211 ἤ A² in ras. yKM : non liquet A¹ || ἐϋσχιδέων A² yM : ἐπισχεδίων K de A¹ non liquet || 212 κατὰ γαῖαν xK : καταγαῖον M || 216 προπάροιθε yKM : προπάροιθεν A || ἀείροντο xKM : ἠωροῦντο Brunck || 217 πατέουσι K (coniecerat Brunck ap. Schn.¹) : περόωσι xM, rec. Boudreaux || 218 περόωσιν K (coniecerat Brunck), : πατέουσιν xM, Boudreaux || 219 ἐξανύουσι AαKM : ἐξανύσωσι β || 220 εἷς xKΠ : οἷς HM || 223 ὁμαρτεῖ AGKM : ὁμαρτῇ G²Hβ || 225 νηχόμενον κάματος (κάματον M) πρώτιστον ABαM : νηχόμενος κάματον πρώτιστος Kδ νηχομένων κάματος τὸν πρῶτον Brunck ap. Schn.¹ || ἔχῃσι] ἕλῃσι G || 227 ἀγκλινθεὶς HδM : ἀγκλιθεὶς AG ἐγκλινθείς K || καμάτοιο xK : κάτοιο M || 230 πλάτῃσιν δK : πλάταισιν αBM πλάτεσσιν A || 232 ἐπιτρέψαντες A²yKMΠ : ἐπιστρέψαντες A¹ || 233 δ' A²yKMΠ : om. A¹ || 234 ὀφίων xK : ὀφίων τ' M || 235 βήσσῃς (βήσῃς A) xK : βύσῃς M || ἑρπηστῆρα A¹αB : ἑρπυστῆρα A²KM

Ἀλλ' ὅτ' ἴδῃ στροφάλιγξιν ὑφαινόμενον δολιχῇσιν
ἴχνος ὀφιόνεον, μέγα καγχαλόων ἐφικάνει
ἄσσον φωλειοῦ, ῥῖνας δ' ἐπεθήκατο χειῇ,
πνοιῇσιν λάβρῃσιν ἐφελκόμενος ποτὶ δῆριν
ἑρπετὸν οὐλόμενον· τὸν δ' οὐκ ἐθέλοντα μάχεσθαι
ἄσθμα βιησάμενον μυχάτης ἐξείρυσεν εὐνῆς·
αἶψα γὰρ εἰσίδεν ἐχθρόν, ἐς αἰθέρα δ' ὑψόσ' ἀείρει
λευγαλέην δειρήν· λευκοὺς δ' ὑπέσηρεν ὀδόντας,
ὀξέα πεφρίκοντας· ἐπικροτέει δὲ γένειον
πυκνοῖς φυσιόων συρίγμασιν ἰοφόρος θήρ.
Αὐτίκα δ' αὖτ' ἔλαφος, καὶ μειδιόωντι ἐοικώς,
δαιτρεύει στομάτεσσιν ἐτώσια δηριόωντα,
καί μιν ἑλισσόμενον περὶ γούνασιν ἀμφί τε δειρὴν
ἐμμενέως δάπτει· κατὰ δὲ χθονὶ πολλὰ κέχυνται
λείψανα ποιφύσσοντα καὶ ἀσπαίροντα φόνοισι.
Καί κε τάχ' οἰκτείρειας ἀπηνέα περ μάλ' ἐόντα
ὠμηστῆρα ῥιφέντα πολυτμήτοισι φόνοισι.
Ἱπποβότου Λιβύης δ' ἐπὶ τέρμασι πουλὺς ἀλᾶται
ἄσπετος οὐλόμενος στρατὸς αἰόλος ἑρπηστήρων·
ἀλλ' ὅτε δὴ κλινθεὶς ἔλαφος ψαμαθώδεσιν ἄκραις
οἶος ἔην, τῷδ' αὐτίκ' ἐπέσσυτο πάντοθεν ἐχθρὸς

236 ὅτ' ἴδῃ **K** : ὅτε δὴ **xM** || δολιχῇσιν **βK** : δολιχαῖσιν **AαM** || **237** ὀφιόνεον **yM** : ἰφιόνεον **A**^{1} ὀφιόνιον **A**^{2}**K** || ἀφικάνει **yM** : ἀμφικάνει **A** ἐφικάνει **K** || **239** λάβρῃσιν **xKM** : λάβροισιν Schn.^{1} || δῆριν **A**^{1}**αM** : δειρὴν (δείρην **B**) **A**^{2}**βK** || **241** βιησάμενον **xK** : βιησμένον **M** || **242** γὰρ **xKM** : δ' ἄρ Guietus || εἰσίδεν **δ** : εἴσιδεν **xKM** || δ' **A**^{2}**δK** : θ' **αBM** τ' **A**^{1} || ὑψόσ' **yK** (εἰς τὸ ὀρθὸν **Π**) : ὕψος **AM** || **243** ὑπέσηρεν **AHδK**^{sl} (ὑπὸ σεσηρότι τῷ στόματι **Π**) : ὑπέσυρεν **KM**^{pc} (alt. υ p. corr.) ὑπερῆρεν **B** ἐπισέσηρεν **G** || **244** πεφρίκοντας **K** : πεφρικότας **H**^{ac}**δM** πεφρικῶτας **ABGH**^{pc} φαρμακώδεις **Π** || ἐπικροτέει **xK** (ἐπεκρότησε **Π**) : ἐπικρατέει **M** || **245** ἰοφόρος **xK** : ἰοφόνος **K** || **246** καὶ μειδιόωντι **xKM** (καὶ μειδιῶν **Π**) : καταμειδιόωντι Schn.^{1} || **250** ποιφύσσοντα **A**^{2}**αBKM**, def. Silva cl. Nic. Th. 180 : παιφάσσοντα d'Arnaud fort. recte, cf. Opp. Hal. II 288 (ἀνορθοῦσθαι πειρώμενα **Π**), Boudreaux παιφύσσοντα **A**^{1} ποιφάσσοντα **δ** || καὶ ἀσπαίροντα φόνοισι **xM** (ἀσπαίροντα **Π**) : πολυτμήτοισι φόβοισι **K** (cf. v. 252) || **251** κε **δK**, def. Myer (ἂν **Π**) : τε **ABαM**, Boudreaux || **253** πουλὺς **ABGK** : πολὺς **HδM** || **254** οὐλόμενος **xKM** : οὐλομένων Köchly (cf. τῶν ὀλεθρίων τούτων **Π**), sed cf. II 269-270, etc. || ἑρπηστήρων **xM** : ἑρπυστήρων **K** **256** οἷος **AK** (μόνον **Π**) : οἶος **M** || ἔην **ABαM**, Boudreaux : ἔη **K**^{ac} εἴη **δK**^{pc} ut vid.

ἑσμὸς ἀπειρεσίων ὀφίων στυγεραί τε φάλαγγες
ἰοτόκοι· ῥινῷ δὲ πικροὺς ἐνέρεισαν ὀδόντας,
ἅψεα πάντ' ἐλάφοιο περισταδὸν ἀμφιχυθέντες·
οἱ μὲν γάρ τ' ἐφύπερθεν ἐπιστρέψαντε κάρηνον,
ὀφρύας ἠδὲ μέτωπον ἐνιπρίουσι γένυσσιν,
οἱ δ' ἄρα λεπταλέην δειρὴν καὶ στέρνον ἔνερθε
καὶ λαγόνας νηδύν τε διὰ στόμα δαιτρεύουσιν·
ἄλλοι δ' αὖθ' ἑκάτερθε περὶ πλευρῇσιν ἔχονται·
μηροὺς δ' αὖθ' ἕτεροι καὶ νῶτον ὕπερθε νέμονται·
ἄλλος δ' ἄλλοθεν ἐχθρὰ πεπαρμένος ἠώρηται.
Αὐτὰρ ὁ παντοίῃσι περιπληθὴς ὀδύνῃσι
πρῶτα μὲν ἐκφυγέειν ἐθέλει κραιπνοῖσι πόδεσσιν,
ἀλλ' οὐ κάρτος ἔχει· τοῖός μιν ἀθέσφατος ὄχλος
αἰόλος ἀμφιέπει δυσπαίπαλος ἑρπηστήρων.
Δὴ τότε δὴ βαρύθων ἔστη κρατερῆς ὑπ' ἀνάγκης,
δάπτει δὲ στομάτεσσιν ἀπείριτα δήϊα φῦλα
βεβρυχὼς ὀδύνῃσιν· ἐπιστροφάδην δ' ἑκάτερθεν
οὐδὲν ἀλευόμενον γένος ἑρπετόεν κεραΐζει.
Κεῖνοι δ' οὐ μεθιᾶσι, διολλύμενοι δὲ μένουσιν,
ἄτροπον ἦτορ ἔχοντες ἀναιδείῃσι νόοιο·
καὶ τοὺς μὲν γενύεσσι διέσχισε, τοὺς δὲ πόδεσσι
καὶ χηλῇσιν ὄλεσσε, ῥέει δ' ἐπὶ γαῖαν ἀτέρμων
ἰχὼρ αἱματόεις ὀφίων ἄπο· γυῖα δὲ θηρῶν

257-312 praeb. **A^5 yKM** : om. **A^1** || **259** ἐλάφοιο **A^{5}yK** : ἐλάφοι **M** || **260** ἐπιστρέψαντε **GK^2** : ἐπιστρέψαντι **K^1** ἐπιτρέψαντε **A^{2}βH**, Boudreaux ἐπιτρέψαντα **M** ἐπιθρέψαντε Rittershusius ἐπιστέψαντε Brunck ap. Schn.^{1} ἐπιτρίψαντε B. de Ballu ἐπιθρέξαντε Köchly || κάρηνον **yK** : κάρηνα **A^{5}M** || **261** ἐνιπρίουσι **A^{5}HβKM** : ἐνιπρί+ουσι (una littera erasa) **G** διαπρίουσιν **Π** ἐπιπρίουσι Brunck || **263** et **266** supposititios esse censuit versumque 265 versui 264 anteposuit Brunck || **264** ἑκάτερθε ... **265** αὖθ' **A^{5}yk** : om. **M** || **265** νῶτον **A^{5}yM** : κύστιν **K** || ὕπερθε νέμονται **A^{5}BαM** : ὑπερνεμέθονται **δK** || **266** ἐχθρὰ πεπαρμένος **A^{5}yKM** : ἐχθρῶς ἐπάλμενος Kφchly (ἄλλοθι) χρωτὶ πεπαρμένος G.Hermann, Opuscula, t. VIII, p. 45 || **269** ἀλλ' ... ἔχει **A^{5}yK** : om. **M** lacuna notans || ἀθέσφατος **A^{5}BαK$^{γρs.l.}$M** : ἀάσπετος **δK^1** || **270** ἑρπηστήρων **A^{5}yM** : ἑρπυστήρων **K** || **271** βαρύθων ἔστη **A^{5}yK** : θορύβων ἔτη **M** || **272** δάπτει **A^5 yM** : γνάμπτει (λ supra γ) **K** λάπτει **DEF** || **273** δ' **A^{5}αKM** : om. **β** || **276** ἄτροπον **A^{5}αKM** : ἄτρομον **β** (ἄτρομος **Π**)

ἄψεά θ' ἡμίβρωτα κατὰ χθονὸς ἀσπαίρουσιν·
ἄλλα δ' ἐνὶ πλευρῇς θλίβει πάλιν ἡμιδάϊκτα·
καὶ φθίμενοι δ' ἄρ' ἔχουσιν ἔτι κρατεροῖσιν ὀδοῦσι,
ῥινῷ δ' ἐμπεφυῶτα καρήατα μοῦνα μέμυκεν.
Αὐτὰρ ὁ γινώσκων θεόθεν τόπερ ἔλλαχε δῶρον,
πάντῃ μαστεύει δνοφερὸν ποταμοῖο ῥέεθρον·
κεῖθεν καρκινάδας δὲ φίλαις γενύεσσι δαμάσσας,
φάρμακον αὐτοδίδακτον ἔχει πολυπήμονος ἄτης·
αἶψα δὲ πικράων μὲν ἐπὶ χθόνα λείψανα θηρῶν
ἐξέπεσεν ῥινοῖο παραὶ πόδας αὐτοκύλιστα,
ὠτειλαὶ δ' ἑκάτερθεν ἐπιμύουσιν ὀδόντων.
Ζώει δ' αὖτ' ἔλαφος δηρὸν χρόνον, ἀτρεκέως δὲ
ἀνθρώπων γενεή μιν ἐφήμισε τετρακόρωνον.
Ἄλλους δ' αὖ καλέουσι βροτοὶ πάλιν εὐρυκέρωτας·
πάντ' ἔλαφοι τελέθουσι, φύσις κεράων δ' ἐφύπερθεν
οἵη οὔνομα θηρσὶ κατηγορέει φορέουσι.
Τοὺς δ' ἄρα κικλήσκουσιν ἐνὶ ξυλόχοισιν ἰορκούς·
κἀκείνοις ἐλάφοιο δέμας, ῥινὸν δ' ἐπὶ νώτῳ
στικτὸν ἅπαντα φέρουσι παναίολον, οἷά τε θηρῶν
πορδαλίων σφραγῖδες ἐπὶ χροῒ μαρμαίρουσι.

281 πλευρῇσι βK : πλευρῇς A^{5}αM πλευραῖς Kφchly. Sur -αῖς cf. Ludwich, BPhW 1910, p. 259 || θλίβει αKM : φέρει β βλίβει A^5 || πάλιν A^{5}yKM : χόλον Lehrs in ed. p. I n. 3 || ἄλλα δ' ἔτ' ἐν πλευρῇσι πέλει πάλιν Kφchly || **282** δ' ἄρ δK : γὰρ A^{5}BαM περ B. de Ballu in not. || ἔτι A^{5}αKM : ἐπὶ β || **284** γινώσκων A^{5}yM : γιγνώσκων K || **286** φίλαις A^{5}yK^{2}M : φίλας K^1 || γενύεσσι A^{5}yK : γνύοις M || **288** δὲ πικράων A^{5}yK : δ' ἐπικράων M δὲ φρικαλέων Kφchly, sed cf. III 440, IV 234, 352, 378 || μὲν A^{5}yK^{2}M : δὲ K^1 || ἐπὶ χθόνα A^{5}y : ἐπιχθόνια K^{1}M || θηρῶν A^{5}yKM : κηρῶν Brunck || **289** παραὶ A^{5}yK : παρὰ M || **290** ἐπιμύουσιν βMG^2 (ἐπιμύειν Π) : ἐπημύουσιν A^{5}αK || **292** μιν (μ ex τ) K (αὐτὸν Π) : τις A^{5}BHM τιγ' G τίς μιν δ || **294** φύσις A^{5}yKM, def. Silva, cl. II 495 : φύσιν I (τὴν φύσιν Π), Boudreaux || δ' A^{5}αBM : om. δK || **295** οἵη A^{5}βHM, def. Silva : οἵη δ' K οἵην G οἵη F οἵην Turnebus, Bodinus, Boudreaux || οὔνομα A^{5}yKM : τοὔνομα Rittershusius, sed de articuli ellipsi cf. II 515 etc. || θηρσὶ A^{5}yK : θηρσὶ δὲ M || κατηγορέει δKM : κατηγορεύει A^{5}Bα || **296** ἰορκούς δGKMIΠ : ἰόρκους BH, Boudreaux ἰόκους A^5 || **297** ἐλάφοιο A^{5}yK : ἐλάφειον M || **299** πορδαλίων Schneider[1], Boudreaux : παρδαλίων yKM παρδαλέων (sed α^1 fort. ex ο) A^5 παρδάλεων Π || σφραγῖδες δ : σφραγίδεσσιν A^{5}BαKM

Βούβαλος αὖτε πέλει μείων δέμας εὐρυκέρωτος,
μείων εὐρυκέρωτος, ἀτὰρ δόρκου μέγ' ἀρείων,
ὄμμασιν αἰγλήεις, ἐρατὸς χρόα, φαιδρὸς ἰδέσθαι·
καὶ κεράων ὀρθοὶ μὲν ἀπὸ κρατὸς πεφύασιν
ἀκρεμόνες προτενεῖς, ὑψοῦ δ' αὖθις ποτὶ νῶτον
ἄψορρον νεύουσι παλιγνάμπτοισιν ἀκωκαῖς.
Ἔξοχα δ' αὖ τόδε φῦλον ἑὸν δόμον ἀμφαγαπάζει
ἠθαλέας τ' εὐνὰς φίλιόν τε νάπῃσι μέλαθρον·
εἰ δέ τέ μιν στρεπτῇσι πεδήσαντες βροχίδεσσιν
ἀγρευτῆρες ἄγοιεν ἐπ' ἄλλους αὐτίκα χώρους,
τηλόθι δ' ἐν βήσσῃσιν ἐλεύθερον αὖθι λίποιεν,
ῥεῖα ποτὶ γλυκερὸν δόμον ἤλυθεν, ἦν τ' ἐπὶ λόχμην,
οὐδ' ἔτλη ξεῖνός τις ἐπ' ἀλλοδαποῖσιν ἀλᾶσθαι.
Οὐκ ἄρα τοι μούνοισι φίλη μερόπεσσί γε πάτρη·
καὶ βαλιῶν δὲ πόθος τις ἐνέστακται φρεσὶ θηρῶν.
Ναὶ μὴν ὠκυτάτων δόρκων ἀρίδηλα γένεθλα
μορφήν τ' ἴδμεν ἅπαντες, ὁμῶς μέγεθός τε καὶ ἀλκήν.
Πέρδικες θοῦροι δὲ πυρωπέες, αἰολόδειροι,
δόρκοισιν φιλίην περὶ τέμπεσιν ἐσπείσαντο·

300 μείων **A^{5}ΣΗΚΜΠ** : μείζων **β** || δέμας **βΚ** (μέγεθος **Π**) : κέρας **A^{5}ΣαΜ** || **301** ἀτὰρ **A^{5}** p. corr. **BGK** : αὐτὰρ **A^{5}** a. corr. **δΗΜ** || δόρκου **A^{5}yΚΠ** : δ' ὄρκου **M** || **302** ἐρατὸς **A^{5}yK** : ἐρατῆς **M** ut vid. || **303** ὀρθοὶ **A^{5}yKM** : ὀρθαὶ Schn.[1] || ἀπὸ κρατὸς **A^{5}yK** (ἀπὸ κεφαλῆς **Π**) : ἀκρατὸς **M** || **304** ἀκρεμόνες **Π** : ἀκρέμονες **yKM** || αὖθις **A^{5}yKM** : αὖτις Schn.[1] || **305** παλιγνάμπτοισιν **β** (-γνάπτ-) **K**(παλιγγν-) : πολυγνάμπτοισιν **A^{5}αΜ** || **306** αὖ τόδε **βΚ** : αὖ τόγε **G** αὐτό γε **A^{5}HM** || δόμον **A^{5}yKM** : γέννημα **Π** γόνον legisse scriptorem Paraphraseos censuit Ludwich || **307** νάπῃσι **K** : νάπεσσι **A^{5}yM** νάπαισι Turnebus || **308** βροχίδεσσιν **A^{5}yK** : βροχίσσεσιν **M** || **309** χώρους **yKM** (χῶρον **Π**) : χώρας **A^{5}** || **310** βήσσῃσιν **A^{5}yK** : βύσσησιν **M** || αὖθι **A^{5}yK** : αὖθις **M** || **311** ποτὶ **A^{5}yM** : ποτὲ **K** || ἦν τ' ἐπὶ λόχμην **K**, cf. II 582, def. Ludwich : ἧχι ναίεσκεν **δΙ** ἧχι (ἦχι **B**) νέεσκεν **A^{5}Βα** ἧχι νέδοκεν **M** ἧχι νάεσκεν Turnebus || **312** ἐπ' **A^{2}yKM** (ἐπὶ ξένοις **Π**) : ἀν (?) Schneider[1] || ἀλᾶσθαι **βΚΜΠ** : ἀλάασθαι γρ. **G^{sl}** πάσασθαι **A^{5}Σ** ἐπάσασθαι **G** ἀπτάσασθαι **H** || **313** des. **A^{5}**, rursus inc. **A^{1}** || οὐκ ἄρα **AGβΚΠ** : οὐκ ἄρ **H** οὐ γὰρ **M** || τοι **xKM** : δὴ Schn.[1] || φίλη μερόπεσσί γε πάτρη **K** : φίλη πάτρη (φίλῃ πάτρῃ **A**) μερόπεσσι **xM** || **314** βαλιῶν **AG** : βαλίων **HβKM** βαλεῶν **Σ** λασίων Vir doctus ap. Schn.[1] || **317** πυρωπέες **AGKM** : πυρωδέες **B** πυρώδεες **δ** πυρώπεες Boudreaux || **318** περὶ **K** : παρὰ **xM** || ἐσπείσαντο **AαΚΜ** : ἐπείσαντο **β**

ἠθαλέοι τε πέλουσι καὶ ἀλλήλοισιν ὅμαυλοι,
εὐνάς τ' ἐγγὺς ἔχουσι καὶ οὐκ ἀπάνευθε νέμονται.
Ἦ μάλα δὴ μετόπισθεν ἑταιρείης τάχα πικρῆς
καὶ φιλίης ἀπέλαυσαν ἀμειδέος, ὁππότε φῶτες
κερδαλέοι δειλοῖσιν ἐπίφρονα μητίσαντο,
πέρδικας δόρκοισι φίλοις ἀπατήλια θέντες,
ἔμπαλι δ' αὖ δόρκους ἑτάροις ἶσα περδίκεσσιν.
Αἰγῶν δ' αὖτε πέλει προβάτων τε πανάγρια φῦλα
οὐ πολλὸν τούτων ὀΐων λασίων τε χιμαιρῶν
μείζονες, ἀλλὰ θέειν κραιπνοὶ σθεναροί τε μάχεσθαι,
στρεπτοῖσιν κεφαλῆφι κορυσσόμενοι κεράεσσι.
Κάρτος δ' αὖτ' ὀΐεσσιν ἐν ἀργαλέοισι μετώποις·
πολλάκι δ' ὁρμηθέντες ἐνὶ ξυλόχοισιν ἔθηκαν
καὶ σύας αἰθυκτῆρας ἐπὶ χθονὸς ἀσπαίροντας.
Ἔστι δ' ὅτ' ἀλλήλοισιν ἐναντίον ἀΐξαντες
μάρνανται, κρατερὸς δὲ πρὸς αἰθέρα δοῦπος ἱκάνει·
οὐδέ τ' ἀλεύασθαι θέμις ἔπλετο δήϊον αὐτοῖς,
νίκην δ' ἀλλήλοις φορέειν ἀτίνακτος ἀνάγκη
ἠὲ νέκυν κεῖσθαι· τοῖον σφίσι νεῖκος ὄρωρεν.
Αἰγάγροις δέ τίς ἐστι δι' αὐτῶν αὐλὸς ὀδόντων
λεπταλέης πνοιῆς, κεράων μέσον, ἔνθεν ἔπειτα
αὐτὴν ἐς κραδίην καὶ πνεύμονας ἰθὺς ἱκάνει·

319 ἠθαλέοι **xK** : ἠθαλέη **M** || ἀλλήλοισιν ὁμαυλοι **xM** : ἀλλήλοις συνόμιλοι **K** || **321** ἑταιρείης **H**^{pc}**KM** : ἑταιρίης **x** || τάχα **xM** : μάλα **K** || **322** φιλίης **yKM** : φιλίηις **A** || ἀμειδέος **yKM** : ἀμ+δέος **A** || **323** versum praeb. **A**^{2}**βKM** : om. **A**^{1}**α** || κερδαλέοι **yKM** : κέρδεα τοῖς Guietus || μητίσαντο **A**^{2}**KM** : μητίσαιντο **β** || **325** ἔμπαλι δ' **A** : ἔμπαλιν δ' **yM** ἔμπαλιν **K** || ἑτάροις Boudreaux cl. II 439 εἰναλίους ἑτάρους : ἑτέροις **ABαKM** ἑταίροις **δ** || **326** πανάγρια φῦλα **xK** : πανα **M** || πολλὸν **A**^{2}**yKM** cf. II 552 : πολλῷ **A**^{1}**Π** || τούτων **A**^{2}**yK** (τῶν παρ' ἡμῖν τουτωνί **Π**, τούτων· ἤγουν τῶν ἡμέρων Schol.) : τούτω **M**, prob. **A**^{1} τιθασῶν Kφchly || τε **xK** : om. **M** || χιμαιρῶν **AαK** (χιμαίρῶν) **M** : χιμάρρων **β** || **329** κορυσσόμενοι **xK** : κορυσσόμενος **M** || **330** κάρτος **yKM** : κράτος **A** || αὖτ' **xK** : οὖν τ' **M** || **332** αἰθυκτῆρας **A**^{pc} (κ in ras.) **βK** : αἰθυντῆρας **α** ἰθυντῆρας **M** αἰθυ+τῆρας **A**^{1} || **333** ὅτ' **xK** : ὅτε **M** || ἐναντίον **xKM** : ἐναντία **A**^{2} || **335** ἀλεύασθαι **yK** : ἀλλεύασθαι **A** ἐλεύασθαι **M** || **339** λεπταλέης **xKM**, def. Silva : λεπταλέος Schn.^{2}, Boudreaux || κεράων **xK** : κεράτων **M** || μέσον **xKM** (εἰς μέσα **Π**) : μέρος de Pauw || **340** κραδίην **yKM** : καρδίην **A** || πνεύμονας **δK** : πνεύμονος **ABHM** πνεύμονα **GΠ** || ἰθύς **A**^{sl}**K** : εὐθύς **xM**

εἰ δέ τις αἰγάγρου κηρὸν κέρασιν περιχεύοι,
ζωῆς ἐξέκλεισεν ὁδοὺς πνοιῆς τε διαύλους.
Ἔξοχα δ' αὖ μήτηρ ἀταλοὺς ἔτι νηπιάχοντας
οὓς παῖδας κομέει· γήρᾳ δ' ἐνὶ μητέρα παῖδες.
Ὡς δὲ βροτοὶ γενέτην πεπεδημένον ἀργαλέοισι
γήραος ἐν δεσμοῖσι, πόδας βαρύν, ἅψεα ῥικνόν,
ἀβληχρὸν παλάμας, τρομερὸν δέμας, ὄψιν ἀμαυρόν,
ἀμφαγαπαζόμενοι περὶ δὴ περὶ πάμπαν ἔχουσι,
τινύμενοι κομιδὴν παιδοτροφίης ἀλεγεινῆς·
ὣς αἰγῶν κοῦροί γε φίλους κομέουσι τοκῆας
γηραλέους, ὅτε δεσμὰ πολύστονα γυῖα πεδήσῃ·
βρώμην μέν τ' ὀρέγουσιν ἐΰδροσον ἀνθεμόεσσαν,
δρεψάμενοι στομάτεσσι· ποτὸν δ' ἄρα χείλεσιν ἄκροις
ἐκ ποταμοῖο φέρουσιν ἀφυσσόμενοι μέλαν ὕδωρ·
γλώσσῃ δ' ἀμφιέποντες ὅλον χρόα φαιδρύνουσιν.
Εἰ δέ νύ τοι βροχίδεσσι μόνην γενέτειραν ἀείραις,
αὐτίκα καὶ παλάμηφιν ἕλοις νεοθηλέας ἀμνούς·
τὴν μὲν γὰρ δοκέοις παῖδας μύθοισι δίεσθαι,
λισσομένην τοίοισιν ἀπόπροθε μυκηθμοῖσι.
Φεύγετέ μοι, φίλα τέκνα, δυσαντέας ἀγρευτῆρας,
μή με λυγρὴν δμηθέντες ἀμήτορα μητέρα θῆτε.
Τοῖα φάμεν δοκέοις· τοὺς δ' ἑσταότας προπάροιθε

341 αἰγάγρου **xKM^{pc}** : αἰγάστρου **M^{ac}** || περιχεύοι Turnebus cl. **Π** 308-12, IV 362-63 (περιχύσειεν **Π**) : περιχεύει **xKM** περιχεύῃ Schn.^{1} || **342** διαύλους **A^{1}BαKM** : διδύμους **A^{2}δ** || **343** ἀταλούς **xKM** : ἀπαλούς **Π** || **344** γήρᾳ **BGK** : γήραϊ **AHδM** || **346** ἐν **xM** : om. **K** || ῥικνόν **xK** : ῥυκνόν **M** || **347** ἀβληχρὸν **xK** : ἀμβληχρὸν **M** || ἀμαυρόν **ABαM** : ἀμυδρόν **δK** || **349** τινύμενοι **AHM** : τιννύμενοι **GβK** ἀποτιννύντες **Π** || **350** γε φίλους **K** : φίλους **xM**, def. Silva φιλίους Schn.^{1}, Boudreaux || **351** πεδήσῃ **βK** : πεδήσει **AαM** || **352** ἐΰδροσον **AGβM** (δροσερὰν **Π**) : ἐΰδρομον **K** ἐΰδροσμον **H** || **354** ποταμοῖο φέρουσιν **AαKM** : ποταμοῦ φορέουσιν **β** || ἀφυσσόμενοι **AαM** (ἀπαρυόμενα **Π**) : ἀφυσσόμεναι **Σ** ἀφυσσάμενοι **βK**, Boudreaux || **357** ἕλοις **xM** (ἂν ἀλῷεν **Π**) : ἕλῃς **K** || ἀμνούς **xK** : ἀμνὰς **M** || **358** δοκέοις **A**, cf. infra 362 : δοκέεις **yKM** || **359** ἀπόπροθε **ABαM** : ἀπόπροθι **δK** || μυκηθμοῖσι **AHKM** : μηκηθμοῖσι **βG** || **360** δυσαντέας **GδK**, cf. etiam III 262 : δυσάντεας **ABHM** || **362** δοκέοις **AαK** : δοκέεις **βM** || τοὺς δ' **xK** : τάσδ' **M** || ἑσταότας **xK** : ἀσταότας **M** || προπάροιθε **xM** : προπάροιθεν **K**

πρῶτα μὲν ἀείδειν στονόεν μέλος ἀμφὶ τεκούσῃ,
αὐτὰρ ἔπειτ' ἐνέπειν φαίης μεροπήϊον ἠχήν,
ῥηξαμένους βληχήν, στομάτων τ' ἀπὸ τοῖον ἀϋτεῖν,
φθεγγομένοις ἰκέλους καὶ λισσομένοισιν ὁμοίους.
Πρός τε Διὸς λιτόμεσθα, πρὸς αὐτῆς τ' Ἰοχεαίρης,
λύσεο μητέρα μοι φιλίην, τὰ δ' ἄποινα δέδεξο,
ὅσσα φέρειν δυνάμεσθα λυγροὶ περὶ μητέρι δειλῇ.
Ἡμέας αἰνομόρους. Γνάμψον τεὸν ἄγριον ἦτορ
αἰδόμενος μακάρων τε θέμιν γενέταό τε γῆρας·
ἦ ῥά νύ τοι γενέτης λιπαρὸν κατὰ δῶμα λέλειπται.
Τοῖά τις ἂν δόξειε λιταζομένους ἀγορεύειν.
Ἀλλ' ὅτε τευ κραδίην παναμείλιχον ἀθρήσωσιν
(αἰδὼς ὢ πόσση, πόσσος πόθος ἐστὶ τοκήων)
αὐτόδετοι βαίνουσι καὶ αὐτόμολοι περόωσι.
Εἰσὶ δ' ὄϊς ξανθοὶ πυμάτης περὶ τέρμασι Κρήτης,
ἐν χθαμαλῇ γαίῃ Γορτυνίδι, τετρακέρωτες·
λάχνη πορφυρόεσσα δ' ἐπὶ χροὸς ἐστεφάνωται
πολλή τ' οὐκ ἀταλή τ'· αἰγὸς τάχ' ἂν ἀντιφερίζοι

363 πρῶτα **yKM** : πρῶτον **A** || ἀείδειν **ABαKM** : βάζοντας **δ** || στονόεν **yKM** : στενόεν **A** (fort. corr. **A**^{2}) || **365** βληχήν **xM** : βληχρὴν **K** || τ' **xM** : om. **K** || τοῖον **xM** : τοῖο **K** || ἀϋτεῖν **A**^{2}**BαM** : ἀϋτὴν **δ** (prob. **A**^{1}) ἀϋτμὴν **K** || **366** φθεγγομένοις **A**^{2}**yK** (ὑποφθέγγονται **Π**) : φεγγομένοις **M** φεγγομένους **A**^{1} || ὁμοίους **xK** : ὁμοίαις **M** || **367** τε **xKM** : σε Rittershusius, Boudreaux || λιτόμεσθα **ABK** : λισόμεθα **M** || αὐτῆς τ' **K** : αὐτῆς **xM**, Boudreaux || **368** λύσεο **βK** (ἐκλύσατε **Π**) : λύεο **AαM**, Boudreaux || φιλίην **AαK**^{2}**M** : φίλην **βK**^{1} || μητέρα μοι λύσαιο φίλην Brunck ap. Schn.^{1} λῦσαι μητέρα μοι φιλίην Miller || **369** δυνάμεσθα **xK** : δυνάμεθα **HM** || λυγροὶ **βKM**^{sl} : λυγρῇ **AαM**^{1} || **370-400** praeb. **A**^{5}**yKM** : om. **A**^{1} || **370** γνάμψον **αK** : γνάψον **A**^{5}**βM** || **372** ἦ **A**^{5}**yKM** : εἰ **FD**^{sl} εἶ Rittershusius, Boudreaux || λιπαρὸν κατὰ **A**^{5}**yK** : λιπαρῶν **M** || **373** τις **A**^{5}**yK** : τιν **M** || ἂν **A**^{5}**yM** : om. **K** || **374** τευ Rittershusius : τεῦ **Gβ** τοῦ **Σ** σεῦ **A**^{5}**HKM** || ἀθρήσωσιν **A**^{5}**yK** : ἀθροίσωσιν **M** || **375** ὢ **δK** : ὦ **A**^{5}**αBM**, Boudreaux || αὐτόδετοι **yKM** : αὐτὸ δέ τοι **A**^{5} || **376** βαίνουσι **A**^{5}**yM** : βαίνωσι **K** || **377** ξανθοὶ **A**^{5}**yKM** : ξανθαὶ Schneider^{1} || περὶ **KΠ** : ἐνὶ **A**^{5}**yM** || **378** γαίῃ **βK** : τ' αἴῃ **A**^{5}**αM** || **380** οὐκ ἀταλή **GKM** : οὐκ ἀπαλή (ἀπλή **C**^{1}) **β**, Boudreaux οὐ καλή **A**^{5}**HΣ** (οὐκ ὀλότριχα **Π**) || τ' Ludwich : τε **A**^{5}**yM** om. **K** || αἰγὸς τάχ' ἂν Ludwich : τάχ' ἂν (τύχᾶν **M**) αἰγὸς (αἰνὸς **B** αἰγὸς δ' **K**) **xz**, τάχ' αἰγὸς ἂν Turnebus, Bodinus, Boudreaux τάχ' αἴγεσιν Headlam || ἀντιφερίζοι **A**^{5}**yz** : ἰσοφαρίζοι Schneider^{2}

τρηχυτάτῃ χαίτῃ δυσπαίπαλος, οὐκ ὄϊεσσι.
Τοίην που καὶ σοῦβος ἔχει ξανθωπὸν ἰδέσθαι
χροιὴν μαρμαίρων, ἀτὰρ οὐκέτι λαχνήεσσαν,
οὐδὲ πάλιν πισύρεσσιν ἀρηραμένην κεράεσσιν,
ἀλλὰ δυσὶ κρατεροῖς ὑπὲρ εὐρυτάτοιο μετώπου.
Ἀμφίβιος καὶ σοῦβος, ἐπεὶ κὰν κήτεσ' ὁδεύει·
ὁππότε γὰρ ποτὶ βυσσὸν ἴῃ θοὰ κύματα τέμνων,
δὴ τότε πουλὺς ὅμιλος ὁμαρτῇ ποντοπορεύων
ἰχθυόεις ἕπεται, κατὰ δ' ἄψεα λιχμάζονται,
τερπόμενοι κερόεντι φίλῳ, τερενόχροϊ σούβῳ.
Ἔξοχα δ' αὖ φάγροι τε καὶ οὐτιδανοὶ μελάνουροι
καὶ ῥαφίδες καὶ τρίγλαι καὶ ἀστακὸς ἀμφὶς ἕπονται.
Θάμβος ἔφυ τόδε, θάμβος ἀθέσφατον, ὁππότε θῆρας
ἀλλοδαποὶ τείρουσι πόθοι καὶ ὑπείροχα φίλτρα.
Οὐ γὰρ ἐπ' ἀλλήλοισι μόνον φιλότητος ἐΐσης
θεσμὸν ἀναγκαῖον δῶκεν θεός, οὐδ' ὅσον αὐτῶν
φῦλον ἀναλδήσκειν αἰειγενέος βιότοιο.
Θαῦμα μὲν ἦν κἀκεῖνο δαμήμεναι ἄφρονα φῦλα
ἅμμασιν ἱμερτοῖς καὶ ὁμόγνια φίλτρα δαῆναι,
καὶ πόθον οὐ νοέοντα ἐν ἀλλήλοισι κεράσσαι,

381 δυσπαίπαλος **A^5yM** : δυσπέμπελος (scil. δυσπέμφελος) **K** || **383** χροιὴν] κραίρην Guietus || οὐκέτι **xz** : οὐκ ἔτι Boudreaux οὐ μέντοι **Π** || **385** δυσὶ **xM** : δισσοῖς **K** || **386** κὰν κήτεσ' Ludwich cl. θαλαττοπορῶν ὁμοῦ καὶ ποσὶ τρίβων τὸ ἔδαφος **Π** : κἀκεῖνος **A^5yz**, Boudreaux καὶ πόντον Vir doctus ap. Schn.[1] || post v. 386 lacunam suspicatus est Schneider[1], Boudreaux, negat Ludwich || **387** rursus inc. **L** || γὰρ **A^5yz** : δ' ἄρ Guietus || βυσσὸν **KL** : βυθὸν **M** βῆσσαν fere **A^5y** || ἴῃ **A^5yKM** : ἰή **L** || **388** πουλὺς **A^5BαKL** : πολὺς **δM** || ὁμαρτῇ **A^5yLM** : ὁμαρτεῖ **K** || ποντοπορεύων **A^5yKL** : πόντον πορεύων **M** || **389** δ' ἄψεα **A^5yKL** : δέψεα **M** || **391** φάγροι **A^5yLMΠ** : φάραγοί **K** || **392** καὶ τρίγλαι καὶ **A^5yzΠ** : τρίγλαι τε καὶ Turnebus cl. Marcell. Sidet. 20, 22, 26 etc. || ἀστακὸς **A^5BαzΠ** : ἀστακοὶ **δ** || ἀμφὶς **A^5yKM** : ἀφὶς **L** || **393** ὁππότε **A^2yKL** : ὁπότε **M** || **394** τείρουσι **A^5Bαz** : τείρωσι **δ** || ὑπείροχα **βG^1KL** : ἔξοχα **A^5G^{sl}HMΣ** || **395** μόνον **A^5yLM** : μόνοις **K** || **396** δῶκεν **A^5yKM** : θῶκε **L** || **397** ἀναλδήσκειν Turnebus, Bodinus : ἀμαλδήσκειν **KL** ἀμαλδίσκειν **A^5yM** || αἰειγενέος **βKL** : ἀειγενέος **A^5αM** || **398** ἄφρονα **A^5yLM** (λόγου καὶ φρονήσεως ἄμοιρα **Π**) : ἄγρια **K** || **399** ἅμμασιν **yKM** : ὅμμασιν **L** ἅμμησιν (ut mihi vid.) **A^5** || **400** νοέοντα **A^5BαM** : νοέοντας **KL** νοέοντα σὺν ἀλλ- G. Hermann, Orphica p. 379 νοέοντ' εἰν ἀλλ- Preuss, sed cf. IV 262 et 353

οἷά περ ἀνθρώποισιν ἐπιφροσύνη τε νόος τε
ὀφθαλμοὺς ἐπέτασσεν, ἔρον θ' ὑπεδέξατο θυμῷ·
ἠδὲ καὶ ὀθνείοις ἐπεμήνατο ὑψόθι φίλτροις.
Οἷος μὲν πόθος ἐστὶν ἀριζήλοις ἐλάφοισιν
ἀτταγέων, ὅσσος δὲ τανυκραίροις ἐπὶ δόρκοις
περδίκων· πῶς δ' αὖτε θοοῖς χαίρουσιν ἐφ' ἵπποις
ὠτίδες, αἷσι τέθηλεν ἀεὶ λασιώτατον οὖας.
Ψιττακὸς αὖτε λύκος τε σὺν ἀλλήλοισι νέμονται·
αἰεὶ γὰρ ποθέουσι λύκοι ποεσίχροον ὄρνιν.
Ὄβριμ' Ἔρως, πόσος ἐσσί, πόση σέθεν ἔπλετο ἀλκή,
πόσσα νοεῖς, πόσα κοιρανέεις, πόσα, δαῖμον, ἀθύρεις.
Γαῖα πέλει σταθερή, βελέεσσι δὲ σοῖσι δονεῖται·
ἄστατος ἔπλετο πόντος, ἀτὰρ σύ γε καὶ τὸν ἔπηξας·
ἦλθες ἐς αἰθέρα, ἔδδεισεν δέ σε μακρὸς Ὄλυμπος·
δειμαίνει δέ σε πάντα καὶ οὐρανὸς εὐρὺς ὕπερθε
γαίης ὅσσα τ' ἔνερθε καὶ ἔθνεα λυγρὰ καμόντων,
οἳ Λήθης μὲν ἄφυσσαν ὑπὸ στόμ' ὕδωρ νηπενθὲς

401 des. A^5, rursus inc. A || ἐπιφροσύνη yz : ἐπιφροσύνηι A || νόος τε $A^{2s.l.}$βKL (ἐκ νοῦ Π) : γένος τε A^1 (cancellatum) M γένει τε α || **402** ἐπέτασσεν xz : ἐπέδησεν Lehrs cl. Nonn. 34, 249 (ὁ Χαλκομέδης πεπεδημένος ἠδέι κέντρῳ), malit Ludwich, BPhW 1910, 265 || ἔρον xKM : ἔργον L || θ' xM : δ' KL || ὑπεδέξατο xLM : ὑποδέξατο K || **403** ἠδὲ K, def. Silva : ηδε A^1 (ἠδὲ I) εἰ δὲ A^2 in litura βH οἱ δὲ LM ἀλλὰ G, Boudreaux || ἐπεμήνατο ABαz : ἐπεμήνανθ' Ludwich || ὑψόθι xz : πολλάκι Brunck ap. Schn.^{1} νειόθι G. Hermann, Orphica, p. 739 βυσσόθι Lehrs || **405** ὅσσος A^2δGz : ὅσσοι A^1BH || δὲ τε I, quod scripserat Schn.^{1} || τανυκραίροις xKL : πανυκρέροις M || **406** δ' yz : om. A || **407** οὖας xK (τὸ οὖς Π) : οὖδας M οὔ+ας L || **409** ποεσίχροον xLM : περσίχροον K || **410** σέθεν xKL : δέθεν M || ἔπλετο KL ἧς ἄρα τὴν φύσιν, ὦ ἔρως, παγκρατὴς Π : ἄπλετος xM, Boudreaux || **411** δαῖμον xKL : δαίμων M || ἀθύρεις A^2BKL : ἀθύρη αδM ἀθύρει A^1 || **412** σοῖσι xKL : ποῖσι M || **413** ἀτὰρ xKL : αὐτὰρ M || **414** ἦλθες ἐς αἰθέρα ἔδδεισεν δέ σε K : ἤλυθες εἰς αἰθῆρ' οἶδεν δέ σε x ἤλυθες αἰθῆρ' οἶδε δέ σε M ἤλυθες αἰθέρα εἶδε σε L ἤλυθες εἰς αἴθρην· οἶδεν δέ σε d'Orville ἦλθες ἐς αἰθέρα δῖον· ἔδεισε δὲ Gerhard ἦλθες ἐς αἰθέρ', ἔδεισε δ' ὅτ' οἶδέ σε Koechly ἤλυθες αἰθέρ' ἰδεῖν, οἶδεν δέ σε vel ἦλθες ἐς αἰθέρ' ἀδεῖν, δεῖσεν δέ σε Ludwich || **415** δειμαίνει xK^2LM : δειδαίνει K^1 || ὕπερθε xL : ὕπερθεν K πέρθε M || **416** καμόντων βz : καμνόντων A^1α || **417** οἱ xKL : ἡ M || ὑπὸ στόμ' ὕδωρ νηπενθὲς Ludwich : ὑπὸ στόμα νηπαθὲς (Aβ, Boudreaux νηπενθὲς A^4αLM νηπεθὲς K ut vid.) ὕδωρ xz

καὶ φύγον ἄλγεα πάντα, σὲ δ' εἰσέτι πεφρίκασι.
Σῷ δὲ μένει καὶ τῆλε περᾷς, ὅσον οὔποτε λεύσει
ἠέλιος φαέθων· σῷ δ' αὖ πυρὶ καὶ φάος εἴκει
δειμαῖνον, καὶ Ζηνὸς ὁμῶς εἴκουσι κεραυνοί.
Τοίους, ἄγριε δαῖμον, ἔχεις πυρόεντας ὀϊστούς,
πευκεδανούς, μαλερούς, φθισίφρονας, οἰστρήεντας,
τηκεδόνα πνείοντας, ἀναλθέας, οἷσι καὶ αὐτοὺς
θῆρας ἀνεπτοίησας ἐπ' ἀζεύκτοισι πόθοισι.
Θάμβος, ὅταν κερόεσσαν ἀχαιϊνέην πτερόεντες
ἀτταγέες νώτοισιν ἐπὶ στικτοῖσι θορόντες
ἢ δόρκοις πέρδικες ἐπὶ πτερὰ πυκνὰ βαλόντες
ἱδρῶ ἀποψύχωσι, παρηγορέωσί τε θυμὸν
καύματος ἀζαλέοιο, λατυσσόμενοι πτερύγεσσιν·
ἢ ὁπότε προπάροιθεν ἴῃ καναχήποδος ἵππου
ὠτὶς ὀλισθαίνουσα δι' ἠέρος ἱμερόεσσα,
σαργοὶ δ' αἰπολίοισιν ἐπέχραον· ἀμφὶ δὲ σούβῳ
φῦλον ἅπαν νεπόδων τὸ πολύπλανον ἐπτοίηται,
ἕσπονται δ' ἅμα πάντες, ὅτ' ἄγρια κύματα τέμνει,
στείνονται δ' ἑκάτερθε γεγηθότες, ἀμφὶ δὲ πόντος

419 σῷ **xKL** : σὸν **M** || τῆλε **A^{2}yz** : τῆιδε **A^{1}** || περᾷς **GK** : πέρας **A^{2}yLM** || λεύσει **xKM**, def. Silva : λεύσσει **L**, Boudreaux || **421** δειμαῖνον **xKL** : δειμαίνων **M** παμφαῖνον Koechly || **423** φθισίφρονας (φθισήφρ- **M**) **xM** : φθισήνορας **KL** || **424** ἀναλθέας **xM** : ἀνανθέας **K** ἀμαλθέας **L** || **425** ἀνεπτοίησας **A^{2}yz** : ἀνεποίησας **A^{1}** || ἀζεύκτοισι **xLM** : ἀξεύκτοισι **K** || vv. **426-444** supposititios et e superioribus conflictos esse censuit Brunck || **426-432** om. **Π** || **426** ὅταν ὅτ' ἄν' Turnebus, Bodinus || ἀχαιϊνέην **xK^{2}LM** : ἀχαιϊνέαν **K^{1}** || καὶ cancellatum post ἀχαιϊνέην praebet **K** || post v. **427** unus aut plures versus intercidisse Koechly videbantur nisi quis mallet ποθέοντες pro πτερόεντες, ὅρωνται pro θορόντες coniicere || **429** ἀποψύχωσι, παρηγορέωσί **x** : ἀποψύχουσι, παρηγορέουσί **z** || **430** λατυσσόμενοι **A^{2}** in ras., Boudreaux : λατυσσομένοις **L** (quod coniecerat d'Orville), δατυσσόμενοι **G** δ' ἀτυσσόμενοι **I** +ατυσσόμενοι **A^{1}** δατυσσομένοις **K** διατυσσόμενοι **HM** δατιζομένοις **BC^{1}DE** δατιζομένοισι **F^{1}** δ' ἀτιζομένοισι **F^{2}** ἀτυζομένοις **C^{2}** δατιζομένης Turnebus δατιζομέναις Bodinus δαϊζομένης Wassius || πτερύγεσσιν **yz** : περύγεσσιν **A** || **431** ὁπότε **xKL** : πότε **M** || καναχήποδος **A^{2}βKM** : κανάχη ποδός **A^{1}** καναχὴ ποδὸς **α** κανάχηπόδος **L** || **432** ἱμερόεσσα **yKL** : ἡμερόεσσα **AH^{1}M** || **433** ἐπέχραον **A^{2}βz** : ἐπέχραοι **A^{1}H** ἐπέχρα **G** || **435** ἕσπονται **AβKL** : ἕπονται **αM** || τέμνει **z** : τείνει **x** στείβει **DE$^{\gamma\rho}$F** || **436** στείνονται **ADαz** : στείχονται **β** περινήχονται **Π**

ἀφριάᾳ λευκῇσι τινασσόμενος πτερύγεσσιν·
αὐτὰρ ὅγ' οὐκ ἀλέγων ξείνης φιλίης πανάθεσμος
εἰναλίους ἑτάρους δάπτει στομάτεσσι δαφοινοῖς
δαινύμενος· τοὶ δ' αἶσαν ἐν ὀφθαλμοῖς ὁρόωντες,
οὐδ' ὣς ἐχθαίρουσι καὶ οὐ λείπουσι φονῆα.
Σοῦβε τάλαν, κακοεργὲ καὶ αὐτῷ σοι μετόπισθε
πόντιον ἀγρευτῆρες ἐπαρτύνουσιν ὄλεθρον
καὶ δολερῷ περ ἐόντι καὶ ἰχθυφόνῳ τελέθοντι.
Ἔστι δέ τις δρυμοῖσι παρέστιος ὀξύκερως θήρ,
ἀγριόθυμος ὄρυξ, κρυερὸς θήρεσσι μάλιστα·
τοῦ δή τοι χροιὴ μὲν ἅτ' εἰαρινοῖο γάλακτος,
μούναις ἀμφὶ πρόσωπα μελαινομένῃσι παρειαῖς·
διπλὰ δέ οἱ μετόπισθε μετάφρενα πίονα δημῷ·
ὀξεῖαι κεράων δὲ μετήοροι ἀντέλλουσιν
αἰχμαὶ πευκεδαναί, μελανόχροον εἶδος ἔχουσαι,
καὶ χαλκοῦ θηκτοῖο σιδήρου τε κρυεροῖο
πέτρου τ' ὀκριόεντος ἀρειότεραι πεφύασιν·
ἰοφόρον κείνοις δὲ φύσιν κεράεσσι λέγουσι.
Θυμὸς δ' αὖτ' ὀρύγεσσιν ὑπερφίαλος καὶ ἀπηνής·
οὔτε γὰρ εὐρίνοιο κυνὸς τρομέουσιν ὕλαγμα,
οὐ συὸς ἀγραύλοιο περὶ σκοπέλοισι φρύαγμα,
οὐδὲ μὲν οὐ ταύρου κρατερὸν μύκημα φέβονται,
πορδαλίων δ' οὐ γῆρυν ἀμειδέα πεφρίκασιν,

437 ἀφριάᾳ **xM** : ἀφριάει **KL** || λευκῇσι **xM** : λευκοῖσι **KL** || **441** ἐχθαίρουσι **yz** : ἐκχθαίρουσι **A** || οὐ **xKL** : om. **M** || **442** αὐτῷ σοὶ **xKL** : αὐτῶσα **M** || **443** πόντιον **xz** : πόντιοι Schn.[1] || ἐπαρτύνουσιν **ABαK** : ἐπατρύνουσιν **M** ἐπαρτυνέουσιν **δL** || vv. **445-470** praeb. A^{5}**yz** : om. A^{1} || **445** ὀξύκερως **xKL** : ὀξύκερθος **M** || **447** δή τοι **K** : δ' ἤτοι **xLM** || **448** μελαινομένῃσι **βL** : μελαινομέναισι **G** (η ταῖς supra αισι scr.) μελαινομένη σοι **M** μελαινομένοισι A^{5} **H** et **K** ut vid. || **449** διπλὰ **yK** : διπλᾶ A^{5}**HML** || μετάφρενα A^{5}**yKL** : μετάφρενι **M** || πίονα A^{5}**Gβ** : πίονι **Hz** || **450** ὀξεῖαι A^{5}**yK** : ὀξεῖα **M** ὀξεῖαν **L** || μετήοροι A^{5}**BαM** : μετήορον **δKL** || ἀντέλλουσιν A^{5}**yKM** : ἀνατέλλουσιν **L** || **453** πέτρου τ' A^{5}**yKM** : στρουτ' **L** || ὀκριόεντος A^{5}**αL** : ὀκρυόεντος **βKM** || ἀρειότεραι A^{5}**yM** : ἀρειότεροι **KL** || πεφύασιν A^{5}**y**K^{2}**LM** : πεφύκασιν K^{1} || **454** ἰοφόρον **GKM** : ἰοφόροι A^{5}**yL** || κείνοις **z** : κενεοῖς A^{5}**Bα** κενεὴν **δ** || **456** τρομέουσιν A^{5}**yKL** : τρομεύουσιν **M** || **457** οὐ A^{5}**y**K^{2}**M** : οὐδὲ K^{1}**L** || περὶ **KL** : παρὰ A^{5}**yM** || **459** πορδαλίων A^{5}**yKL** : παρδαλίων **M** || δ' A^{5}**yLM** : om. **K** || ἀμειδέα A^{5}**yKL** : εὐμειδέα **HM**

οὐδ' αὐτοῦ φεύγουσι μέγα βρύχημα λέοντος,
οὐδὲ βροτῶν ἀλέγουσιν ἀναιδείῃσι νόοιο·
πολλάκι δ' ἐν κνημοῖσιν ἀπέφθιτο καρτερὸς ἀνὴρ
θηρητὴρ ὀρύγεσσι δαφοινοῖς ἀντιβολήσας.
Ὁππότε δ' ἀθρήσειεν ὄρυξ κρατερόφρονα θῆρα,
ἢ σῦν χαυλιόδοντ' ἢ καρχαρόδοντα λέοντα
ἢ κρυερῶν ἄρκτων ὀλοὸν θράσος, αὐτίκα γαίῃ
νευστάζει κεφαλήν τε μέτωπά τε πάμπαν ἐρείδει
τεινάμενος, πήξας τε παρὰ χθονὶ πικρὰ βέλεμνα
ἐσσύμενον μίμνει· τὸν δ' ὤλεσε γαστρὸς ἐρωή.
Δόχμια γὰρ κλίνας βαιὸν κερόεντα μέτωπα,
τεύχεσιν ὀξυτέροις δεδοκημένος ἔμπεσε θηρί·
αὐτὰρ ὅγ' οὐκ ἀλέγει, κατὰ δ' ἄσχετον ἰθὺς ὀρούει,
ὀξέσι πεφρικὼς συνερειδόμενος σκολόπεσσιν.
Ὡς δ' ὅτ' ἐνὶ ξυλόχοισιν ἐπεσσυμένοιο λέοντος,
Ἀρτέμιδος δώροισι κεκασμένος ἄλκιμος ἀνήρ,
αἰχμὴν ἀστράπτουσαν ἔχων κρατερῇς παλάμῃσιν,
εὖ διαβὰς μίμνει, τὸν δ' ἄγρια θυμαίνοντα
δέξηται προβλῆτα φέρων ἀμφήκεα χαλκόν·
ὣς ὄρυγες μίμνουσιν ἐπεσσυμένους τότε θῆρας,
αὐτοφόνους σφετέρῃσιν ἀτασθαλίῃσι δαμέντας·

462 κνημοῖσιν **A^5HKL** : κρημοῖσιν **β** κρημνοῖσιν **GM** || καρτερὸς **GβKL** : κρατερὸς **A^5HM** || **463** θηρητὴρ **A^5yKL** : θηρατὴρ **M** || δαφοινοῖς **A^5yM** : δαφοινέσιν **K** δαφοινῇσιν **L** || **466** αὐτίκα γαίῃ **δz**, def. Silva : αὐτίχ' ἀραιὴν **A^5Bα** αὐτίκ' ἄρ' αἴῃ Turnebus Bodinus, Boudreaux || **467** νευστάζει **A^5yKL** : νευστάζων **M**, quod scripserat Guietus ap. Schn.[1] || pr. τε **A^5yK^2M** : om. **K^1L** || **468** τεινάμενος, πήξας τε παρὰ χθονὶ **A^5y** : τεινάμενος πείξασθαι περὶ χθονὶ **M** τεινάμενος τ' ἔνθεα περὶ χθονὶ **L** ἔντεα τεινάμενός τε περὶ χθονὶ **K** || **469** γαστρὸς ἐρωή **δKL** : πρῶτος ἐναίρων **A^5BH** πρῶτος ἀναίρων **GM** κρατὸς ἐρωῇ Risius ap. Hummel, Neue Bibl. p. 308, Bochart || **470-73** additicios esse censuit Brunk || **471** des. **A^5**, rursus inc. **A^1** || **472** κατὰ δ' **yz** : κάτ' ἀγ' **A** || ἄσχετον (an ἀγάσχετον A?) **xLM** : ἔσχατον **K** || **473** πεφρικὼς (-ιγὼς **A^1**, corr. **A^2** -ιγκὼς **B**) συνερειδόμενος **xM** : πεφρικόσσιν ἐρειδόμενος **KL** πεφρικῶσιν ἐρειδόμενος Brunck || σκολόπεσσιν **$A^2$$K^2$L** : σκοπέλοισιν **x$K^1$M** στονύχεσσιν G.Hermann, Opuscula, t. VIII, p. 45. De σκολόπεσσιν cf. Opp. Hal. II 379 || v. **473** ante v. **472** posuit Koechly || **475** κεκασμένος **xK^2LM** : κεκλασμένος **GK^1** || **477** μίμνει **xz** : μίμνῃ Turnebus || ἄγρια **xKL** : ἄγριον **M**

ῥεῖα γὰρ ἐν στέρνοισιν ὀλισθαίνουσιν ἀκωκαί·
πολλὸν δ' αἷμα κελαινὸν ἀπ' ὠτειλῶν ἑκάτερθεν
ἐκχύμενον γλώσσῃσιν ἑὸν τάχα λιχμάζουσιν·
οὐδὲ μὲν ἐκφυγέειν οὐδ' ἱεμένοισι πάρεστιν·
ἀλλήλους δ' ὀλέκουσιν ἀμοιβαίοισι φόνοισι.
Καί κέ τις ἀγρονόμων ἢ βουκόλος ἤ τις ἀροτρεὺς
ἀμφιδύμοις νεκύεσσι παραὶ ποσὶν ἀντιβολήσας,
ἄγρην εὐάντητον ἔχοι μεγαθαμβέϊ θυμῷ.
Ἐξείης ἐνὶ θηρσὶ κερατοφόροισι γένεθλα
ἀείδειν ἐπέοικεν ἀπειρεσίων ἐλεφάντων.
Κεῖνα γὰρ ἐν γενύεσσιν ὑπέρβια τεύχεα δοιά,
εἴκελα χαυλιόδουσιν ἐπ' οὐρανὸν ἀντέλλοντα·
ἄλλη μὲν πληθὺς ὀλοοὺς ἐνέπουσιν ὀδόντας
πλαζόμενοι, νῶϊν δὲ κεράατα μυθήσασθαι
εὔαδεν· ὧδε γὰρ ἄμμι φύσις κεράων ἀγορεύει.
Σήματα δ' οὐκ ἀΐδηλα διακριδὰ τεκμήρασθαι·
θηρσὶ γὰρ ἐκφύσιες γενύων ἄπο τῶν ἐφύπερθεν
ὅσσαι μὲν κεράεσσιν ἀνωφερὲς ἀΐσσουσιν·
εἰ δὲ κάτω νεύοιεν, ἀτεχνῶς εἰσιν ὀδόντες.
Κείνοισιν δὲ διπλοῖς ἐλεφαντείοις κεράεσσι
ῥίζαι μὲν πρώτιστον ἀπὸ κρατὸς πεφύασιν
ἐκ μεγάλου μεγάλαι, φηγῶν ἅτε· νέρθε δ' ἔπειτα
κρυπτόμεναι ῥινοῖσιν ὁμιλοῦσαι κροτάφοισιν

post v. 481 lacunam esse plurium versuum censuit Koechly || **482** πολλὸν **A^2yz** : πολλῶν **A^1** || **483** ἐκχύμενον **xKM** : ἐκχυμένον **L** || λιχμάζουσιν **z** : λικμάζουσιν **x** || **485** δ' ὀλέκουσιν **xKM** : δολέκουσιν **L** || **488** ἔχοι **B**, Boudreaux : ἔχει **xz**, malit Silva || ἑξείης **xLM** (ἑξῆς **Π**) : ἑξείης δ' **K** || **492** εἴκελα **Aβ** : ἴκελα **αz** || **493** ἄλλη μὲν πληθὺς West,cl. schol. ad loc. : ἄλλοι (ἀλλ' οἱ **A^1**) μὲν πλήθους **xz** || ἐνέπουσιν **A** (cf. ὑπέλαβον καὶ εἶπον **Π**) : ἐνέπειν περ **G** ἐνέπρισαν (-σεν **EH**) **βH** ἐνέπλησαν **KL** ἐνέτλησαν **M** || ὀδόντας **xKL** : ὀδόντων **M** || **494** δὲ **xLM** : δ' αὖτε **K^1** δ' εὖ **K^2** || **495** εὔαδεν **xKM** (μᾶλλον ἤρεσε **Π**) : εὔαγεν **L** || **496** ἀΐδηλα **A^2Gz** (οὐκ ἀσαφὲς **Π**) : ἀρίδηλα prob. **A^1** (ras. post ἀ) **βH** || **497** ἄπο τῶν **yz** : ἀπ' ὤτων **A** || **498** ὅσσαι **xKM** : ὅσσα τὰ **L** || κεράεσσιν **xz**, def. Silva : τίθημι ταύτας ἐν τοῖς κεράεσσιν **A^2** in marg. **K^2** in marg. κερόεσσαι Turnebus in var. || **500** ἐλεφαντείοις **xKM** : ἐλεφαντείοισι **L** || **501** πρώτιστον **xM** : πρώτιστα **L** πρώτισται **K** || πεφύασιν **xKM** : πεφύασσιν **A^2** || **502** μεγάλου **xKL** : μεγάλων **A^2** in litura **M**

ἐς γένυν ὠθεῦνται· γενύων δ' ἀπογυμνωθεῖσαι
ψευδέα τοῖς πολλοῖσι δόκησιν ὄπασσαν ὀδόντων.
Ναὶ μὴν ἄλλο βροτοῖσιν ἀριφραδὲς ἔπλετο σῆμα·
πᾶσιν γὰρ θήρεσσιν ἀκαμπέες εἰσὶν ὀδόντες,
οὐδὲ τέχναις εἴκουσιν, ἀμείλικτοι δὲ μένουσι·
τοὺς σοφίῃ τεῦξαι κεραοξόος ἢν ἐθελήσῃ
εὐρέας, ἀντιλέγουσιν ἀπηλεγές· ἢν δὲ βιῶνται,
ἄγνυνται καυληδὸν ἀπειθέες· ἐκ δὲ κεράων
τόξα τε κυκλοτερῆ καὶ μυρία τεύχεται ἔργα·
ὣς δὲ κεράατα κεῖνα, τά τοι καλέουσιν ὀδόντας,
γνάμπτειν εὐρύνειν τ' ἐλεφαντοτόμοις ὑποείκει.
Θηρσὶ δέ τοι μέγεθος μὲν ὅσον μήπω κατὰ γαίης
ἄλλος θὴρ φορέει· φαίης κεν, ἰδὼν ἐλέφαντα,
ἢ κορυφὴν ὄρεος παναπείριτον ἢ νέφος αἰνὸν
χεῖμα φέρον δειλοῖσι βροτῶν ἐπὶ χέρσον ὁδεύειν.
Ἴφθιμον δὲ κάρηνον ἐπ' οὔασι βαιοτέροισι,
κοίλοισι, ξεστοῖς· ἀτὰρ ὀφθαλμοὶ τελέθουσι
μείονες ἢ κατ' ἐκεῖνο δέμας, μεγάλοι περ ἐόντες.
Τῶν δή τοι μεσσηγὺς ὑπεκπροθέει μεγάλη ῥίς,
λεπτή τε σκολιή τε, προβοσκίδα τὴν καλέουσι.
Κείνη θηρὸς ἔφυ παλάμη· κείνῃ τὰ θέλουσι
ῥηϊδίως ἔρδουσι. Ποδῶν γε μὲν οὐκ ἴσα μέτρα·

504 ὠθεῦνται **xM** : ὠθεύονται **KL** || δ' **z** : om. **x** || **505** ψευδέα **αz** (οὐκ ἀληθεύουσαν **Π**) : ψεύδεα **A**[1]**β** || **507** πᾶσιν **KL** (cf. οὐδέποτε οὐδενὸς ὀδόντα θηρὸς **Π**) : πάντες **xM**, Boudreaux || **509** τεῦξαι **xM** : τεῦξεν **KL** || ἐθελήσῃ **αδz** : ἐθέλησιν **AL**[2] Boudreaux ἐθέλουσι **B** || **510** ἀντιλέγουσιν **xz** : ἀντίσχουσιν Koechly. Vide autem Preuss, Zum Sprachgebr. der Opp. I, p. 8 || ἀπηλεγὲς **αz** : ἀπηλεγέες **Aβ** || βιῶνται **A**[2]**Bαz** : βίωνται **A**[1]**δ** βιᾶται Brunck (Sed cf. I 445, IV 8, 220) || **511** κεράων **xz** : κεράτων Meineke Zeits. f. Altw. 1844, p. 12 metri causa || **514** γνάμπτειν **A**[2]**yKL** : γνάμπτειν τ' **M** γνάπτει **A**[1] || εὐρύνειν **xKL** : εὐρύναι **M** || τ' **z** : om. **x** || ἐλεφαντοτόμοις **xKL** : ἐλεφαντόμοις **M** || **515** θηρσὶ **xM** (τῶν δὲ θηρῶν **Π**) : θηρὶ **KL** || τοι **xKM** : τι **L** τοῖς Schn.[1] || ὅσον **xLM** et fort. **K**[2] : ὅσων fort. **K**[1] || γαίης **xLM** (γῆς **Π**) : γαῖαν **K** || **516** θὴρ **xKL** : θηρσὶ **M** || **517** παναπείριτον **yKL** : παναπείρητον **AM** || **518** φέρον **yKL** : φέρων **AM** || βροτῶν **xKL** : βροτὸν **M** || **519** βαιοτέροισι **xz** (μικροτέροις **Π**) : ἀμφοτέροισι Wassius || **520** ὀφθαλμοὶ **A**[2]**βz** (ὄμματα **Π**) : ὀφθαλμὸν **α** et **A**[1] ut vid. || **522** δή τοι **AKL** : δ' ἤτοι **yM** || **524** θηρὸς **xLM** (τῷ ἐλέφαντι **Π**) : θηρσὶν **K** || **525-27** ἔρδουσι ... ῥινὸς **xKM** : om. **L**

ὑψόθι γὰρ δ' οἱ πρόσθε πολὺ πλέον ἀείρονται.
Ῥινὸς δ' αὖτε δέμας δυσπαίπαλος ἀμφιβέβηκεν,
ἄσχιστος κρατερός τε, τὸν οὔ κε μάλ' οὐδὲ κραταιός,
θηκτὸς πανδαμάτωρ τε διατμήξειε σίδηρος.
Θυμὸς ἀπειρέσιος πέλεται κατὰ δάσκιον ὕλην
ἄγριος· ἐν δὲ βροτοῖς τιθασὸς μερόπεσσί τ' ἐνηής.
Ἐν μὲν ἄρα χλοερῇσι πολυκνήμοισί τε βήσσαις
καὶ φηγοὺς κοτίνους τε καὶ ὑψικάρηνα γένεθλα
φοινίκων πρόρριζα κατὰ χθονὸς ἐξετάνυσσεν,
ἐγχρίμψας θηκτῇσιν ἀπειρεσίαις γενύεσσιν·
ὁππότε δ' ἐν μερόπων βριαρῇσι πέλει παλάμῃσι,
λήθετο μὲν θυμοῖο, λίπεν δέ μιν ἄγριον ἦτορ·
ἔτλη καὶ ζεύγλην καὶ χείλεσι δέκτο χαλινά,
καὶ παῖδας νώτοισι φέρει σημάντορας ἔργων.
Φήμη δ' ὡς ἐλέφαντες ἐν ἀλλήλοις λαλέουσι,
φθογγὴν ἐκ στομάτων μεροπηΐδα τονθρύζοντες·
ἀλλ' οὐ πᾶσιν ἀκουστὸς ἔφυ θήρειος ἀϋτή·
κεῖνοι δ' εἰσαΐουσι μόνοι τιθασεύτορες ἄνδρες.
Θαῦμα δὲ καὶ τόδ' ἄκουσα, κραταιοτάτους ἐλέφαντας
μαντικὸν ἐν στήθεσσιν ἔχειν κέαρ, ἀμφὶ δὲ θυμὸν
γινώσκειν σφετέροιο μόρου παριοῦσαν ἀνάγκην.
Οὐκ ἄρα τοι μούνοισιν ἐν ὀρνίθεσσιν ἔασι

526 γὰρ δ' οἱ (δὴ **B** δ' ὑ **M**) **xz** : γὰρ οἱ Vir doctus ap. Schn.^{1}, Boudreaux γὰρ δὴ Turnebus || πρόσθε **Gβz** : πρόσθεν **AH** || πολὺ **xLM** : πουλὺ **K** || **527** δ' **GKL** : om. **AHβM** || αὖτε **AβKL** : αὖ τὸ **αM** || δυσπαίπαλος **A^{1}Gβ** (cf. δέρμα ... τραχύτατον **Π**) : δυσπαίπαλον **A^{2}** (ν in litura) **Hz** || **528** ἄσχιστος **K** (quod scripserat Schn.^{2}), Boudreaux : αἴσχιστος **L** αἰσχιστός τε **β** σχιστός τε **AαM** (cf. σχιστόν **Π**) || κραταιός **A^{1}yM** (καρτερός **Π**) : κελαινός **A^{2}γρKL** || **529** τε **xK^{2}M** : om. **K^{1}L** || **532** πολυκνήμοισί **AδM** : πολυκνήμησί **BGK** πολυκνήμαισί **L** πολυκμήτοισί **H** || **533** κοτίνους **A^{2}yz** : κοτινούς **A^{1}** || **535** ἐγχρίμψας **K** : ἐγχρίψας **xLM** || θηκτῇσιν **xK^{2}M** : θηκτοῖσιν **BK^{1}** (ut vid.) **L** || **538-576** praeb. **A^{5}yz** : om. **A^{1}** || **540** ἐλέφαντες **yKL** : λέφαντες **M** || ἐν **KL** : ἐπ' **yM** || ἀλλήλοις **yK^{2}L** : ἀλλήλοισι **K^{1}M** || **541** τονθρύζοντες **A^{5}BH** : τονθορύζοντες **Gδz** (τονθορυσμός **Π** corr. ex τὸν θορυσμόν) || **543** κεῖνοι ... μόνοι **yz** (ἐκείνοις μόνοις **Π**), def. Myer : κείνην (=ἀϋτήν) ... μόνοι ci. Boudreaux cl. I 212, def. Korzenszky κείνης Brodaeus || **546** παριοῦσαν **yLM** : παρεοῦσαν **K**, def. Nauck et Korzenszky || **547** ἄρα τοι **yLM** : ἦτοι (ἄρα suprascripto) **K**

κύκνοι μαντιπόλοι γόον ὕστατον ἀείδοντες,
ἀλλὰ καὶ ἐν θήρεσσιν ἑὴν θανάτοιο τελευτὴν
φρασσάμενοι τόδε φῦλον ἰήλεμον ἐντύνουσι.
Ῥινόκερως δ' ὄρυγος μὲν ἔφυ δέμας αἰθυκτῆρος
οὐ πολλὸν μείζων, ὀλίγον δ' ὑπὲρ ἄκρια ῥινὸς
ἀντέλλει κέρας αἰνόν, ἀκαχμένον, ἄγριον ἆορ·
κείνῳ κεν χαλκόν τε διατρήσειεν ὀρούσας,
οὐτήσας βριαρήν τε διατμήξειε χαράδρην.
Κεῖνος καὶ σθεναρῷ περ ἐφορμηθεὶς ἐλέφαντι
πολλάκις ἐν κονίῃσι νέκυν τοιοῦτον ἔθηκεν.
Ἠρέμα δὲ ξανθοῖς ἐπὶ καλλικόμοισι μετώποις
καὶ νώτῳ ῥαθάμιγγες ἐπήτριμα πορφύρουσι.
Πάντες δ' ἄρσενές εἰσι καὶ οὔποτε θῆλυς ὁρᾶται·
καὶ πόθεν, οὐκ ἐδάην· φράζω δ' οὐχ ὡς δεδάηκα,
εἴτ' οὖν ἐκ πέτρης ὀλοὸν τόδε φῦλον ἐπῆλθεν,
εἴτ' αὐτόχθονές εἰσιν, ἐπαντέλλουσι δὲ γαίης,
εἴτε πρὸς ἀλλήλων, τέρας ἄγριον, ἐκφύονται
νόσφι πόθων καὶ νόσφι γάμων καὶ νόσφι τόκοιο.
Ἤδη καὶ διεροῖσιν ἐν ὑγροπόροισι θαλάσσης
βένθεσιν αὐτόρρεκτα φύει καὶ ἀμήτορα φῦλα,
ὄστρεά τ' ἠπεδαναί τ' ἀφύαι κόχλων τε γένεθλα

548 μαντιπόλοι **yK²M** : μαντιπολύν (?) **K¹** μαντιηπόλοι **L** || γόον **βz** : γόνον **H** γό ον **G** || **549** θήρεσσιν **KL** : θηρσὶν **yM** || **550** φρασσάμενοι **y** : φρασσάμενον **z**, sed cf. IV 256, 356, 405 || ἰήλεμον **yKM** : νήλεμον **L** || **552** πολλὸν **yKL** : πολλῷ **M** (quod coniecerat Schn.¹), cf. vero II 327 || ὑπὲρ ἄκρια **yL** : ὅπερ ἄκρια **K** ὑπεράκρια **M** || **554** κεν **y** : καὶ **KL** μὲν **M** || διατρήσειεν ὀρούσας **Gz** : διατρήνειεν (διατρήνει ἐν **B** διατρήνει **δ**) ὀρούσας (ἐνορούσας **δ**) **y** || **555** διατμήξειε **yM** : διατρήσειε **KL** || **556** σθεναρῷ **yKL** : στεναρῷ **M** || περ **yK²LM** : ἅπερ **K¹** || **558** δὲ **GKL** : δ' ἐν **yM** || **559** ἐπήτριμα **yKL** : ἐπίτριμα **δM** || **560** ἄρσενές **KL** : ἄρρενές (ἀρενεῖς **H**) **yMΠ** || οὔποτε **y** : οὔπω **z** || **561** δ' οὐχ ὡς **yK²M**, def. Silva : δ' ὡς οὐ **L** δ' οὖν ὡς Brunck, Boudreaux δέ τοι iterum Brunk || δεδάηκα **yK²LM** : ἀΐδηλα **K¹** || **562-563** om. **A⁵** || **562** ἐπῆλθεν **yK¹LM** : ἔθηλεν **K²** || **565** γάμων καὶ νόσφι τόκοιο **yM** : γάμου καὶ τοκετοῖο **K** γάμου καὶ τόκοιο **L** (γάμου ... καὶ τόκου **Π**) || **566** ἤδη **yz**, def. Silva, cl. IV 284 : ἢ δὴ Kœchly, Boudreaux || ὑγροπόροισι **yz**, def. Silva : ὑγροπόροιο Turnebus (cf. III 176) || **568** ὄστρεα **GKL** : ὄστρεον **β** ὀστρέων **HM** || pr. τ' add. Schn.¹ in animadv. : om. **yz** || ἀφύαι **yLM** : ἀφίαι **K** || κόχλων **yKL** : κόλχων **M** || τε **yKM** : om. **L**

ὄστρακά τε στρόμβοι τε, τά τ' ἐν ψαμάθοισι φύονται.
Μοῦσα φίλη, βαιῶν οὔ μοι θέμις ἀμφὶς ἀείδειν·
οὐτιδανοὺς λίπε θῆρας, ὅσοις μὴ κάρτος ὀπηδεῖ,
πάνθηρας χαροποὺς ἠδ' αἰλούρους κακοεργούς,
τοί τε κατοικιδίῃσιν ἐφωπλίσσαντο καλιαῖς,
καὶ τυτθούς, ἀταλοὺς ὀλιγοδρανέας τε μυωξούς·
τοὶ δή τοι σύμπασαν ἐπιμύουσι μένοντες
χειμερίην ὥρην, δέμας ὕπνοισιν μεθύοντες·
δύσμοροι, οὔτε βορὴν ἑλέειν, οὐ φέγγος ἰδέσθαι·
φωλειοῖσι δ' ἑοῖς ὕπνον τοσσοῦτον ἔχουσιν
ἢ νέκυες κεῖνται, δυσχείμερον οἶτον ἑλόντες.
Αὐτὰρ ἐπὴν ἔαρος πρῶται γελάσωσιν ὀπωπαί,
ἄνθεά τ' ἐν λειμῶσι νέον γε μὲν ἡβήσειαν,
νωθρὸν κινήσαντο δέμας μυχάτης ἀπὸ λόχμης,
φάεά τ' ἀμπετάσαντο καὶ ἔδρακον ἠελίου φῶς,
καὶ γλυκερῆς νεοτερπὲς ἐδητύος ἐμνήσαντο,
αὖθις δὲ ζωοί τε πάλιν ἐγένοντο μυωξοί.
Λείπω καὶ λάσιον γένος οὐτιδανοῖο σκιούρου,
ὅς ῥά νύ τοι θέρεος μεσάτου φλογερῇσιν ἐν ὥραις
οὐρὴν ἀντέλλει, σκέπας αὐτορόφοιο μελάθρου.
Οἷον δή νυ ταῶνες ἑὸν δόμον ἀγλαόμορφον
γραπτὸν ἐπισκιάουσιν ἀριπρεπῆ αἰολόνωτον,

569 τ' ἐν **KL** : τε **yM** || **570** βαιῶν **M** : βῶν **δ** βαιόν **BαL** βαιοὺς **K** || **572** χαροποὺς **yM** : χαλεποὺς **KL** || **573** τε **yM** : γε **KL** || κατοικιδίῃσιν **αz** : κατοικιδίοισιν **β** || ἐφωπλίσσαντο **K** : ἐφωπλίσαντο **βGL** ἐφοπλίσαντο **HM** || **574** μυωξούς **z** : μυοξούς **Bα** μυοζούς **δ** || **575** δή τοι **BαKM**, def. Silva : δ' ἤτοι **δL**, Boudreaux || ἐπιμύουσι **δ** : ἐπημύουσι **αz** || **576** ὥρην **yLM** : ην **K** in ras. p. corr. || **577** rursus inc. **A**[1] || φέγγος **xKL** : φέγγος τ' **M** || **578** τοσσοῦτον **xz** : τὸν σῖτον Brodaeus || **579** ἢ (ἢ ὡς **G**) **x**, def. Silva : ἧ **z** ὡς B. de Ballu || νέκυες **AβKL** : νέκυς **αM** || κεῖνται **xKL** : κεῖται **M** || **580** γελάσωσιν **xKL** : γελάσουσιν **M** || **585** αὖθις **xz** : αὖτις Schn.[1] || πάλιν τ' Turnebus metri grat. sed cf. Rzach, SB Wien C, 1882, p. 359 || μυωξοί **ABz** : μυοξοὶ **α** μυοζοὶ **δ** || **587** μεσάτου **x** : μεγάλου **z** || φλογερῇσιν **yz** : φλογεραῖσιν **A** || **588** ἀντέλλει **xKL** : ἀνατέλλει **M** || **589** νυ **y** : νύ τοι **A** τε **KM** γε **L** || ταῶνες **xLM** : ταῶνος **K** || δόμον **xz**, def. Silva et Mersinias (cf. Nonnus, Dion. III 341 δόμον mss. : δέμας Koechly) : δέμας Guietus apud Schn.[1], Boudreaux || **590** γραπτὸν **AGK**[2]**LM** : γραμπτὸν **K**[1] γναμπτὸν (γναπτὸν **BFG**[sl]) **Hβ** || ἐπισκιάουσιν **xKL** : ἐπισκιάζουσιν **M** || ἀριπρεπῆ scripsi : ἀριπρεπὲς **xz**, def. Mersinias

τῶν οὐδὲν μερόπεσσι Διὸς τεχνήσατο μῆτις
τερπνότερον φαιδροῖσιν ἐν ὄμμασιν εἰσοράασθαι,
οὐδ' ὅσα πανδώτειραν ἐπὶ χθόνα μητέρα βαίνει,
οὐδ' ὁπόσα πτερύγεσσιν ἐπ' ἠέρα πουλὺν ὁδεύει,
οὐδὲ μὲν ὅσσα βυθοῖσιν ἐπ' ἄγρια κύματα τέμνει.
Τοῖον ἐπ' ὀρνίθεσσιν ἀριζήλοις ἀμαρύσσει
χρυσῷ πορφυρέοντι μεμιγμένον αἰθόμενον πῦρ.
Οὐκ ἐρέω κρυερὸν γένος ὀκριόεντος ἐχίνου
μείονος· ἀμφίδυμοι γὰρ ἐχίνοις ὀξυκόμοισιν
ἀργαλέαι μορφαὶ κρυερόν τε περίδρομον ἕρκος·
οἱ μὲν γὰρ βαιοί τε καὶ οὐτιδανοὶ τελέθουσι,
τυτθῇσι φρίσσοντες ἐπὶ προβλῇσιν ἀκάνθαις·
οἱ δ' ἄρα καὶ μεγέθει πολὺ μείζονες, ἠδ' ἑκάτερθεν
ὀξέα πεφρίκασιν ἀραιοτέρῃσιν ἀκωκαῖς.
Λείπω τρισσὰ γένεθλα, κακὸν μίμημα, πιθήκων·
τίς γὰρ ἂν οὐ στυγέῃ τοῖον γένος, αἰσχρὸν ἰδέσθαι,
ἀβληχρόν, στυγερόν, δυσδέρκετον, αἰολόβουλον ;
Κεῖνοι καὶ φίλα τέκνα δυσειδέα δοιὰ τεκόντες,
οὐκ ἀμφοῖν ἀτάλαντον ἑὴν μερίσαντο ποθητύν,
ἀλλὰ τὸ μὲν φιλέουσι, τὸ δ' ἐχθαίρουσι χόλοισιν·

592 τερπνότερον φαιδροῖσιν **Az** : φαιδρότερον τερπνοῖσιν **y** || **593** πανδώτειραν **yKL** : πανδότειραν **AM** || **594-5** praeb. **xM** : om. **KL** || **595** τέμνει **yM** : βαίνει **AΣ** ex versu 593 || **596** ἀριζήλοις **Baz** : ἀριζηλοῖσιν **δ** ἀριζήλοισιν **A** || ἀμαρύσσει **AGz** : ἀμαρύσσειν **Hβ** || **597** πορφυρέοντι **ABαM**, def. Silva : πορφυρόεντι **KL** πορφύρεον **δ** πορφύροντι Schneider^{2} || **598** ὀκριόεντος **xL** : ὀκρυόεντος **KM** || **599** μείονος **A** : μείζονος **yz** || ἀμφίδυμοι **yKL** : ἀμφίδυμον **A** ἀμφιδυμο **M** || ἐχίνοις **A^{2}yz** : de **A^{1}** non liquet || **602** προβλῇσιν **βG** : προβολῇσιν **AHK** προβολοῖσιν **M** || ἀκάνθαις **yz** : ἀκάνθ+++ **A^{1}** ἀκάνθοις **A^{2}** || **604** ἀρειοτέρῃσιν **AαM** : ἀρειοτέροισιν fere **β** ἀρειοτέραισιν **L** ἀραιοτέροισιν **K** || **605** κακὸν **z** : κακῶν **x** κακῶν μιμηλά Gesnerus || **606** στυγέῃ **A^{2}αz**, def. Silva : στυγέει **β** στυγέ+ **A^{1}** στυγέοι Turnebus, Boudreaux || αἰσχρὸν **Aβz** : ἐχθρὸν **α**, cf. Opp. Hal. II 87 αἴσχιστος δ' ἰδέειν || **608** κεῖνοι **xK** : κεῖνα **LM** || **609** ἑὴν μερίσαντο **A^{2}yz** : ἐμερίσαντο **A^{1}** ἐμοιρήσαντο Schn.^{2} || ποθητύν **xKL** : ποθητὴν **M** || **610** ἀλλὰ **xKL** : ἀλλὰ καὶ **M** || φιλέουσι **xz** : στυγέουσι Dan. Heinsius ap. Rutgersium || χόλοισιν **z** : λόχοιο **A^{2} Bα** πόθοισι fere **δ** (de **A^{1}** non liquet) πόθος μιν Rutgersius πόθησις Cannegieter λόχευμα Brunck ap. Schn.^{1} πόθος δὲ Schn.^{2}

αὐταῖς δ' ἀγκαλίδεσσιν ἑῶν τέθνηκε τοκήων.
Οὐ μέν θην οὐδ' ἀσπαλάκων αὐτόχθονα φῦλα
ποιοφάγων, ἀλαῶν, μέλπειν ἐθέλουσιν ἀοιδαί,
εἰ καὶ βάξις ἄπιστος ἐπ' ἀνθρώπους ἐπέρησεν,
ἀσπάλακας βασιλῆος ἀφ' αἵματος εὐχετάασθαι·
Φινέϊ, τόν ῥ' ἀτίτηλε κλυτὴ Θρήϊσσα κολώνη ...
Φινέϊ γάρ ποτε δὴ Φαέθων ἐκοτέσσατο Τιτάν,
μαντιπόλου Φοίβοιο χολωσάμενος περὶ νίκης,
καί οἱ φέγγος ἄμερσεν, ἀναιδέα φῦλα δ' ἔπεμψεν
Ἁρπυίας, πτερόεντα παρέστια πικρὰ γένεθλα.
Ἀλλ' ἐπεὶ οὖν περόωντο μετὰ χρύσειον ἄεθλον,
Ἀργῴης ἐπὶ νηὸς Ἰήσονι συμπονέοντες
παῖδε Βορειογενῆ Ζήτης Κάλαΐς τε κλεεννώ,
οἰκτείραντε γέροντα κατέκτειναν τότε φῦλα,

611 αὐταῖς **xK** : αὐτὸς **HLM** || δ' **xz** : del. Schn.^{2} || τέθνηκε τοκήων de Pauw : ἔκτεινε τοκήων **xz** ἐκτείνετο πηῶν Gerhard || **612** θην **xL** : θῆν **M** δὴν **K** ut vid. || **614** ἄπιστος **xz** : ἄπυστος **B^{ac}**, ci. Kœchly || **615** ἀσπάλακας **G^{1}δz** : ἀσπαλάκους **AB** ἀσπάλακος **G^{sl}H** || **616** Φινέϊ τὸν **A^{2}yz**, def. Silva : φινέ++ τὸν **A^1** Φινέος ὃν Schn.^{1}, Boudreaux φινέος τὸν **G** || ῥ' ἀτίτηλε **A** : ῥ' ἀτίτηλλε (ῥατ- **H**) **α** ῥ' ἀτίταλλε **βz** || Θρήϊσσα **xKL** : θερήϊσσα **M** || post 616 anacolouthon suspectus sum || **617** δὴ **xK** : om. **LM** || Τιτάν **xK^{2}L** : πάμπαν **K^1** πανώπτης **M** || **616-617 Gδ**, Boudraux, def. Silva : **617-616 ABK^{2}LM**, Boudreaux || **618** χολωσάμενος **AβLM** : χολωσαμένου **αK** || **619** ἔπεμψεν **xLM** : ἔπεμπεν **K** || **620** Ἁρπυίας **AGK** : ἁρπύας **M** ἄρπυιας **βHL** || πτερόεντα **AGβKL** : περόεντα **M** πτερόεντας **H** || παρέστια **Aαz** : περέστια **β** τεράστια Guietus || **621** περόωντο **xKL** : περώοντο **M** || **622** Ἀργῴης **AGβK^2** : ἀργῴοις **H** ἀργείης **M** ἀργαίης **K^{1}L** || συμπονέοντες **xz** : συμπονέοντε Rittershusius || **623** Βορειογενῆ Lehrs, malit Ludwich : Βορειόνεω **BDαz**, Boudreaux βορειόνεωι **A** βορειόνεῳ (-νέῳ **F**) **CEF** Βορείαο Guietus || κλεεννώ Boudreaux : κλεεννῶ **DEG** κλεεννῷ **F^1** κλεεννῷ **F^1** κλε++νῶ (κλεευνῶ vel κλεεννῶ) **A^1** κλεένω **C^1** κλεέννω **K** κλεῖ+νώ (ras. post κλεῖ et ϊ in ras. post corr.) **L** κλεαινώ **C^2** κλεέννων **A^2** κλεεύνων **BH** κλεευνῶν **M** κελαινόν Brodaeus || **624** οἰκτείραντε B. de Ballu : οἰκτείραντα **A^1** (sed alt. α fort. p. corr.) οἰκτείραντο **z**, malit Silva, οἰκτείροντο **y** οἰκτείροντε Rittershusius οἰκτειρόν τε Brunck ap. Schn.^{1} || κατέκτειναν τότε Boudreaux : κατεκτεῖναν (sic) τότε Asulanus in ed. Ald. κατεκτείναντό (-το **B**) τε **ABαz**, malit Silva κτείνοντό τε **δ** κατέκτεινάν ποτε Rittershusius κατέκτεινάν ποτὰ Guietus κατέκτειναν δέ τε Brunck

καὶ γλυκερὴν μελέοισι δόσαν στομάτεσσιν ἐδητύν.
Ἀλλ' οὐδ' ὣς Φαέθων χόλον εὔνασεν, ἀλλά μιν αἶψα
ἀσπαλάκων ποίησε γένος μὴ πρόσθεν ἐόντων·
τοὔνεκα νῦν ἀλαόν τε μένει καὶ λάβρον ἐδωδαῖς.

625 μελέοισι L^2 (quod coniecerat d'Arnaud) : μελέεσσιν **x**KL^1M || **627** ἀσπαλάκων **xKL** : σπαλάκων **M** || **628** λάβρον **xKL** : λαῦλον **M** || ἐδωδαῖς **Az** : ἐδωδῆς **β** ἐδωδῇ **α** || post v. 628 Ὀππιανοῦ κυνηγετικῶν δεύτερον **DEHK**.

ΟΠΠΙΑΝΟΥ ΚΥΝΗΓΕΤΙΚΩΝ ΤΡΙΤΟΝ

Ἀλλ' ὅτε δὴ κεραῶν ᾐείσαμεν ἔθνεα θηρῶν,
ταύρους ἠδ' ἐλάφους ἠδ' εὐρυκέρωτας ἀγαυοὺς
καὶ δόρκους ὀρυγάς τε καὶ αἰγλήεντας ἰορκοὺς
ἄλλα θ' ὅσοισιν ὕπερθε καρήατα τευχήεντα,
νῦν ἄγε καρχαρόδοντα, θεά, φραζώμεθ' ὅμιλον
σαρκοφάγων θηρῶν καὶ χαυλιόδοντα γένεθλα.
Πρωτίστῳ δὲ λέοντι κλυτὴν ἀναθώμεθα μολπήν.
Ζηνὸς ἔσαν θρεπτῆρες ὑπερμενέος Κρονίδαο
νηπιάχου Κουρῆτες, ὅτ' ἀρτίγονόν μιν ἐόντα
ἀραμένη γενετῆρος ἀμειλίκτοιο Κρόνοιο
κλεψιτόκος Ῥείη κόλποις ἐνικάτθετο Κρήτης.
Οὐρανίδης δ' ἐσιδὼν κρατερὸν νεοθηλέα παῖδα
πρώτους ἀμφήλλαξε Διὸς ῥυτῆρας ἀγαυούς,
καὶ θῆρας ποίησεν ἀμειψάμενος Κουρῆτας.
Οἱ δ' ἄρ', ἐπεὶ βουλῇσι θεοῦ μεροπηΐδα μορφὴν
ἀμφεβάλοντο Κρόνοιο καὶ ἀμφιέσαντο λέοντας,
δώροισιν μετόπισθε Διὸς μέγα κοιρανέουσι
θηρσὶν ὀρειαύλοις, καὶ ῥιγεδανὸν θοὸν ἅρμα

Titulum Ὀππιανοῦ Κυνηγετικῶν τρίτον **xz** || **3** αἰγλήεντας **y** : ἀγλαόεντας **z**, fort. **A[1]** ἀγλαΐεντας **A[2]** || ἰορκοὺς **xz** : ἰόρκους Boudreaux || **4** καρήατα τευχήεντα **xz** : κεράατα πευκήεντα d' Arnaud || **5** φραζώμεθ' **KL** : φραζόμεθ' **M** φράζωμεν **AB**, Boudreaux (καιρὸς διαγράψαι **Π**) φράζομεν αδ || **7** πρωτίστῳ **z** : πρωτίστην **x** || ἀναθώμεθα **x** : ἀνθώμεθα **z** || **8** Κρονίδαο **xK[2]LM** : Κρονίωνος **K[1]** || **9** Κουρῆτες Boudreaux : κούρητες **xzΠ** || **11** κλεψιτόκος **yz** : κλεψίτοκος **A** || ἐνικάτθετο **A[2]yK** : ἐνικάθετο **A** ἐνικάτθεο **L** ἐνὶ κάτθεο **M** || **13** ἀμφήλλαξε (ἀμφίλλαξε **D** ἀμφίλλεξε **CEF**) **xz** : ἀντήλλαξε Brunck || **14** ἀμειψάμενος **xz** : ἀμυνόμενος Brunck ἀμύνεται **Π** || Κουρῆτας Boudreaux : κούρητας **xz** || **15** versum praeb. **xKL** : om. **M** || **16** ἀμφεβάλοντο **KL** : ἀμφεβάλλοντο **AM** ἀμφιβάλοντο **HBDEF** ἀμφιβάλλοντο **CG** ἀντεβάλοντο Guietus ἠλλάξαντο Brunck ἠμείψαντο item Brunck ἠφιματοῦντο B. de Ballu || **16** ἀμφιέσαντο **yKL** : ἀμφιέσσαντο **A** ἀμφιέσατο **M** || λέοντας **xK[2]** (εἰς λεόντων μεταβάλλει μορφὴν **Π**) : λέοντα **K[1]LM** || **18** ῥιγεδανόν **yz** : ῥηγεδανόν **A**

Ῥείης εὐώδινος ὑπὸ ζεύγλῃσιν ἄγουσιν.
Αἰόλα φῦλα δὲ τοῖσι καὶ εἴδεα θηρσὶν ἑκάστοις.
Τοὺς μέν νυν προχοῇσι πολυρραθάγου ποταμοῖο,
Ἴστρῳ ἐπ' εὐρυρέοντι, κυήσατο τοξεύτειρα
Ἀρμενίη Πάρθων τε πολύσπορος εὔβοτος αἶα,
ξανθοκόμαι τελέθουσι καὶ οὐ τόσον ἀλκήεντες·
πάσσονα μὲν φορέουσι δέρην μεγάλην δέ τε κόρσην,
ὄμματα δ' αἰγλήεντα καὶ ὀφρύας ὕψι βαθείας,
ἀμφιλαφεῖς ἐπὶ ῥῖνα, κατηφέας· ἐκ δ' ἄρα δειρῆς
καὶ γενύων ἑκάτερθε θοαὶ κομόωσιν ἔθειραι.
Τοὺς δὲ τρέφει μεγάδωρος Ἐρεμβῶν αὖθις ἄρουρα,
τὴν ἔθνη μερόπων εὐδαίμονα κικλήσκουσι,
δειραὶ κἀκείνοις καὶ στήθεα λαχνήεντα,
καὶ πυρὸς ἀστράπτουσιν ἀπ' ὀφθαλμῶν ἀμαρυγαί,
ἔξοχα δ' ἐν πάντεσσιν ἀρίζηλοι τελέθουσιν·
ἀλλ' ὀλίγον τούτων γένος ἔλλαχε μυρίος αἶα.
Πουλὺς δ' ἐν Λιβύῃ ἐριβώλακι διψάδι γαίῃ
ὄχλος ἐπιβρομέει βριαρὸν βρύχημα λεόντων,
οὐκέτι λαχνήεις, ὀλίγη δ' ἐπιδέδρομεν αἴγλη·
σμερδαλέος δὲ πρόσωπα καὶ αὐχένα· πᾶσι δὲ γυίοις

19 εὐώδινος **Az** : εὐωδῖνος **y** || ζεύγλῃσιν **αKLM** : ζεύγλαισιν **Aβ** || **21** τοὺς **yz** : τοῦ **A** || νυν Turnebus, Bodinus : νῦν **xz** οὖν **G** || πολυρραθάγου (πολλιρ- **H**) **αB** (cf. Opp. Hal. V 652) : πολυρραγάθου **KL** πολλυρραθάγου **A**^{2} πολυρραθέου (πολλ- **A**^{1}) **A**^{1}**δ** πολυραθάγγου **M** || **22** Ἴστρῳ **xz**, def. Mersinias : ἴστρου **G** Τίγρι Brodaeus Τίγρει Schn.^{2} Boudreaux, cf. enim I 276-77, IV 355 || εὐρυρέοντι **ACDKM** : εὐρὺ ῥέοντι **HBEFL** εὐρυρέοντος **G** || τοξεύτειρα **xKL** : ξεύτειρα **M** || **25** φορέουσι **K**, def. Ludwich et Silva : φορέοντε Boudreaux (de duali cf. I 164) φορέονται **xLM** φορέοντι Rittershusius in marg. || δέρην Boudreaux : δερὴν **K** δέριν **I** δειρήν **xLM** || δέ **xK** : om. **LM** || **28** κομόωσιν **x** : κομάουσιν **KL** κομέουσιν **M** || ἔθειραι (αἶθ- **δ**) **xKL** : ἐθεῖραι **M** || **29** αὖθις **xz** : αὖτις Schn.^{1} || **30** κικλήσκουσι **xKL** : κυκλήσκουσι **M** || **34** τούτων **xKLM**^{2} : τοῦτο **M**^{1} || ἔλλαχε **αz** : ἔλαχε **Aβ** || ἔλλαχε μυρίος αἶα **xz** : ἔλλαχεν Ἀσίας αἶα Brunck || **35** πουλύς **xKL** : πολύς **M** || **36** ἐπιβρομέει **yz** : ἐπιβρεμέει **A** || βριαρὸν **Az** : βριαρῶν **y** || **37** ὀλίγη δ' ἐπιδέδρομεν αἴγλη **x**, def. Mersinias et Silva : δ' ἐπιδέδρομεν αἴγλη τοῖσι **z** ὀλίγη δ' ἐπιδέδρομε χαίτη Köchly, Boudreaux ὀλίγη δ' ἐπιδέδρομεν ἄχνη Rutgersius ὀλίγος μὲν τὴν τρίχα **Π** || **38** σμερδαλέος **xK** : σμαρδαλέος **L** σμερδαλέα **M** || δὲ^{1} **x** : τε **z** || δὲ^{2} **Baz** : δ' ἐν **Aδ**

ἧκα μέλαν κυάνοιο φέρει μεμορυγμένον ἄνθος·
ἀλκὴ δ' ἐν μελέεσσιν ἀπείριτος, ἠδὲ λεόντων
κοιρανικῶν Λίβυες μέγα κοιρανέουσι λέοντες.
Ἐκ δέ ποτ' Αἰθιόπων Λιβύην ἠμείψατο γαῖαν,
θαῦμα μέγ' εἰσιδέειν, μελανόχροος ἠΰκομος λῖς,
εὐρὺς ὕπερθε κάρηνα, πόδας δασύς, ὄμμασι δ' αἶθοψ,
μούνοισι ξανθοῖς φοινισσόμενος στομάτεσσιν.
Ἔδρακον, οὐ πυθόμην, κεῖνόν ποτε θῆρα δαφοινόν,
κοιρανικοῖς τ' ἔμολεν διαπόμπιμος ὀφθαλμοῖσι.
Φορβῆς οὐ χατέει πάντ' ἤματα φῦλα λεόντων,
ἀλλὰ τὸ μὲν δόρποισι μέλει, τοτὲ δ' αὖτε πόνοισιν·
οὐδ' ὕπνον μυχάτοισιν ἔχει περὶ τέρμασι πέτρης,
ἀμφαδὸν ὑπνώει δέ, θρασύφρονα θυμὸν ἑλίσσων,
εὕδει δ' ἔνθα κίχῃσιν ὑπείροχος ἑσπερίη νύξ.
Ἔκλυον αὖ κἀκεῖνο λεοντοκόμων αἰζηῶν,
δεξιτερὴν ὑπὸ χεῖρα φέρειν αἴθωνα λέοντα
νάρκα θοήν, τῇ πάντα λυγοῖ ἄπο γούνατα θηρῶν.
Πεντάκι θηλυτέρη δὲ τόκων ἀπελύσατο ζώνην·

39 ἧκα ABα : ἧκα z om. δ || μέλαν xKL : μέλευς M || **40** versum praeb. A^{2}yz : om. A^{1} || δ' y : τ' A^{2}z || μελέεσσιν yz : μέλεσιν A^{2} || ἀπείριτος A^{2}Bαz : ἀπείρητος δ || **42** ἐκ δέ xLM (ἐξ Αἰθιοπίας Π) : οὐδὲ K || ποτ' A^{2}zΠ : τοτ' x || ἠμείψατο A^{2}z (ἐπεδήμησε Π) : ἤμειψαν (-ψε G) x || **43** ἠΰκομος xLM (κατάκομος Π) : ἠϋκόμος K || λῖς A^{2}z (cf. IV 80, 133, 179) : τε x || **44** ὄμμασι δ' xz : ὄμμασιν Brunck || **45** φοινισσόμενος xz : φοινισσομένοις $Schneider^{2}$ || **46** κεῖνόν xKL : ἐκεῖνόν M || **47** κοιρανικοῖς xKM : κοιρανικός L || τ' ἔμολεν yz : τε μόλεν A || **49** τοτὲ δ' A^{2}KL : τότε δ' x, Boudreaux, ποτε δ' M πότε δ' H τὸ δέ τ' Σ (quod scripserant Turnebus et Bodinus) || **50** μυχάτοισιν A^{2} (οι in ras.) BGz : μυχάτῃσιν Hδ μυχάτ+σιν A^{1} || περὶ z : παρὰ x, Boudreaux || **51** δέ xKL : om. M || **52** κίχῃσιν xKL : κίκησιν M || **53** αὖ κἀκεῖνο x (κἀκεῖνο Π) : αὐτίκα κεῖνο z || **54** αἴθωνα BCGz : αἴθονα AHDEF || **55** νάρκα xzΠ : σάρκα Brodaeus ἄλκα de Pauw, cf. Ludwich BPhW 1901, 199 || πάντα x : δάμνει z, cf. Hesych. δάμνει· δαμάζει || λυγοῖ ἄπο scripsi per anastrophem cf. I 496, II 133 (de hiatu cf. Mersinias, The Metre, p. 135 et Opp. Cyn. I 135, 520, III 377, IV 262) : λυγρῶν ἀπὸ xz λυγοῦν ἀπὸ Mair δαμνᾷ ὑγρῶν ἀπὸ dub. Ludwich || post τῇ πάντα λυγρῶν ἀπὸ γούνατα θηρῶν lacunam suspicatus est Boudreaux : τῇ γούνατα θηρῶν ἀπελύσατο Brodaeus τῇ πάντα λύειν ἀπὸ γούνατα θηρῶν Turnebus τῇ πάντα λυγρεῖ ἀπὸ γ.θ. Bodinus τῇ πάντα λύειν ὑπὸ γ.θ. $Schneider^{2}$ καὶ πάντα λυγρῶν ὑπὸ γ.θ. Tüselmann, Paraphr. p. 31 not. || **56** τόκων xKL : τόκον M τόκοις $Schn.^{2}$

βάξις δ' ἀτρεκέως ἀνεμώλιος, ὡς ἕνα τίκτει.
Πέντε φέρει πρώτιστον· ἀτὰρ πίσυρας μετέπειτα
ὠδίνει σκύμνους, κατὰ δ' ἐξείης ἐφύπερθε
νηδύος ἐκ τριτάτης τρεῖς ἔκθορον· ἐκ δὲ τετάρτης
ἀμφίδυμοι παῖδες· πύματον δ' ἕνα γείνατο μήτηρ
γαστρὸς ἀριστοτόκοιο κλυτὸν βασιλῆα λέοντα.
Πορδάλιες δ' ὀλοαὶ δίδυμον γένος· αἱ μὲν ἔασι
μείζονες εἰσιδέειν καὶ πάσσονες εὐρέα νῶτα,
αἱ δέ τ' ὀλιζότεραι μέν, ἀτὰρ μένος οὔτι χερείους·
εἴδεα δ' ἀμφοτέρῃσιν ὁμοίϊα δαιδάλλονται,
νόσφι μόνης οὐρῆς, τῇ τ' ἔμπαλιν εἰσοράαται·
μείοσι μὲν μείζων τελέθει, μεγάλῃσι δὲ μείων.
Εὐπαγέες μηροί, δολιχὸν δέμας, ὄμμα φαεινόν·
γλαυκιόωσι κόραι βλεφάροις ὕπο μαρμαίρουσαι,
γλαυκιόωσιν ὁμοῦ τε καὶ ἔνδοθι φοινίσσονται,
αἰθομένῃς ἴκελαι, πυριλαμπέες· αὐτὰρ ἔνερθεν
ὠχροί τ' ἰοτόκοι τε περὶ στομάτεσσιν ὀδόντες.
Ῥινὸς δαιδάλεος χροιῇ τ' ἐπὶ παμφανοώσῃ
ἠερόεις, πυκινῇσι μελαινομένῃσιν ὀπωπαῖς.
Ὠκυτάτη θείειν καί τ' ἄλκιμος ἰθὺς ὀρούειν·
φαίης, ὁππότ' ἴδοιο, διηερίην φορέεσθαι.

57 δ' **z** (δὲ **Π**) : om. **x** || ὡς **xKL** : om. **M** || ἕνα **ABαz** : ἓν **δ** || **59** δ' **z** : θ' **α** τ' **Aβ** || ἐφ' ὕπερθε **ML** : ἀφύπερθε **K** ὑπένερθε (-θεν **y**) **x** || **63** πορδάλιες (πορδαλίες **B**) **x** : παρδάλιες **z** || **64** μείζονες **xz** : μείζους Schneider[2] || **65** χερείους **x** : χέρειαι **KL** fort. recte χέρειαι **M** || **66** ὁμοίϊα **xKL** : ὅμοια **M** || δαιδάλλονται **Aαz** : δαιδάλλοντα **β** || **67** τῇ τ' ἔμπαλιν **BF** : τῇ τἄμπαλιν **DG**, τῆι τ' ἔμπαλιν **A** τή τ' ἔμπαλιν **z** τῆτ' ἔμπαλιν **H** ᾗ δ' ἔμπαλιν Schn. τῇ δ' ἔμπαλιν Köchly || εἰσοράαται **xz** : εἰσοράανται Köchly || **68** τελέθει **A**[2]**yz** : τελέθη **A**[1] || **70** versum praeb. **A**[2]**Bαz** : om. **A**[1]**δ** || **71** versum praeb. **xK**[2] : om. **K**[1]**LM** || **72** αἰθομένῃς **K** : αἰθομέναις **xLM** || πυριλαμπέες **xL** cf. I 309, IV 118 et 129 : περιλαμπέες **KM** || **74** δαιδάλεος **xz** : δαιδαλέος Boudreaux || χροιῇ Boudreaux : χροιή **xz** || ἐπὶ παμφανοώσῃ Turnebus : ἐπὶ παμφανόωσα (ἐπιπ- **M**) **xz** ἐπιπαμφανοώσῃ Bochartus || χροιή τ' ἔπι παμφανόωσα, ἠερόεσσα μελαινομέναις πυκινῇσιν ὀπωπαῖς Schn.[2] in annot. || **76** ὠκυτάτη **K** : ὠκύτατον **xL** ὀξύ^ττ **M** || θείειν **KL** : θέειν **M** θείει **y** θείη **A**[1] θέει **A**[2] in lit. || ὠκύτατόν <τε> θέειν B. de Ballu ὠκύτατόν <τε> θέει Lehrs in ed. || ἄλκιμος **K**[1] (coniecerat Schn.[1]) : ἄλκιμον **xK**[2]**LM** || ὀρούειν **z** : ὀρούει **x** || **77** ὁππότε **xKL** : ὁπότ' **M** || διηερίην **xKM** : δι' ἠερίην **L**

Ἔμπης καὶ τόδε φῦλον ἐπικλείουσιν ἀοιδοὶ
πρόσθ' ἔμεναι Βάκχοιο φερεσταφύλοιο τιθήνας·
τοὔνεκεν εἰσέτι νῦν οἴνῳ μέγα καγχαλόωσι,
δεχνύμεναι στομάτεσσι Διωνύσου κλυτὰ δῶρα.
Τί χρέος ἐκ μερόπων δὲ κλυτὰς ἤμειψε γυναῖκας
ἐς τόδε πορδαλίων γένος ἄγριον, αὖθις ἀείσω.
Ναὶ μὴν ἄλλο θοὸν διφυὲς γένος ὠπήσαιο,
λύγγας ἀριζήλους· αἱ μὲν γὰρ ἔασιν ἰδέσθαι
τυτθαί, βαιοτέροισί τ' ἐφωπλίσσαντο λαγωοῖς·
ταὶ δ' ἄρα μείζονές εἰσιν ἐπιθρῴσκουσί τε ῥεῖα
εὐκεράοις ἐλάφοισι καὶ ὀξυτέροις ὀρύγεσσι.
Μορφὴν δ' ἀμφίδυμον πανομοίϊον ἀμφιέσαντο·
ἶσαι μὲν βλεφάροισιν ἀπ' ὀφθαλμῶν ἀμαρυγαὶ
ἱμερόεν στράπτουσι· προσώπατα δ' ἀμφοτέρῃσι
φαιδρὰ πέλει βαιόν τε κάρη καὶ καμπύλον οὖας·
μούνη δ' εἰσιδέειν ἀνομοίϊος ἔπλετο χροιή·
μείοσι μὲν λυγγῶν ἐπιδέδρομε ῥινὸς ἐρευθής,
μείζοσι δὲ κροκόεν τε θεείῳ τ' εἴκελον ἄνθος.
Ἔξοχα δ' αὖ τάδε φῦλα φίλην ἀγάσαντο γενέθλην

78 ἐπικλείουσιν **xKL** : ἐπικλύουσιν **M** || **79** ἔμεναι **xKL** : ἔμενε **M** || φερεσταφύλοιο (φέρε σταφ- **EH**) **EHz** : φερισταφύλοιο **A**[1] φερτεσταφύλοιο fere **β** || τιθήνας **z** : τιθήν+ς **A**[1] τιθήνης **Hβ** τιθήνην **G** || **80** οἴνῳ **ABαz** : οἰνῷ **δ** || **81** Διωνύσου **BK** : διωνύσσσου **AL** διονύσου fere **y** || κλυτὰ δῶρα **z** : μέγα δῶρον **x** || **83** ἐς **AGM** : εἰς **KL** || πορδαλίων **xKL** : παρδαλίων **M** || αὖθις **xz** : αὖτις Schn.[1] || ἀείσω **xLM** : ἀΐσσων **K** || **85** (etiam 97) λύγγας **xzΠ** (cf. etiam III 391 ὑστρίγγων) : λύγκας Turnebus, Bodinus || **86** τ' ἐφωπλίσσαντο (ἐφοπλίσαντο **A**) λαγωοῖς **x** (καὶ τὸ μὲν ἧττον λαγωοῖς δυσμενές **Π**) : καὶ ὀξυτέροις γενύεσσι **z** || **87** δ' ἄρα **z** : ῥά τε **x** || τε **xz** : δὲ ci. Schn.[1] || **88** ὀρύγεσσι **xK²M** : γενύεσσι **K¹L** || **89** δ' **z** : τ' **x** || ἀμφίδυμον **xz**, def. Silva : ἀμφίδυμοι Schn.[1], Boudreaux || πανομοίϊον **Aαz** : πανόμοιον **β** || **90** ἀπ' **xz**, cf. 32 : ὑπ' Mair, probavit Korzenszky || **91** στράπτουσι **xM** : λάμπουσι **KL**, Boudreaux || προσώπατα δ' **δK** : πρόσωπά τ' **A** πρόσωπα τάδ' **BHLM** πρόσώπα τάδ' **G** || ἀμφοτέρῃσι **ABαL** : ἀμφοτέροισι **δKM** || **92** κάρη **xM** : κάρα **KL** || **93** ἀνομοίϊος **xKL** : ἀνόμοιος **M** || **94** ἐρευθὴς **ABαK**[sl] : ἐρυθὴς **δ** ἐρυθρὸς **K¹LM** (ἐρυθρὸν **Π**) || **95** κροκόεν τε Turnebus Bodinus : κροκόεν **A** κροκόεντι **y** κροκόεις τε **KL** κροκύεις τε **M** || θεείῳ **xLM** : θεείων **K** || εἴκελον **Aβ** : ἴκελον **αKL** εἴκελος **M** || ἄνθος **ABFαK**[sl]**L** : ἄνθει **K**[t] ut vid. **M** ἄνθους **CDE**

εὔγληνοι λύγγες τε πυρίγληνοί τε λέαιναι
πορδάλιές τ' ὀλοαὶ καὶ τίγριες ἠνεμόεσσαι.
Τῶν δ' ὁπόταν σκύμνους νεοθηλέας ἐν ξυλόχοισι
λάθρῃ συλήσωσιν ἀταρβέες ἀγρευτῆρες,
αἱ δ' ἄρ' ἔπειτ' ὀπίσω πάλι νεύμεναι ἀθρήσωσιν
ἐξαπίνης κενεούς τε δόμους καὶ ἔρημα μέλαθρα,
μύρονται λιγέως ἀδινὸν γόον, ἐκ δ' ἄρα τηλοῦ
κωκυτὸν προϊᾶσι πολύστονον, οἷά τε πάτρης
περθομένης ὑπὸ δουρὶ καὶ αἰθομένης πυρὶ λάβρῳ,
πεπτάμεναι περὶ τέκνα μέγα κλαίουσι γυναῖκες.
Ἦ ῥα τόσον τεκέων τε καὶ ἀρτιγόνοιο γενέθλης
φίλτρον ἐνὶ κραδίῃ στάξεν θεός· οὐδ' ἄρα μούνοις
ἀνθρώποις, οἳ πάντα νοήματα μητίσαντο,
ἀλλὰ καὶ ἑρπηστῆρσι καὶ ἰχθύσιν ἠδὲ καὶ αὐτοῖς
θήρεσιν ὠμηστῇσι καὶ ὑψιπόλοις ἀγέλῃσιν
οἰωνῶν· τόσσον ῥα φύσις κρατερώτερον ἄλλων.
Οἵην μὲν τεκέων κομιδὴν ἐνὶ κύμασι δελφὶς
αἰὲν ἔχει γλαῦκός τε χάροψ φώκη τε δυσαής.
Πῶς δ' ἄρ' ἐν οἰωνοῖσι ποθὴν ἀλίαστον ἔχουσιν
ὧν τεκέων φῆναί τε βαρύφθογγοί τε πέλειαι

97 εὔγληνοι **xKL** : εὐγάληνοι **M** || πυρίγληνοί **xKM** : περίγληνοί **L** || λέαιναι **KLΠ**, def. Myer : λέοντες **xM**, Boudreaux || **98** πορδάλιες **xKL** : παρδάλιες **M** (παρδάλεις **Π**) || **99** ὁπόταν **KL** : ὁπότε **yM** ὀππότε **A** || σκύμνους **x** : σκυμνοὺς **M** θάμνους **K** θάμνοις **L** || **101** πάλι νεύμεναι **D**, Boudreaux (παλινδρομήσασαι **Π**) : παλινεύμεναι (-μεν **G**) **x** πάλιν ἔμμεναι **z** || **102** κενεούς **xKL** : κενούς **M** || **104** προϊᾶσι **xL** : προΐασι **KM** || **106** πεπτάμεναι **yA^{2}KM** : πεπταμέναι **BL** πεπτ+μέναι **A^1** (=fort. πεπτημέναι **A^{ac}**) fort. παπτάμεναι leg. **Π** (cf. Hesych. παπταίνειν· περιβλέπειν πάντῃ) || μέγα κλαίουσι **A^{2}yz** : de **A^1** non liquet || **107** τεκέων (τ+κέων **A^1**)**yKL** : τοκέων **A^{2}HM** || τε **xK** : om. **LM** || **108** στάξεν **xK** : στάξαι **M** στάζει **L** || **109** v. praeb. **xKL** : om. **M** || νοήματα **αKL** : νοήμασι **AβG^{sl}** || **110** ἑρπηστῆρσι **x** : ἑρπυστῆρσι **KL** ἑρπυστῆσι **M** || **111** v. praeb. **xKL** : om. **M** || ὑψιπόλοις **A^{2}αKL** : ὑψι+ο+οις **A^1** ὑψιτόμοις **I** || ἀγέλῃσιν **KL** : ἀγέλαισιν **x** || **112** κρατερώτερον **HK** : κρατερώτατον (-ρωτάτων **δ**) **xLM** || **113** v. praeb. **xKL** : om. **M** || οἵην **A^{2}δz** : οἶην **A^{1}Bα** || τεκέων κομιδὴν **KL** : κομιδὴν τεκέων **x** || **114** ἔχει **A^{2}yz** : om. **A^1** || γλαῦκός **y** : γλαυκός **Az** || **115** δ' **xM** : om. **KL** || ἄρ' **xKL** : ἄρα **M**

αἰετόεντά τε φῦλα πολύζωοί τε κορῶναι.
Πῶς δ' ὄρνις κατὰ δῶμα συνέστιος ἀνθρώποισιν,
ἀρτιτόκος, νεαροῖσι περισκαίρουσα νεοσσοῖς,
κίρκον ὑπὲρ τέγεος κατεπάλμενον ἀθρήσασα,
ὀξὺ μὲν ἔκλακεν αἶψα καὶ ἄνθορεν ὀξὺ λακοῦσα,
αὐχένα δ' ὑψόσ' ἄειρεν ἐς ἠέρα γυρώσασα,
καὶ πάσαις ἑκάτερθε θοῶς ἔφριξεν ἐθείραις,
καὶ πτερὰ πάντα χάλασσε ποτὶ χθόνα· τοὶ δ' ἄρα δειλοὶ
τεῖχος ὑπ' εὐπτέρυγον πρυλέες τρύζουσι νεοσσοί·
ἡ δὲ καὶ ἂψ ἐφόβησε καὶ ἤλασεν ὄρνιν ἀναιδῆ,
εἰρυμένη φίλα τέκνα, τά τ' εἰσέτι νήπια φέρβει,
ἄπτερα λυσιτόκων θαλάμων ἀπολύμενα δεσμοῦ.
Ὣς δὲ καὶ ἐν θήρεσσιν ἐρίβρυχοί τε λέαιναι
πορδάλιές τε θοαὶ καὶ τίγριδες αἰολόνωτοι
παισὶ πέρι προβεβᾶσι καὶ ἀγρευτῆρσι μάχονται,
καί τε περὶ σφετέρων τεκέων τετλᾶσι δαμῆναι,
ἀντίον αἰχμητῇσι συνιστάμεναι μερόπεσσιν·
οὐδέ ποτ' ἐρρίγασιν ἑῆς ἐν ἀγῶνι γενέθλης
οὐ πληθὺν ἐπιοῦσαν ἀκοντοβόλων αἰζηῶν,
οὐ χαλκὸν σελαγεῦντα καὶ ἀστράπτοντα σίδηρον,
οὐδὲ βολὰς βελέων τε θοὰς μυλάκων τε θαμειάς·

117 v. praeb. **xK**[2] in marg. : om. **K**[1]**LM** || πολύζωοί **y** : πολύκρωζοί **A**[2] in ras. **K**[2] πολύ+ω++ **A**[1] || **118** ὄρνις **xKL** : ἄρνις **M** || **119** περισκαίρουσα (περισκαίρει **Π**) **x** cf. I 143 : ἐπισκαίρουσα **z** || **121** ἔκλακεν (vel ἔλλακεν) West (ἀνέκλαζε **Π**) : ἔκλαγεν **xz** || ἄνθορεν (ἀνέθορεν **Π**) **x** : ἔνθορεν **KL** ἔκθορεν **M** || **122** ὑψόσ' **yK** : ὑψοῦ **Π** ὕψος **ALM** || γυρώσασα **A**[2]**yz** : κυκλώσασα **A**[2] in mg ++ρώσασα **A**[1] || **123** ἑκάτερθε **z** : ἑκάτερθεν **x** || θοῶς **z** : ἑαῖς **x** || **124** πάντα **yz** : om. **A** || τοὶ δ' ἄρα δειλοὶ (δειλοὶ om. δ) **A**[2]**yz** : τοῖα **A**[1] || **125** ὑπ' εὐπτέρυγον **yz** : ὑπευπτέρυγον **A** || τρύζουσι **AαBEz** : τρίζουσι **CDF** || νεοσσοί **xK**[sl]**M** : ἀναίδην **K**[1]**L** || **126** ἐφόβησε **xKL** : om. **M** || **127** εἰρυμένη **xKL** : εἰρυμένην **M** || **128** λυσιτόκων **z** : λυσικόμων **x** λυσιτόμων **A**[2] τῶν φυσικῶν θαλάμων **Π** φυσικόμων Guietus || ἀπολύμενα **y** : ἀπολυμένα **ALM** ἄπο λυμένα **K** || δεσμοῦ **A**[2]**yz** : δεσμά **A**[1] || **130** πορδάλιες **xKL** : παρδάλιες **M** παρδάλεις **Π** || **131** πέρι **xKL** : om. **M** || προβεβᾶσι Schneider[2] : προβιβᾶσι **xz**, Boudreaux || ἀγρευτῆρσι **βz** : ἀγρευτῇσι **Aα** || **133** συνιστάμεναι **xKL** : συνιστάμενον **M** || **135** πληθὺν **xLM** : πλιθίω **K** || **136** ἀστράπτοντα **xKL** : ἀτράπτοντα **M** || **137** βελέων **xLM** : μελέων **K**

σπεύδουσιν δ' ἢ πρόσθε θανεῖν ἢ τέκνα σαῶσαι.
Ἄρκτοι δ' ἀγριάδες, φόνιον γένος, αἰολόβουλον,
λάχνην μὲν πυκινὴν δυσπαίπαλον ἀμφιέσαντο,
μορφὴν δ' οὐκ ἀγανὴν παρ' ἀμειδήτοισι προσώποις·
κάρχαρον, οὐλόμενον, ταναὸν στόμα, κυανέη ῥίς,
ὄμμα θοόν, σφυρὸν ὠκύτερον, δέμας εὐρυκάρηνον,
χεῖρες χερσὶ βροτῶν ἴκελαι, πόδες αὖτε πόδεσσι,
σμερδαλέη βρυχή, δολερὸν κέαρ, ἄγριον ἦτορ,
καὶ πολλὴ Κυθέρεια καὶ οὐ κατὰ κόσμον ἰοῦσα·
ἤματα γὰρ καὶ νύκτας ἐελδόμεναι φιλότητος
αὐταὶ θηλύτεραι μάλ' ἐπ' ἄρσεσιν ὁρμαίνουσι,
παῦρα μεθιέμεναι γαμίης παντερπέος εὐνῆς,
τέκνα κυϊσκόμεναι νηδὺν δ' ὅτε κυμαίνουσιν.
Οὐ γάρ τοι θήρεσσι νόμος, γαστὴρ ὅτε πλήθει,
ἐς λέχος ἐρχομένοις τελέειν φιλοτήσιον ἔργον,
νόσφι μόνων λυγγῶν ὀλιγοδρανέων τε λαγωῶν.
Ἄρκτος δ' ἱμείρουσα γάμου στυγέουσά τε λέκτρον
χῆρον ἔχειν, τόσα παισὶ ταλάσσετο μητίσασθαι,
πρὶν τοκετοῖο μολεῖν ὥρην, πρὶν κύριον ἦμαρ·

141 ἀγανὴν **xKL** : ἀγνὴν **M** || παρ' ἀμειδήτοισι **z** : παναμειδήτοισι (-μήδ- **G**) **y** Boudreaux Mair παναμειδῆ τοῖσι **A** || **143** versum hic praeb. **x** : ante v. 142 praeb. **A**[2]**z** || ὄμμα θοὸν σφυρὸν ὠκύτερον δέμας **ABz** : ὄμμα θοὸν σφυρὸν ὠκύτατον δέμας **δ** ὄμμα θοὸν σφυρὸν ὠκὺ τορὸν δέμας **α**, ὄμμα τορόν, σφυρὸν ὠκύ, θοὸν δέμας Brunck cl. I 181, Boudreaux || εὐρυκάρηνον **xz** : εὐρὺ κάρηνον **G**, Boudreaux || **144** πόδες αὖτε πόδεσσι **K** : πόδες δ' αὖτε (αὖται **M**) πόδεσσι **LM** πόδες δέ τε ποσσὶν **y** πόδες τε ποσὶν **A** πόδες ἠδὲ πόδεσσι Turnebus || **145** σμερδαλέη βρυχή **xKM** : σμαρδαλέη βραχή **L** || ἄγριον **z** : αἰόλον **xK**[2] || **146** Κυθέρεια **xKL** : γλυκυθέρεια **M** || **148** αὐταὶ **αz** : αὖται **Aβ** || **150** νηδὺν δ' (δ' om. **BKM** νηδύν θ' **G**) ὅτε κυμαίνουσιν (κυμαίνωσιν **βH**) **xKM** : μάλ' ἐπ' ἄρσεσιν ὁρμαίνουσιν (ex v. 148) **L** || **151** τοι **ABαK** : τι **δLM** || θήρεσσι **xKL** : θύρεσσι **M** || **152** ἐς Schneider[1] : εἰς **xz** || ἐρχομένοις **xKL** : ἐρχομένης **M** || **153** μόνων **Ay** fere **LM** : μόνον **BK** || λυγγῶν **xz** (cf. Timoth. Gaz. in Suppl. Aristot. I 1, ed. Lambros § 340, καὶ γὰρ ἄνευ λαγωοῦ καὶ λύκου θὴρ πᾶσα θήλεια παρ' ὅσον δήπου τὸν τῆς κυήσεως χρόνον ἀπαγορεύει τὴν μίξιν) : λυγρῶν **I**, quod coni. Köchly λυγκῶν Turnebus || **155** χῆρον **A**[2]**yKL** : χεῖρον **A**[1]**M** || ἔχειν **Gz** : ἔχει **A**[1]**βH** || ταλάσσετο **xK**[2]**M**, def. Silva : τελέσσατο **K**[1] τελάσατο **L** ταλάσσατο **D**, Boudreaux || μητίσασθαι **xL**[pc] in ras. : μυθήσασθαι **KM**, fort **L**[ac]

νηδὺν ἐξέθλιψε, βιάσσατο δ' Εἰλειθυίας.
Τόσση μαχλοσύνη, τόσσος δρόμος εἰς Ἀφροδίτην.
Τίκτει δ' ἡμιτέλεστα καὶ οὐ μεμελισμένα τέκνα,
σάρκα δ' ἄσημον, ἄναρθρον, ἀείδελον ὠπήσασθαι,
ἀμφότερον δὲ γάμῳ παιδοτροφίῃ τε μέμηλεν·
ἀρτιτόκος δ' ἔτ' ἐοῦσα μετ' ἄρσενος ἰθὺς ἰαύει.
Λιχμᾶται γλώσσῃ δὲ φίλον γόνον, οἷά τε μόσχοι
λιχμῶνται γλώσσῃσιν ἀμοιβαδὶς ἀλλήλοισι
τερπόμενοι· γάνυται δὲ βοὸς χροῒ καλλίκερως βοῦς·
οὐδ' ἀποπλάζονται, πρὶν ἀπὸ γλυκὺν ἵμερον εἶναι·
θυμὸν δ' ἑσπομένοιο συνιαίνουσι νομῆος.
Ὣς ἄρκτος λιχμῶσα φίλους ἀνεπλάσσατο παῖδας,
εἰσόκε κνυζηθμοῖσιν ἀναιδέα τονθρύζουσι.
Ναὶ μὴν χειμερίην πανυπείροχα δείδιεν ὁρμὴν
καὶ λασίη περ ἐοῦσα· χιὼν δ' ὅτε πάντα παλύνει,
ἑσπερίου ζεφύρου πανεπήτριμα χευαμένοιο,
κεύθετ' ἐνὶ σπήλυγγι, τόθι σκέπας ἄρκιον εὕρῃ,
καὶ βόσιος χατέουσα πόδας χεῖράς τε λιχμαίνει,
οἷά τ' ἀμελγομένη, καὶ γαστρὸς ἔκλεψεν ἐρωήν.
Τοῖά νύ που βένθεσσιν ἐν εὐρυπόροιο θαλάσσης

157 νηδὺν **xLM** : νηδὺς **K** || δ' **xM** : τ' **L** θ' (Εἰλ-) **K** || **159** δ' **αz** : om. **Aβ** || **161** γάμῳ **xKM** : γάμος **L** || **162** δ' ἔτ' **AK** : δέ τ' **yLM** || ἰθύς scripsi : εὐθύς **xz** || **163** λιχμᾶται **xKM** : λιχμᾶ τε **L** || γλώσσῃ ... **164** λιχμῶνται **xKL** : om. **M** || **163** δὲ φίλον **K** : τε^{1} φίλον **x** om. **L** || **164** ἀμοιβαδὶς **xM** : ἀμοιβάδες **KL** || ἀλλήλοισι **A^{2}Bαz** : ἀλλήλοιϊν **Aδ** || **165** τερπόμενοι **αz** : τερπόμεναι **Aβ** || γάνυται **ABαK** : γάννυται **δLM** || βοὸς χροῒ **xK** : χροῒ βοὸς **LM** || καλλίκερως **xKL** : καλλίκερος **M** || **166** ἀποπλάζονται (-πλάξ- **B**) **xM** : ἀπολάζονται **L** ἀποχάζονται **K** || εἶναι Schneider^{1} : εἶναι **xz** || **167** νομῆος **xKL** : ὁμοῖος **M** || **168** ἄρκτος **xLM** : ἄρκτους **K** || ἀνεπλάσσατο **yz** : ἀνεπλάστατο **A** || **169** τονθρύζουσι **A^{2}H**, def. Silva : τονθρύζωσι Lehrs, cl. Π 541 τονθορύζουσι **A^{1}Ly** fere τονθορύζωσι **KM** || **171** πάντα παλύνει **HL** : πάντ' ἀπαλύνει **AβKM** πάνθ' ἀπαλύνει **G** πάντα καλύπτει **I** || **173** τόθι **yKL** : πόθι **M** τύθι **A** ut vid. || **174** βόσιος **xK^{2}** : βρόσιος (βρώσ- **M**) **K^{1}LM** || χεῖράς τε (etiam **K^{sl}**) λιχμαίνει **x** : χείλεσσι λιχαίνει **K^{1}LM** || ἄρκτος λιχμῶσα τοὺς ἑαυτῆς δακτύλους ἔκλεψεν ἐν χιμῶνι (sic) γαστέρος βίαν **F** in marg. || **176** τοῖά **K^{2}**, Turnebus Bodinus Boudreaux : τοῖο **A** τοῖον **y** τοῖος ὑ (pro τοῖά νυ) **K^{1}** τοίως **L** τῇ **M** || νύ που **AK^{2}** : ὕπου **β** ὑπὸ **αL** δ' ὕπο **M** || περὶ post που add. **K** || ἐν **y** : om. **Az**

πουλύποδες σκολιοὶ περὶ κύμασι μητίσαντο,
χείματος οἳ μεσάτου κρυερὴν τρείοντες ἐνιπὴν
κεύθονται πλαταμῶσιν ἑὰς πλοκαμῖδας ἔδοντες·
αὐτὰρ ἐπὴν ἔαρ ὑγρὸν ἐΰτροφον ἀνθήσειεν,
ἀκρέμονές σφισιν ὦκα νέοι πάλιν ἀλδήσκουσι,
καὶ πάλιν εὐπλόκαμοι δολιχὴν πλώουσι θάλασσαν.
Ἑξείης ἐνέπωμεν ἐΰσφυρον, ἠερόεντα,
κραιπνόν, ἀελλοπόδην, κρατερώνυχον, αἰπὺν ὄναγρον,
ὅστε πέλει φαιδρός, δέμας ἄρκιος, εὐρὺς ἰδέσθαι,
ἀργύρεος χροιήν, δολιχούατος, ὠκύτατος θεῖν·
ταινίη δὲ μέλαινα μέσην ῥάχιν ἀμφιβέβηκε,
χιονέης ἑκάτερθε περισχομένη στεφάνῃσι.
Χιλὸν ἔδει, φέρβει μιν ἅδην ποεσίτροφος αἶα,
ἀλλ' αὐτὸς κρατεροῖς ἀγαθὴ βόσις ἔπλετο θηρσί.
Φῦλα δ' ἀελλοπόδων ζηλήμονα πάμπαν ὀνάγρων,
πολλαῖσίν τ' ἀλόχοισιν ἀγαλλόμενοι κομόωσι·
θηλύτεραι δ' ἕσπονθ', ὅθι τοι πόσις ἡγεμονεύει·
πρὸς νομὸν ἰθύνουσιν, ἐπὴν ἐθέλῃσιν ἀνώγειν,
πρὸς πηγὰς ποταμῶν, θηρῶν μέθυ, καὶ πάλιν αἶψα
πρὸς λασίους οἴκους, ὅταν ἕσπερος ὕπνον ἄγῃσι.
Ζῆλον δ' ἄρσεσι πᾶσιν ἐπὶ σφετέροισιν ὀρίνει
υἱάσι νηπιάχοισι πανάγριος οἶστρος ἀναιδής·

177 περὶ **z** : παρὰ **x** || **178** οἳ **A^{2}z** : ἢ **βH** ἐκ **G** om. **A^{1}** || μεσάτου **xK^{2}LM** : μεγάλου **K^{1}** || τρείοντες **Aαz** : πνείοντος **β** || ἐνιπὴν **A^{2}yKL** : ἐνειπὴν **A^{1}** ἐνιπλὴν **M** || **181** πάλιν **xKL** : πόλιν **M** || **182** εὐπλόκαμοι **xKL** : εὐπλοκάμοιο **M** || **183** ἠερόεντα **xz**, def. Silva et Mersinias cl. Schol. ad loc. : ἠνεμόεντα Guietus, Nauck (cf. Cyn. III 98 τίγριες ἠνεμόεσσαι), Boudreaux || **185** ὅστε **xKL** : ὥστε **M** ὅσσε B. de Ballu in animadv. || δέμας **x** : μέγας **z** (μέγιστος **Π**) || **186** ἀργύρεος **xz**, cf. III 307, 329 : ἀργύφεος Brunck ap. Schneider[1] Wernicke || ὠκύτατος **zΠ** : ὀξύτατος **x** || **188** περισχομένη στεφάνῃσι **xKL** : περισχομένης ἑκάτερθε **M** || **189** φέρβει **xKL** : φέρει **M** || μιν **xKL** : νιν **M** || **190** θηρσί **yz** : θησίν **A** || **191** ἀελλοπόδων **A^{2}yz** : ἀλλοπόδων **A^{1}** || **192** ἀγαλλόμενοι κομόωσι **xKL** : ἀελλόκομόωσι **M** || **193** θηλύτεραι **yKL** : θηλύτηραι **A** θηλύτερα **M** || ἕσπονθ' **Bz** : ἕσποντ' **A** || ὅθι **xKL** : ὅτι **K** || **194** ἐθέλῃσιν **A^{2}z** : ἐθέλωσιν **x** || ἀνώγειν **AβG^{sl}KL** : ἀνάγειν **G^{1}M** || **195** πηγὰς **xKL** : πηγὸς **M** || θηρῶν **xLM** : θ' ἱρὸν **K** fort. recte || μέθυ **xKL** : μέθες **M** || **196** ὕπνον **AαBKLM^{2}** : ὕπνος **δM^{1}** || **197** ζῆλον **AαDEFIM** : ζῆλος **BCKL** || ὀρίνει (ὀρείνει **β**) **xKM** : ὀρίνειν **L** || **198** υἱάσι **xKL** : υἷασι **M**

ὁππότε θηλυτέρη γὰρ ἔχει τόκον Εἰλειθυίης,
ἄγχι μάλ' ἑζόμενος σφέτερον γόνον ἄντα δοκεύει·
καί ῥ' ὅτε νηπίαχος μητρὸς παρὰ ποσσὶ πέσῃσιν,
εἰ μὲν θῆλυ πέλει, προθέει τέκος, ἠδ' ἑκάτερθε
γλώσσῃ λιχμάζων φίλιον γόνον ἀμφαγαπάζει·
ἄρσενα δ' εἴ μιν ἴδοι, τότε δὴ τότε θυμὸν ὀρίνει
λευγαλέῳ ζήλῳ περὶ μητέρι μαινόμενος θήρ·
ἐκ δ' ἔθορεν μεμαὼς παιδὸς γενύεσσι ταμέσθαι
μήδεα, μὴ μετόπισθεν ἐὸν γένος ἡβήσειεν.
Ἡ δὲ λεχώ περ ἐοῦσα καὶ ἀσθενέουσα τόκοισι
παιδὶ λυγρῷ πολεμιζομένῳ μήτηρ ἐπαμύνει.
Ὡς δ' ὁπότ' ἐν πολέμῳ πολυκηδέϊ μητέρος ἄντην
νηπίαχον κτείνωσιν ἀπηνέες αἰχμητῆρες,
αὐτήν τ' αὖ ἐρύωσιν ἔτ' ἀσπαίροντι φόνοισιν
υἱέϊ πλεγνυμένην, στονόεν μέγα κωκύουσαν,
δρυπτομένην ἀταλήν τε παρηΐδα, νέρθε τε μαζῶν
αἵματι δευομένην θερμῷ λιαρῷ τε γάλακτι·
ὣς καὶ θῆλυς ὄναγρος ἐφ' υἱέϊ πάμπαν ἔοικεν

199 τόκον xz, def. Silva et Mersinias : κόπον Jacobs, Anth. palat. III p. 546, Boudreaux μόγον Brunck βέλος B. de Ballu in not. || Εἰλειθυίης x : Εἰλειθυίας z || **200** γόνον **xK^{sl}** (τόκον **Π**) : δόμον **z** || **201** νηπίαχος **K** : νηπίαχον **xLM** || πέσῃσιν **xKL** : πέδησιν **M** || **202** πέλει (-λη G) xz : πέλοι Schn.^{1} Brunck || προθέει **KL** (προσίεται καὶ ἀσπάζεται **Π**) : ποθέει **x** ποθέη **M** || τέκος **xKLM^{2}** : τόκος **M^{1}** || ἠδ' **xKM** : δδ' **L** || **203** φίλιον **yz** : φίλον **AB** || **204** ὀρίνει **xz** : ὀρίνθη G. Hermann, Orphica p. 739 || **205** περὶ μητέρι **z** : περιμήτορι **A** περὶ μήτορι **B** πυριμήτορι **δH** πολεμήτορι **G** πολεμήτωρ G. Hermann, Orphica, p. 739 || μαινόμενος **z** (μέμηνε **Π**) : ἀργαλέος **x** || **207** μετόπισθεν ἐὸν γένος **A^{2}z** : μετόπισθε νέον γέ μεν (με **H** μὲν **G**) **x** μετόπισθε νέος γέ μιν Brunck μετόπισθε νέον γένος Schn.^{2} μετόπισθ' ἐς ἐὸν γάμον vel μετόπισθ' ἑ κερῶν γάμον Tüselmann || ἡβήσειεν **xz** : ἀμβήσειεν Brunck || **209** πολεμιζομένῳ **xM** : πολεμιζομένη **L** πολεμιζέμεναι **K** || **210** ὡς δ' ὁπότ' **Az** : ὡς δέ ποτ' **y** || **211** ἀπηνέες **xKM** : ἀπανέες **L** || **212** ἔτ' ἀσπαίροντι **K**, def. Silva : ἐπισπαίροντι **A^{2}**, Boudreaux cl. Nonn. Dionys. X 108 ἐπισπαίροντα **A^{1}** ἔτι σπαίροντα **βH** ἔτι σπαίροντι **GLM** || **213** πλεγνυμένην **xKL** : πεπλεγνυμένην **M** || μέγα **A^{2}yz** : μετὰ vel μετα **A^{1}** || **214** δρυπτομένην **yz** : δρυπτομένη **A** || ἀταλὴν **xKL** : ἁπαλὴν **A^{2}MF** quod coniecerat Guietus || τε^{2} **xKL** : om. **M** || μαζῶν **xz** : μαζὸν Koechly || **215** λιαρῷ τε **xKL** : τε λιαρῷ **M**

οἰκτρὰ κινυρομένῃ καὶ δύσμορα κωκυούσῃ.
Φαίης κεν πανάποτμον, ἑὸν πάϊν ἀμφιβεβῶσαν,
μείλιχα μυθεῖσθαι καὶ λισσομένην ἀγορεύειν·
Ἄνερ, ἄνερ, τί νυ σεῖο προσώπατα τρηχύνονται,
ὄμματα φοινίχθη δέ, τά τοι πάρος αἰγλήεντα;
Οὐχὶ μέτωπον ἀθρεῖς λιθοεργέος ἄγχι Μεδούσης,
οὐ γόνον ἰοβόρον παναμειλίκτοιο δρακαίνης,
οὐ σκύμνον πανάθεσμον ὀριπλάγκτοιο λεαίνης.
Παῖδα λυγρὴ τὸν ἔτικτον, ὃν ἀρώμεσθα θεοῖσι,
παῖδα τεὸν γενύεσσι τεῇς οὐκ ἄρσενα θήσεις;
Ἴσχε, φίλος, μὴ τάμνε· τί μοι τάμες ; οἷον ἔρεξας;
παῖδα τὸ μηδὲν ἔθηκας, ὅλον δέμας ἐξαλαώσας.
Δειλὴ ἐγώ, πανάποτμος ἀωροτάτοιο λοχείης.
Καὶ σὺ τέκος πάνδειλον ἀλιτροτάτοιο τοκῆος.
Δειλὴ ἐγώ, τριτάλαινα, κενὸν τόκον ὠδίνασα.
Καὶ σὺ τέκος, τμηθεὶς οὐχὶ στονύχεσσι λεόντων,
ἀλλ' ἐχθραῖς γενύεσσι λεοντείῃσι τοκῆος.
Τοῖά τις ἂν πανάποτμον ἑὸν περὶ νήπιον υἷα
μυθεῖσθαι φαίη· τὸν δ' οὐκ ἀλέγοντα δαφοινοῖς
δαίνυσθαι στομάτεσσιν ἀμειδέα παιδὸς ἐδητύν.
Ζεῦ πάτερ, ὅσσον ἔφυ ζήλοιο πανάγριον ἦτορ.
Κεῖνον καὶ φύσιος κρατερώτερον εἰσοράασθαι
θῆκας, ἄναξ, δῶκας δὲ πυρὸς δριμεῖαν ἐρωήν,
δεξιτερῇ δὲ φέρειν ἀδαμάντινον ὤπασας ἄορ.

217 οἰκτρὰ A^{2}yz : οἰκτὰ A^1 || κινυρομένη **yLM** : κ+νυρομένη A^1 κιννυρομένη A^2 μινυρομένη **K** || **218** πάϊν **xK** : παῖδ' **LM** || ἀμφιβεβῶσαν z : ἀμφιβεβῶσα x || **220** προσώπατα **xKL** : πρόσωπα **BM** || **221** τά **xKL** : om. **M** || τοι **KL** : τ' ἦν Vir doct. ap. Schneider^1 τ' ἂν **xM** || **223** ἰοβόρον **xKL** : ἰοφόρον **M**, Pierson || **224** σκύμνον **xKL** : κύμνον **M** || ὀριπλάγκτοιο (ὀρειπλ- **K**) **yKL** : ὀριπλάκτοιο **M** ὀριπλαγκτοῖο **A** || **225** ἀρώμεσθα **xK** : ἀρώμεθα **HLM** || **226** v. praeb. **xK^2** in marg. **M** : om. **K^{1}L** || **227** τάμνε **xK** : τάμε **L** τέμνε **M** || τί μοι τάμες **xM** : τάμες τάμες **KL** || **228** ὅλον **xK** : ὀλοὸν **LM** || δέμας **Aβz** : παῖδα α || **231** ὠδίνασα **xKM** : ὠδίνησα **L** || **232** οὐχὶ στονύχεσσι **A^{1}CDEF^{1}H** : οὐχὶ ὀνύχεσσι **A^{2}GLM** οὐχί τ' ὀνύχεσσι **F^2** ἀλλ' οὐκ ὀνύχεσσι **K** || **234** ἂν **A^{2}yz** : ὃν **A^1** || ἑὸν **xKM** : καὶ **L** || **235** φαίη **Aαz** : φαίνη (-νεις **B**) β || **236** ἀμειδέα **yz** : ἀμηδέα **A** || **238** κεῖνον **xKLM^2** : κεῖνος **M^1** || κρατερώτερον **xKL** : καρτερώτατον **M**

Οὐ παῖδας τήρησε φίλους γλυκεροῖσι τοκεῦσιν,
οὐχ ἑτάρους πηούς τε μολών, οὐκ οἶδεν ὁμαίμους,
ὁππόταν ἀργαλέος τε καὶ ἄσπετος ἀντιβολήσῃ.
Κεῖνος καὶ προπάροιθεν ἑοῖσιν ἐφώπλισε παισὶν
αὐτοὺς ἡμιθέους καὶ ἀμύμονας ἡμιθεαίνας,
Αἰγείδην Θησῆα καὶ Αἰολίδην Ἀθάμαντα,
Ἀτθίδα τε Πρόκνην καὶ Θρηϊκίην Φιλομήλην,
Κολχίδα καὶ Μήδειαν ἀρίζηλόν τε Θεμιστώ.
  Ἀλλ' ἔμπης μετὰ φῦλον ἐφημερίων ἀλεγεινῶν
θηρσὶ Θυεστείην ὀλοὴν παρέθηκε τράπεζαν.
  Ἔστι δ' εὐκρήμνοις ἐπὶ τέρμασιν Αἰθιοπήων
ἱππάγρων πολὺ φῦλον, ἀκαχμένον ἰοφόροισι
δοιοῖς χαυλιόδουσι· ποδῶν γε μὲν οὐ μίαν ὁπλήν,
χηλὴν δ' αὖ φορέουσι διπλῆν, ἰκέλην ἐλάφοισι·
χαίτη δ' αὐχενίη μεσάτην ῥάχιν ἀμφιβεβῶσα
οὐρὴν ἐς νεάτην μετανίσσεται· οὐδὲ βροτείην
δουλοσύνην ἔτλη ποθ' ὑπερφίαλον γένος αἰνόν·
ἀλλ' εἰ καί ποθ' ἕλοιεν ἐϋστρέπτοισι βρόχοισιν
ἵππαγρον δολίοισι λόχοις μελανόχροες Ἰνδοί,
οὔτε βορὴν ἐθέλει μετὰ χείλεσιν αἶψα πάσασθαι
οὔτε πιεῖν, ὀλοὸς δὲ φέρειν ζυγὸν ἔπλετο δοῦλον.

241 τήρησε **K** : τηρῆσαι **xLM** || **242** ὁμαίμους **xLM** : ὅμαιμον **K** || **244** κεῖνος **xKL** : κείνους **M** || **246** Θησῆα (θησῆ **G**) **AαKM^2** : θησεῖα **βLM^1** || Ἀθάμαντα **xKL** : ἀδάμαντα **BM** ἀδάμας **Π** ἀθάμαντον **H** || v. **247** praeb. **xKL, M** in marg. || Ἀτθίδα **xKL** : ἀττίθα **M** || τε **K**, quod coniecerat Hermann, Orphica, p. 712 : καὶ **xLM** || **248** καὶ **LM**, quod coniecerat Hermann : τε **xK**. Sed cf. Rzach S.-B. Wien 95, 1880, 715 || **249** v. praeb. **xKL, M** in marg. || μετὰ **xKM** : μέγα **L** || ἐφημερίων (εὐημ- **M**) ἀλεγεινῶν (-γεινὸν **A**) **xM** : ἀκαχμένον ἰοφορόων (ex v. 252) cancellavit et s.l. correxit **K** ἀκαχμένον ἰοφορήων **L** || **250** Θυεστείην (Βυεστ **H**) fere **x** : θυεστίην **z** || **251** εὐκρήμνοις **Az** : ἐν (ἐνὶ **BC**, om. **E**) κρημνοῖς **y** ἐν εὐκνήμοις **Σ** || ἐπὶ **Aβz** : παρὰ **α** || Αἰθιοπήων **xKL** : αἰθοπήων **M** || **253** γε μὲν (μὴν **AB** νυ **H** ἐν **H^{sl}**) **xM** : γέμεν **KL** || **254** v. praeb. **A^{2}yz** : om. **A^1** || χηλὴν **xKM** : χολῆ vel σχολῆ **L** || διπλῆν **xKL** : πλῆν **M** || **255** χαίτη **A^{2}yz** : χηλὴν **A^1** || **256** βροτείην **z** : βροτοῖσιν **x** || **257** αἰνόν **xz** : αὐτῶν Koechly αἰνεῖν Hermann, Opusc. T. VIII, p. 45 || **258** ἐϋστρέπτοισι **xK** : ἐϋστρόφοισι (εὐστρ- **M**) **LM** || **260** αἶψα **xz** : οἷσι Koechly || **261** οὔτε **yz** : οὔτε τι **AB** || ὀλοὸς **xKM** : ὀλοὸν **L** || φέρειν (φέρει **HM**) ζυγὸν **xM** : ζυγὸν φέρειν (φέρει **K^1**) **K^{2}L**

Φράζεο καὶ δύο φῦλα δυσαντέα, καρχαρόδοντα,
μηλοφόνον τε λύκον δυσδερκέα τ' αὖθις ὕαιναν,
τὸν μὲν ποιμενίων τε καὶ αἰπολίων ὀλετῆρα,
τὴν δ' ἐχθρὴν σκυλάκεσσιν ἀρειοτέροις τε κύνεσσι·
τὸν μὲν νυκτέριον διὰ γαστρὸς ἄφυκτον ἐρωὴν
ἀρνειῶν ἐρίφων τε πολύπλοκον ἁρπακτῆρα,
τὴν δέ τε νυκτιπόρον καὶ νυκτιπλανῆ τελέθουσαν
οὕνεκά οἱ διὰ νύκτα φάος, σκότος αὖτε μετ' ἠῶ.
Εἴδεα δ' ἀμφοτέροις ἀνομοίϊα θηρσὶ δαφοινοῖς·
τὸν μὲν γάρ τε κύνεσσι πανείκελον ὠπήσαιο
μείζοσι ποιμενικοῖς, λασίη δ' ἐπιέσπεται οὐρή·
ἡ δέ τε κυρτοῦται μέσσην ῥάχιν, ἀμφὶ δὲ πάντη
λαχνήεσσα κυρεῖ, κατὰ δ' ἔγραπται δέμας αἰνὸν
κυανέης ἑκάτερθεν ἐπήτριμα ταινίῃσι·
στεινή τ' ἐκτάδιός τε πέλει καὶ νῶτα καὶ οὐρήν·
ῥινὸν δ' ἀμφοτέροισιν ἐπικλείουσιν ἀοιδοὶ
ῥιγεδανόν· τῆς μέν κε διατμήξας περὶ ποσσίν,
εἰ φορέοις, φορέοις σκυλάκων μέγα δεῖμα κραταιῶν,
καί σε κύνες κείνοισιν ἐπεμβεβαῶτα πεδίλοις
ἀντίον οὐχ ὑλάουσι πάρος γε μὲν ὑλακόωντες.

262 καὶ **Az** : om. **y** || δυσαντέα **az** : δυσάντεα **β** δυσάντέα **A** || **264** ποιμενίων **xKL** : ποιμνίων **M** || τε **Az** : om. **y** || αἰπολίων **xKL** : αἰπόλον **M** || **265** ἀρειοτέροις τε **xKL** : ἀρειοτέροισι **M** || **266** νυκτέριον **z** : νυκτερινὸν **x** || **267** ἀρνειῶν **K^1LM** : ἀρνῶν **α** ἀργεννῶν (ἀργενῶν **ACF**) **AβK^2** || πολύπλοκον **xz** : πολυκλόπον Brunck || **268** τε **z** : om. **x** || νυκτιπόρον **xKM** : νυκτοπόρον **L** || νυκτιπλανῆ (-πλανῆτιν **G**) τελέθουσαν **x** : νυκτιπλάνητον (η ex α **K**) ἐοῦσαν **z** || **269** μετ' ἠῶ (ἠὼ **H**) **αz** : με+' ἠῶ **A** μεθ' ἠῶ **B** μεθ' ἠώ **δ** || **272** λασίη **xKL** : λασιή **M** || **273** μέσσην **KL** : μεσάτην **x** μεσάτη **M** || πάντη **xKL** : πάντα **M** || || **274** δ' ἔγραπται **xLM** : δ' ἔδραπται **K** ἔρραπται Turnebus || **275** κυανέης **yz** : κυνέης **A** || ἑκάτερθεν **xKL** : ἑκάτερθε **M** || **276** νῶτα **AGβKL** : νῶτος **HM** || οὐρὴν **AβKL** : οὐρὴ **αM** || **277** δ' **z** : τ' **x** || ἐπικλείουσιν **A^2Gz** : ἐπεικλείουσιν **A^1H** ἐπικλύουσιν **β** || ἀοιδοὶ **z** (τινες τῶν παλαιῶν **Π**) : ὁδοῖσιν vel ὀδοῖσιν fere **x** θανοῦσι Pierson || **278** ῥιγεδανόν **xz** : ῥιγεδανὴν Hermann, Opusc. T. VIII, p. 45 || τῆς (=ὑαίνης) **xKL(Π)**, def. Silva : τοῖς **M** τοῦ Brodaeus || κε **KL** : τε **x** τοι **M** γε Schn.² τι Koechly || διατμήξας **xLM** : διατμήξαντε **K** || περὶ ποσσὶν **xK^2** : παρὰ ποσσὶν **L** τε ποσσὶν **M** πόδεσσιν **K^1** || **279** φορέοις² **AK^1LM** : φορέεις **K^2** om. **y** || κραταιῶν **ABz** : κραταιὸν **y** || **281** ὑλάουσι **xKM** : ὑλαοῦσι **L** || γε μὲν **yKM** : γέ μεν **AL** || ὑλακόωντες **xM** : ὑλακόεντες **KL**

Εἰ δὲ λύκον δείρας ῥινῶν ἄπο τεκτήναιο
τύμπανον εὐκέλαδον, Διδυμήϊον, ὠλεσίκαρπον,
μοῦνόν τοι μετὰ πᾶσι βαρύβρομον ἔκλαγεν ἠχήν,
καὶ μοῦνον παταγεῖ, τὰ δ' ἐΰθροα πρόσθεν ἐόντα
τύμπανα σιγάζει, κώφησέ τε πᾶσαν ἰωήν.
Καὶ φθίμενοι γὰρ ὄϊς φθίμενον λύκον ἐρρίγασι.
Θαῦμα δὲ καὶ τόδ' ἄκουσα περὶ στικτῇσιν ὑαίνῃς,
ἄρσενα καὶ θήλειαν ἀμείβεσθαι λυκάβαντι,
καί ῥ' ὅτὲ μὲν τελέθειν δυσδερκέα νυμφευτῆρα,
νωλεμὲς ἱμείροντα γάμων, ποτὲ δ' αὖθις ὁρᾶσθαι
θηλυτέρην νύμφην, λοχίην καὶ μητέρα κεδνήν.
'Αλλὰ λύκων τελέθει πολιότριχα πέντε γένεθλα,
εἴδεα δ' ἀλλήλοις ἀνομοίϊα τεκμήραντο
φῶτες ἀμορβῆες, τοῖσιν μάλα δήϊα φῦλα.
Πρῶτα μὲν ὃν καλέουσι θρασύφρονα τοξευτῆρα·
ξουθὸς μὲν πρόπαν εἶδος, ἀτὰρ περιηγέα γυῖα
καὶ κεφαλὴν φορέει πολὺ μείζονα καὶ θοὰ κῶλα·
γαστέρα δ' ἀργαίνουσαν ἔχει πολιῇ ῥαθάμιγγι·
σμερδαλέον δ' ἰάχει τε καὶ ὑψόθι πάμπαν ὀρούει,
αἰὲν ἐπισσείων κεφαλὴν πυρόεν τε δεδορκώς.
"Αλλος δ' αὖ μέγεθος μὲν ὑπέρτερος, ἄψεα δ' αὖτε
μηκεδανός, πάντεσσι θοώτερος ὦκα λύκοισι·
τὸν μέροπες κίρκον τε καὶ ἅρπαγα κικλήσκουσι.

282 λύκον **yz** : λύκων **A** || δείρας **xM** : δήρας **BKL** || ἄπο τεκτήναιο **z** : ἀποτεκτήναιο **x** || **283** εὐκέλαδον **xKL** : εὐκέλεδον **M** || ὠλεσίκαρπον **yz** : ἀλεσίκαρπον **A** || **284** βαρύβρομον **yz** : περίβρομον **A** || ἔκλαγεν **xM** : ἔκλαγγεν **KL** || **285** παταγεῖ **yz** : πατάγει **A** || δ' ἐΰθροα **yLM** : δ' εὐθρόα **A** δέ γ' ἀθρόα **K** || **286** σιγάζει **xK^{2}L** : σιράζει **K^1** σύζει **M** || κώφησέ **xKL** : κάφησέ **M** || **287** φθίμενοι **xz** : φθίμεναι Schn.[1] || ὄϊς **xLM** : ὄϊν **K** || **288** στικτῇσιν **xKL** : τυκτῇσιν **M** || ὑαίνῃς **βK** : ὑαίναις **AαL** ὑαίνοις **M** || **290** καί ῥ' ὅτὲ **K^{2}L** : καί ῥ' ὅτε **xK^1** καίρας ὅτὲ **M^1** κείρας ὅτὲ **M^2** καί ποτε Vir doct. ap. Schn. || **291** ἱμείροντα **xK** : ἱμείωντα **L** ἱμείροντι **M** || αὖθις **Bz** : αὖτις **x** || ὁρᾶσθαι **yz** : ὁράασθαι **A** || **292** λοχίην **xKM** : λοχιήν **L** || **295** μάλα **xKL** : μέλει **M** μέλε Lobeck, Pathol. serm. graec. Proleg., p. 249 || **297** ξουθὸς **yMΠ** : ξοῦθος **AL** ξανθὸς **K** || **300** δ' **x** : om. **z** || **301** πυρόεν τε **xKL** (πυρῶδες **Π**) : πυρόεντα **BM** || **302** ἄψεα δ' Rittershusius in marg. : αἶψα δ' ἄρ' **xz** || **304** κικλήσκουσι **xKL** : κυκλίσκουσι **M**

Πολλῷ σὺν ῥοίζῳ δὲ μάλ' ὄρθιος εἶσιν ἐπ' ἄγρην
πρώτῃ ὑπ' ἀμφιλύκῃ· ῥέα γάρ τ' ἐπιδεύετ' ἐδωδῆς·
χροιὴ δ' ἀργυρέη σελαγεῖ πλευράς τε καὶ οὐρήν,
ναίει δ' οὔρεα μακρά· τὰ δ' ὁππότε χείματος ὥρῃ
ἐκ νεφέων προχυθεῖσα χιὼν κρυόεσσα καλύψῃ,
δὴ τότε καὶ πόλιος πέλας ἵκετο θὴρ ὀλοόφρων,
πᾶσαν ἀναιδείην ἐπιειμένος οὕνεκ' ἐδωδῆς,
λάθρῃ τ' ἐμπελάει μάλα τ' ἤρεμος, εἰσόκεν ἄγρῃ
ἐγχρίμψῃ· τὴν δ' αἶψα θοοῖς ὀνύχεσσιν ἔμαρψεν.
Ἔστι δέ τις Ταύροιο νιφοβλήτους ὑπὲρ ἄκρας
ἐνδιάων Κίλικάς τε πάγους καὶ πρῶνας Ἀμανοῦ,
καλὸς ἰδεῖν, θήρεσσι πανέξοχος, ὃν καλέουσι
χρύσεον, ἀστράπτοντα περισσοκόμοισιν ἐθείραις,
οὐ λύκος, ἀλλὰ λύκου προφερέστερος αἰπύτατος θήρ,
χείλεσι χαλκείοισι τετυγμένος, ἄσπετος ἀλκήν.
Πολλάκι τοι καὶ χαλκὸν ἀτειρέα, πολλάκι δ' αὖτε
ἐμμενέως ἐτόρησε καὶ αἰχμήεντα σίδηρον.
Καὶ κύνα Σείριον οἶδε καὶ ἀντέλλοντα φοβεῖται·
αὐτίκα δὴ ῥωχμὸν καταδύεται εὐρέος αἴης
ἠὲ κατὰ σπήλυγγος ἀφεγγέος, εἰσόκεν ἄζης
ἠέλιος παύσαιτο καὶ οὐλομένου κυνὸς ἀστήρ.
Ἄκμονες αὖ δοιοί, φόνιον γένος, αὐχένα βαιοί,

305 σὺν ῥοίζῳ **xKL** : σκὺ ῥοίζω **M** || ὄρθιος **yKL**, def. Silva : ὀρθριος **MΠ** ὤριος **H** ὀρ+ιος **A** || **307** ἀργυρέη **z** : ἀργυφέη **x**, cf. autem III 186, 329, χροιῇ δ' ἀργυφέῃ Koechly || σελαγεῖ **yz** : σελάγει **A** || **309** καλύψῃ **AH**[sl]**β** : καλύψει **αz** || **310** πέλας **xKM** : πύλας **L** || **311** οὕνεκ' **z** : εἵνεκ' **x** || **312** τ'[1] **x** : δ' **z** || ἐμπελάει **yz** : ἐμπελάσει **AΣ** || ἄγρῃ **z** (ἀγρεύσειε **Π**) : αἶγα **x** αἰγὶ Schn.[1] Brunck || **313** ἐγχρίμψῃ **K** : ἐγχρίψη **AG**[sl]**βLM** ἐγχρίψει **α** || **314** ἄκρας **z** : ἀκτὰς **x** || **315** Κίλικάς **yKL** : κίληκάς **A** κύλικάς **M** || **316** ὃν καλέουσιν **z**, def. Ludwich cl. I 317, II 523, IV 182 : ὅντε καλεῦσι **x**, Boudreaux || **318** προφερέστερος **K**, Brunck, cf. III 112 : προφερέστατος **xLM** || αἰπύτατος **xK**[2] : αἰνότατος **K**[1] δριμύτατος **M** δριμὺς **L** || **319** τετυγμένος **y** : τεθηγμένος **z** τετ++μένος **A** || ἄσπετος **x** : ἄπλετος **z** || **320** δ' αὖτε **K**[1]**L** : λᾶαν **xK**[2]**M** || **323** αὐτίκα δὴ ῥωχμὸν (ῥυχμὸν **G**) καταδύεται **x** : αὐτίκα ῥωχμῷ (ῥοχμῷ **M**) δ' (om. **M**) ἐγκαταδύεται **z** || εὐρέος **xKL** : εὐρέης **M** || 324 ἄζης **xKM** : ἄζην **L** || **325** παύσαιτο καὶ οὐλομένου **xz** : παύσηται ἰδ' οὐλομένου Brunck, sed de optativi usu cf. I 103, IV 441

εὐρύτατοι νώτοισιν, ἀτὰρ λασιότριχε μηροὺς
καὶ πόδας ἠδὲ πρόσωπον ὀλίζονες, ὄμμασι βαιοί.
Τῶν ὁ μὲν ἀργυρέοις νώτοις καὶ γαστέρι λευκῇ
παμφαίνει, δνοφερὸς δὲ μόνων ἄκρα νείατα ταρσῶν·
ὅν τινες ἴκτινον πολιότριχα φῶτες ἔλεξαν.
Αὐτὰρ ὅγε χροιῇσι μελαινομένῃσι πέφανται,
μείων μὲν προτέροιο, τὸ δὲ σθένος οὐκ ἐπιδευής.
Θηρεύει δ' ἔκπαγλον ἐπὶ πτώκεσσιν ὀρούων·
πᾶσαί τ' ἐκ μελέων ὀρθαὶ φρίσσουσιν ἔθειραι.
Δηθάκι δ' αὖτε λύκοι καὶ πορδαλίεσσι δαφοιναῖς
εἰς εὐνὴν ἐπέλασσαν, ὅθεν κρατερόφρονα φῦλα,
θῶες· ὁμοῦ δὲ φέρουσι διπλοῦν μεμορυγμένον ἄνθος,
μητέρα μὲν ῥινοῖσι, προσώποις δ' αὖ γενετῆρα.
Τίγριδος αὖ μετέπειτα κλυτὸν δέμας ἀείδωμεν,
τῆς οὐ τερπνότερον φύσις ὤπασε τεχνήεσσα
ὀφθαλμοῖσιν ἰδεῖν θηρῶν μετὰ πουλὺν ὅμιλον.
Τόσσον δ' ἐν θήρεσσι μέγ' ἔξοχος ἔπλετο τίγρις,
ὅσσον ἐν ἠερίοισι ταὼς καλὸς οἰωνοῖσι.
Πάντα μιν ἀθρήσειας ὀρέσβιον οἷα λέαιναν,
νόσφι μόνου ῥινοῖο, τὸν αἰόλον ἐστεφάνωται,

327 v. om. et s.l. rest. **L^1** || νώτοισιν **z** : τ' ὤμοισιν **x** || λασιότριχε **xK^{2}L** : λασιότριχες **K^{1}M** || μηροὺς **xK^{2}L** : ἄκρους **K^1** ἄκρα **M** || **328** v. om. et mg. rest. **L^1** || πόδας **yz** : πόδες **A** || ὀλίζονες **xK** : ὀλιζόνες **L** ὀλίζοντες **M** || **329** ὁ **xKL** : om. **M** || ἀργυρέοις **xz** : ἀργυφέοις Schn.^{1}, sed cf. III 186, 307 || **331** ὅν τινες **xKL** : οἵτινες **M** || ἴκτινον **KL** : ἰκτῖνον (ἰκτίνον **A**) **xM** || **332** Αὐτὰρ **xKL** : ἀτὰρ **M** || πέφανται **x** : πέφαται **A^{2}z** || **333** σθένος **xKL** : στένος **M** || ἐπιδευής **Aβz** : ἐπιδεής **α** || **334** ὀρούων **Bαz** : ὁράων **Aδ** || **335** ἐκ μελέων (ἐμμελέων **G**) **yz** : ἐκ μελάων **A** || **336** δηθάκι **xK** : δηθάκις **L** πολλάκι **M** || λύκοι **xM** : λύκοις **KL** || πορδαλίεσσι **KL** : παρδαλίεσσιν **M** πορδαλίδεσσι **x** || δαφοιναῖς **x** : δαφοινοῖς **z** || **337** εἰς εὐνὴν **xM** : ὑσμίνην **KL** || ἐπέλασσαν **xLM** : ἐπέλασσεν **K** || κρατερόφρονα **z** : κρατερόχροα (κρατέχροα **δ**) **x** κρατερώνυχα Gesnerus; cf. autem II 464 || **339** μητέρα ... γενετῆρα **xz** : μητέρος ... γενετῆρος Schn.^{2} in annot. || προσώποις δ' αὖ **xM** : προσώποισιν **K** προσώποισιν δὲ **L** || Post v. 339 unum versum periisse censebat Koechly || **340** δέμας **xz** : γένος Schneider^2 || **341** τεχνήεσσα **A^{2}z** : τεθνήεσσα **x** || **342** μετὰ **xM** : ἐς **K** om. **L** || πουλὺν **yKL** : πολὺν **AM** || **344** ἠερίοισι **xKL** : ἡμερίοισι **M** || **345** μιν **xK^2** : μὲν **z** || **346** μόνου **αz** : μούνου **ADEF** μοῦνον **C^1** μόνον **B** || ῥινοῖο **A^{2}yz** : ῥοινοῖο **A^1**

δαίδαλα πορφύροντα καὶ ἄνθεσι μαρμαίροντα.
Τοίην μὲν πυρόεσσαν ὑπὸ βλεφάροισιν ὠπωπαὶ
μαργαρυγὴν στράπτουσιν· ἀτὰρ δέμας ἔπλετο τοῖον,
καρτερόν, εὔσαρκον· τοίη δολιχόσκιος οὐρή·
τοῖα περὶ στομάτεσσι προσώπατα· τοῖον ὕπερθε
νεύει ἐπισκύνιον· τοῖοι σελαγεῦσιν ὀδόντες.
Ὠκυτέρη τελέθει δὲ θοῶν πανυπείροχα θηρῶν·
αὐτῷ γάρ τε θέειν ἰκέλη Ζεφύρῳ γενετῆρι·
οὔτι γε μὴν γενετῆρι· τίς ἂν τάδε πιστώσαιτο,
θῆρες ὅτι δμηθεῖεν ὑπ' ἠέρι νυμφευτῆρι;
Ἔπλετο γὰρ κείνη κενεὴ φάτις, ὡς τόδε φῦλον
θῆλυ πρόπαν τελέθει, καὶ ἀδέμνιον ἄρσενός ἐστι·
δηθάκι γάρ κεν ἴδοις πολυανθέα καλὸν ἀκοίτην·
ῥεῖα γὰρ οὐκ ἂν ἕλοις· δὴ γάρ τε λιπὼν ἑὰ τέκνα
ἐμμενέως φεύγει, θηρήτορας εὖτ' ἂν ἴδηται·
ἡ δ' ἕπεται σκύμνοισιν, ἀνιάζουσά τε θυμόν,
χάρμα μέγ' ἀγρευτῆρσι, πρὸς ἄρκυας ἰθὺς ἱκάνει.
Κάπρος ἐνυαλίοις δὲ μέγ' ἔξοχος ἐν θήρεσσιν
εὐνὰς μὲν ποθέει πυμάτοις ἐνὶ βένθεσι κρημνῶν,
ἔξοχα δὲ στυγέει δοῦπον πολυηχέα θηρῶν.
Θηλυτέρη δ' ἀλίαστος ἐφορμαίνων ἀλάληται,
καὶ μάλ' ἐρωμανέων σφριγάᾳ· κατὰ δ' αὐχένος ὀρθαὶ

347 δαίδαλα **xKL** : δαιδάλεον **M** || **348** ὑπὸ **xL** : ἀπὸ **KM** || **349** στράπτουσιν **y** : στράπτουσ/// **A** ἀστράπτουσιν **z** || **350** καρτερόν **xLM** : κρατερόν **K** || εὔσαρκον **yz** : ἔνσαρκον **A** || **351** προσώπατα **xKL** : πρόσωπά τε (τε om. **G**)**GM** || ὕπερθε **x** fere **M** : ὕπερθεν **KL** || **352** νεύει **xK**^{2} : νεύει τ' **z** || τοῖοι **Aαz** : τοῖον **β** || σελαγεῦσιν **z** (cf. λευκοί **Π**) : λ+λαχεῦσιν **A** λαλαγεῦσιν **y** παταγεῦσιν Pierson σαλαγεῦσιν Schn.^{2} || **354** ἰκέλη **xKL** : ἰκέλι **M** || **355** οὔτι **yz** : οὔτε **ABC** || μὴν **xKM** : μὰν **L** || τίς **xKL** : τί **M** || **356** ἠέρι **xK**^{1} (cf. ἀήρ **Π**) : ἠελίῳ **K**^{2}**LM** || **357** τόδε **xK**^{2}**LM** : τότε **K**^{1} || **358** πρόπαν **xKM** : πέρ παν **L** || **360** γὰρ **xLM**, def. Mersinias : μὲν **K**, quod coniecerat Brunck ap. Schn.^{1} δ' ἄρ' item Brunck (cf. ἀλλά **Π**) δέ γ' item Brunck || ἕλοις **Aαz** : ἴδοις **β** || **362** ἕπεται **ADαKL** : ἕσπεται **BCFM** || σκύμνοισιν **xKL** : σκυμνοῖσιν **M** || **363** ἰθὺς **z** : εὐθὺς **x** || **364** ἐνυαλίοις **z** : ἐνυάλιος fere **x** || **365** πυμάτοις fere **x** : πυμάτων **z** || ἐνὶ **x** : ἐν **z** || **366** στυγέει **yz** : στεγέει **A** || **368** ἐρωμανέων **Aαz** : ἐρωμαινέων **β** || σφριγάᾳ Lobeck, Techn. p. 175, def. Meineke metri causa : σφριγᾷ **xz**, Boudreaux σφιγγᾷ **B** || κατὰ δ' αὐχένος ὀρθαὶ **x** : κατ' αὐχένα δ' ὀρθαὶ **K** κατ' αὐχένος δ' ὀρθαὶ **L** κατ' αὐχένα δ' ὀροαὶ **M** κατὰ δ' αὐχέν' ἔθειραι Lehrs in edit., p. V

φρίσσουσι τρίχες, οἷα περισσολόφων πηλήκων,
ἀφρὸν ἀποσταλάει τε κατὰ χθονός· αὐτὰρ ὀδόντων
ἕρκος ἐπικροτέει λευκόχροον ἄσθματι θερμῷ·
καὶ χόλος ἀμφὶ γάμοισι πολὺ πλέον ἠέπερ αἰδώς.
Θηλυτέρη δ' εἰ μέν κεν ὑποπτήξασα μένῃσιν,
ἔσβεσε πάντα χόλον, κατὰ δ' εὔνασε θηρὸς ἐρωήν·
εἰ δέ κ' ἀνηναμένη φεύγῃ φιλοτήσιον εὐνήν,
αὐτίκ' ὀρινόμενος θερμῷ πυρόεντι μύωπι
ἢ γάμον ἐξετέλεσσεν ἀνάγκῃ, ἶφι δαμάσσας,
ἢ νέκυν ἐν κονίῃσι βάλεν, γενύεσσιν ὀρούσας.
Ἔστι δέ τις κάπροιο φάτις πέρι, λευκὸν ὀδόντα
λάθριον ἐντὸς ἔχειν μαλερὴν πυρόεσσαν ἐνιπήν.
Σῆμα δ' ἐφημερίοισιν ἀριφραδὲς ἐρρίζωται·
ὁππότε γὰρ πολὺς ὄχλος ἐπήτριμος ἀγρευτήρων
σὺν κυσὶν εὐτόλμοισι ποτὶ χθόνα θῆρα βάλωνται,
αἰχμῇσιν δολιχῇσιν ἐπασσύτερον δαμάσαντες,
δὴ τότ' ἀπ' αὐχένος εἴ τις ἀειράμενος τρίχα λεπτὴν
θηρὸς ἔτ' ἀσθμαίνοντος ἐνιχρίμψειεν ὀδόντι,
αἶψα μάλα σφαιρηδὸν ἀνέδραμεν αἰθομένη θρίξ.
Καὶ δ' αὐτοῖσι κύνεσσιν ἐπὶ πλευρῆς ἑκάτερθεν,

369 πηλήκων **βKL** : πιλήκων **A** πηλίκων **G^{sl}M** || **370** ἀποσταλάει **xK^{2}** : ἀποστέλλει **K^{1}LM** || τε **xKL** : om. **M** δὲ Schneider^{2} || **371** ἕρκος Brunck, cf. enim III 414 : πολλὸν **xz** ὄχλον Vir doctus ap. Schn.^{1} || ἐπικροτέει **xK** : ἐπικρατέει **GLM** || λευκόχροον **x** : λευκοχρόῳ **z** || ἄσθματι **xKM** : ἄσματι **L** || θερμῷ **xK^{2}** : λευκῷ **K^{1}LM** || **373** μέν **xz** : μίν B. de Ballu || ὑποπτήξασα **xK** : ὑποτμήξασα **L** ἐπιπτήξασα **M** || **374** δ' **xz** : τ' Schn.^{2} || εὔνασε **x** : ἔσβεσε **z** || **375** φεύγῃ Turnebus : φεύγει **xz** || **376** in θερμῷ latere affectus nomen suspicatur Schn.^{2} || **377** ἀνάγκῃ, ἶφι **x** : ἀναγκαίηφι **KL** ἀναγκαίῃ ἶφι **M** || δαμάσσας **KL** : δαμάσας **xM** || **378** κονίῃσι **xKM** : κονίεσσιν **L** || βάλεν **xK** : βάλλε **L^{pc}** βάλλ' ἐν **L^{ac}** βάλ' ἐν **M** || **379** πέρι **xM** : περὶ **KL** || Inter v. 379 et v. 380 habet **L** ὀδόντι λευκῷ πληκτικωτάτῳ φέρειν | πῦρ λάθριον σύαγρος ἐκληρώσατο, et in marg. στίχοι ἰαμβικοί || **380** ἔχειν Guietus : ἔμεν **xz** || μαλερὴν **A^{2}yz** : μαλε+ρὴν **A^{1}** || **381** ἐφημερίοισιν **xKL** : ἐφ' ἡμερίησιν **M** || ἀριφραδὲς **xKL** : ἀμφιφραδὲς **M** || **382** ἀγρευτήρων **xK^{2}** : ἀγρευτῆρσι **K^{1}LM** || **384** ἐπασσύτερον **xKL** : ἐπ' ἀσσύτερον **M** ἐπασσυτέραις Schn.^{1} || **385** λεπτὴν **x** : λευκὴν **z** || **386** ἔτ' ἀσθμαίνοντος **xL** : ἐπ' ἀσθμαίνοντος **M** ἐπασθμαίνοντος **K** || ἐνιχρίμψειεν **xK** : ἐνιχρίψειεν **LM** || ὀδόντι **x** : ὀδοῦσιν **z** || **387** θρίξ **xKM** : τρίξ **L**

ἔνθα συῶν πέλασαν γενύων αἴθωνες ὀδόντες,
ἴχνια πυρσευθέντα διὰ ῥινοῖο τέτανται.
Ὑστρίγγων δ' οὔπω τι πέλει κατὰ δάσκιον ὕλην
ῥίγιον εἰσιδέειν οὐδ' ἀργαλεώτερον ἄλλο·
τῶν ἤτοι μέγεθος μὲν ὁποῖα λύκοισι δαφοινοῖς,
βαιόν, ὀλιζότερον, κρατερὸν δέμας, ἀμφί τε ῥινὸς
τρηχείαις λασίῃσι πέριξ πέφρικεν ἐθείραις,
ὁπποίαις θωρήξατ' ἐχίνων αἰόλα φῦλα.
Ἀλλ' ὅτε μιν σεύωσιν ἀρείονες ἔξοχα θῆρες,
δὴ τότ' ἐμήσατο τοῖα. Θοὰς δ' ἔφριξεν ἐθείρας,
καί τ' ὀπίσω νώτοισιν ἀκαχμένον ὠκυπέτοισιν
ἰθὺς ἀκοντίζει μαλερὸν βέλος· ἀμφότερον δὲ
φεύγει τ' ἐμμενέως καὶ ἀλευόμενος πολεμίζει.
Δηθάκις ἔκτεινεν κύνα κάρχαρον· ὧδέ κε φαίης
αἰζηὸν τόξων δεδαηκότα τοξεύεσθαι.
Τοὔνεκεν ὁππότε μιν θηρήτορες ὠπήσωνται,
οὔτι κύνας μεθιᾶσι, δόλον δ' ἐπετεκτήναντο,
τὸν μετέπειτ' ἐρέω, θηρῶν φόνον ὁππότ' ἀείδω.
Ἰχνεύμων βαιὸς μέν, ἀτὰρ μεγάλοισιν ὁμοίως
μέλπεσθαι θήρεσσι πανάξιος οὕνεκα βουλῆς

389 συῶν **z** : συὸς **x** || πέλασαν γενύων **z** : γενύων πέλασαν **x** || αἴθωνες **ABKL** : αἴθονες **δHM** αἴθεινες **G** || **391** ὑστρίγγων **xKM** : ὑστρίγων **L** Ὑστρίχων Bodinus || **392** οὐδ' **z** : οὔτ' **x** || ἀργαλεώτερον **yz** : ἀργαλεώτερος **A** || **394** τε **xz** : δὲ Schneider[2] || **395** λασίῃσι **z** : λασίαισι **x** || πέφρικεν **xKL** : πέφυκεν **M** || **396** θωρήξατ' **xL** : θωρήξαντες **KM** θωρήσσετ' Guietus || **397** ἀρείονες **yz** : ἀρήονες **A** || **398** τότ' ἐμήσατο **δz** : τότε μήσατο **Aα** || **399** ὀπίσω **xKL** : ὀπίσων **M** || ὠκυπέτοισιν **K** : ὠκυπέτῃσιν **xLM** ὀξυβελέσσιν Lobeck, Paralip. p. 265 sq. (cl. Hal. II 346) || **400** μαλερὸν **xKL** : μελερὸν **M** || **401** ἀλευόμενος **z** : ἀλευάμενος **x** || **402** δηθάκις **xz** : δηθάκι δ' Turnebus || **403** αἰζηὸν **y** fere **z** : αἰζηῶν **ABC** || τόξων **xKL** : τόξον **M** || τοξεύεσθαι **xKL** : τοξεύεσθαι ἴδωνται **M** || **404** ὠπήσωνται **GH**[sl]**KL** : ὠπήσονται **AHβ** ἀπήσωνται **M** || **405** ἐπετεκτήναντο (ἐπεκτ- **H**, ἐπιτ- **BC**) **x** (ἐπιτεχνῶνται **Π**) : ἐπετεκμήραντο **K** ἐπιτεκμήραντο **LM** || **406** τὸν μετέπειτ' **yz** : τῶν μὲν ἔπειτ' **A** || ἐρέω **xKL** : ἐρέα **M** || θηρῶν **yz** : θηρὸν **A** || ἀείδω **xz** : ἀείσω Schn.[1] || **407** ἰχνεύμων **xKL** : ἰχνεύων **M** || βαιὸς μέν **xKL**[2]**M** : μὲν βαιὸς **L**[1] || ὁμοίως **AGK**[2]**LM** : ὁμοῖος **βK**[1] ὁμοῖος μένος **H** || **408** μέλπεσθαι **xK**[2]**LM** : τοὔνεκα καὶ **K**[1] || οὕνεκα (οὗν- **M**) **z** : εἵνεκα **x**

ἀλκῆς τε κρατερῆς ὑπὸ νηπεδανοῖς μελέεσσιν.
Ἦ γάρ τοι κέρδεσσι κατέκτανε διπλόα φῦλα,
ἑρπηστῆρας ὄφεις τε καὶ ἀργαλέους κροκοδείλους,
κείνους Νειλῴους, φόνιον γένος· ὁππότε γάρ τις
θηρῶν λευγαλέων εὕδῃ τρίστοιχα πετάσσας
χείλεα καὶ χάος εὐρὺ καὶ ἄσπετον αἰόλον ἕρκος,
δή ῥα τότ' ἰχνεύμων δολίην ἐπὶ μῆτιν ὑφαίνων
λοξοῖς ὀφθαλμοῖσιν ἀπείρονα θῆρα δοκεύει,
εἰσόκε δὴ βαθὺν ὕπνον ἐνὶ φρεσὶ πιστώσαιτο·
αἶψα δ' ἄρ' ἐν ψαμάθοισι καὶ ἐν πηλοῖσιν ἐλυσθεὶς
ῥίμφ' ἔθορεν, πυλεῶνα διαπτάμενος θανάτοιο
τολμηρῇ κραδίῃ, διὰ δ' εὐρέος ἤλυθε λαιμοῦ.
Αὐτὰρ ὅγ' ἐξ ὕπνου βαρυαέος ἔγρετο δειλός,
καὶ κακὸν ἐν λαγόνεσσι φέρων τόσον ἀπροτίελπτον,
πάντῃ μαινόμενος καὶ ἀμήχανος ἀμφαλάληται,
ἄλλοτε μὲν ποτὶ τέρματ' ἰὼν μυχάτου ποταμοῖο,
ἄλλοτε δ' ἐν ψαμάθοισι κυλινδόμενος ποτὶ χέρσον,
ἄγριον ἀσθμαίνων, στρωφώμενος ἀμφ' ὀδύνῃσιν.
Αὐτὰρ ὅγ' οὐκ ἀλέγει, γλυκερῇ δ' ἐπιτέρπετ' ἐδωδῇ·
ἤπατι δ' ἄγχι μάλιστα παρήμενος εἰλαπινάζει·
ὀψὲ δέ τοι προλιπὼν κενεὸν δέμας ἔκθορε θηρός.
Ἰχνεῦμον, μέγα θαῦμα, μεγασθενές, αἰολόβουλε,

409 ὑπὸ νηπεδανοῖς (εἰπὼν ἠπ- **M**) μελέεσσιν **z**, def. Ludwich, cf. I 85 εὐφόρτοις μελέεσσιν : ὑπὸ νηπεδανοῖσι μέλεσσιν **x** || **410** ἠ̃ **yz** : ἦ **A** || **411** ἑρπηστῆρας **x** : ἑρπυστῆρας **KM** ἑρπιστῆρας **L** || **412** Νειλῴους **x** : δειλαίους **z** || φόνιον **z** : φόνιόν τε **x** || **413** εὕδῃ **x** : εὕδει **z** || τρίστοιχα **x** : τρίστιχα **z** || **415** δολίην **xKL** : δολιήν **M** || ἐπὶ **xKL** : ὑπὸ **M** || **417** δὴ **xKL** : om. **M** τοι Schn.[1] sed cf. II 71 || ἐνὶ **z** : ἐπὶ **x** || πιστώσαιτο **z** : πιστώσηται **x** || **418** ἐλυσθεὶς **AHL** : ἑλισθεὶς **βM** ἐλυθεὶς **G** ἐλυσθεὶς vel ἐλισθεὶς **K** || **419** πυλεῶνα **yz** : πυλεῶνα καὶ **A** || διαπτάμενος **xKL** : διαπτόμενος **M** || **421** ὅγ' **xL** : ὅτ' **KM** || βαρυαέος **x** fere **KL** : βαρυάεος **M** || **422** κακὸν **xLM** : μακρὸν **K** || ἀπροτίελπτον **x** : ἀπροτίοπτον **z** || **423** ἀμφαλάληται **xKLM**[2] : ἀμφιλάληται **M**[1] || **424** v. praeb. **xKL** : om. **M** || τέρματ' **xKL** : τέλματ' d'Arnaud, Schneider[2] || ποταμοῖο **xK** : πόντοιο **L** || **425** ἄλλοτε **xKL** : ἀλλ' ὅτε **M** || δ' ἐν **z** : δ' αὖ **x** || **427** δ' **xM** : τ' **KL** || **429** ὀψέ **xKL** : ὁδὲ **M** || τοι **xKM** : τι **L** || **430** Ἰχνεῦμον **AαBKL** : ἰχνεύμων **δM** || μέγα θαῦμα **AHβK**[2] (Cf. in Arat. Phaenom. 15 μέγα θαῦμα et in Nonn. Dionys. IV 436 ; VI 359 ; VIII 256 etc. ὦ μέγα θαῦμα) : μεγάθυμε **GK**[1]**LM**

ὅσσην τοι κραδίη τόλμαν χάδεν. Ὅσσον ὑπέστης
ἀγχίμολον θανάτοιο τεὸν δέμας ἀμφὶς ἐρείσας.
Ἀσπίδα δ' ἰοφόρον τοίαις ἐδαμάσσατο βουλαῖς.
Πᾶν δέμας ἐν ψαμάθοισι καλύψατο θῆρα δοκεύων,
νόσφι μόνης οὐρῆς τε καὶ ὀφθαλμῶν πυροέντων·
οὐρή οἱ δολιχὴ γὰρ ὀφιονέη τε τέτυκται,
ἄκροισιν κεφαληδὸν ἐειδομένοισι κορύμβοις,
ἄντα μελαινομένη, θηρῶν φολίδεσσιν ὁμοίη.
Τὴν δ' ὅτε φυσιόωσαν ἔχιν ψολόεσσαν ἴδηται,
ἀντία γυρώσας προκαλέσσατο θῆρα δαφοινήν.
Ἀσπὶς δ' ἰοφόρον πέλας ἀντήειρε κάρηνήν,
στήθεά τ' ηὔρυνε, στυφελὸν δ' ὑπέσηρεν ὀδόντα,
μαρναμένη γενύεσσιν ἐτώσια λευγαλέῃσιν.
Ἀλλ' οὐκ ἰχνεύμων τότ' ἀρήϊος ἐν ψαμάθοισι
δηθύνει, πικρῶν δὲ θορὼν ἐδράξατο λαιμῶν,
δαρδάπτει δὲ γένυσσιν ἑλισσομένην ἑκάτερθε,
καὶ νέκυν αὐτίκ' ἔθηκ', ἀποφώλιον ἐκπτύουσαν

431 δσσην **xL^{2}M** : δσση **L^{1}K** || **432** ἀγχίμολον **xKM** : ἀγχίμολόν γε **L** || ἀμφὶς **xz** : ἀχρὶς Koechly || ἐρείσας **xM** : ἐρεῖσαι **KL** || **433** ἀσπίδα δ' ἰοφόρον **xKM** : ἀσπίδ' ἰοφόρον **L** || **436** τε **HKL** : γε **AGβM** || **437** κεφαληδὸν ἐειδομένοισι Turnebus, def. Silva : κεφαλὴν δονέει δομένοισι (δονέ' εἰδομ- fere **δ**, δονέει δ' εἰδομένη **G**) **x** κεφαλὴν (κεφαλὴ **M**) δοκέει δέ μεν (δόμεν pro δέ μεν **L**) οἷσι **z** κεφαληδὸν ἑλισσομένοισι Schn.^{2} κεφαλὴ δοκέει δ' ἔμεν οἷσι B. de Ballu κεφαληδὸν ἐειλομένοισι Keydell κεφάληφιν ἑλισσομένοισι Gesnerus κεφαλὴν δονέει δ' ὀλοοῖσι (aut δολίοισι) Brodaeus || «versum sensui inutilem, spurium esse» censebat Brunck inter parentheses quadratas Terzaghi || **439** ἔχιν **A^{2}yK^{2}LM** : ἔχειν **A^{1}B^{1}K^1** || ψολόεσσαν **xKL** : ψιλόεσσαν **M** || **440** γυρώσας **yz** : γυρώσασα **A** || δαφοινήν **x** : δαφοινόν **z** || **441** ἀσπὶς δ' **yz** : ἀσπίδ' **A** || πέλας ἀντήειρε (ἀντίειρε **L**) **Hz** : πελάσαντ' ἤειρε **Aβ** πελάσασ' ἤειρε **G** καλέσας ἄντ' ᾖρε Bodinus πελάσασ' ἄντ' ᾖρε Köchly || **442** ηὔρυνε **xLM** : ἤβρυνε **K** || δ' **αz** : τ' **AB** γάρ **L^2** θ' Rittershusius om. **δ** || ὑπέσηρεν **A** : ὑπέσυρεν **yK** ὑπέσηλεν **L** ὑπέδηλεν **M** θ' ὑπέφηνεν aut τε σέσηρεν Brunck τε σέσηρεν Schn.^{1} in animadv. || **443** γενύεσσιν **xK^{2}LM** : τε γενύεσσιν **K^1** || λευγαλέῃσιν **xLM** : λευγαλέοισιν **K** || **445** πικρῶν **xK** : πικρὸν **LM** || θορὼν **GKL** : θορῶν **AβHM** || **446** δὲ **xK^2** : om. **K^{1}LM** τε Schn.^{1} || γένυσσιν **BαK^2** : γενύεσσιν **AδK^{1}LM** || **447** αὐτίκ' **xM** : αὐτὴν **KL** || ἔθηκ' **x** : θῆκ' **K** ἔθηκεν **LM** || ἀποφώλιον **xKL** : ἀπολώιον **M**

πευκεδανὸν θανάτοιο, φίλον ζαμενῆ χόλον, ἰόν.
Ναὶ μὴν αἰολόβουλος ἐπ' ἀγραύλοισι μάλιστα
θηρσὶ πέλει κερδώ, μάλ' ἀρήϊος ἐν πραπίδεσσι·
καὶ πινυτὴ ναίει πυμάτοις ἐνὶ φωλειοῖσιν,
ἑπταπύλους οἴξασα δόμους τρητάς τε καλιὰς
τηλόθ' ἀπ' ἀλλήλων, μή μιν θηρήτορες ἄνδρες
ἀμφὶ θύρῃ λοχόωντες ὑπὸ βροχίδεσσιν ἄγωνται·
ἀργαλέη γενύεσσι καὶ ἀντία δηρίσασθαι
θηρσί τ' ἀρειοτέροισι καὶ ἀγρευτῆρσι κύνεσσιν.
Εὖτε δὲ χεῖμα πέλει κρυερὸν βόσιός τε χατίζει,
γυμναὶ δ' ἡμερίδες περὶ βότρυσιν ἰνδάλλονται,
δὴ τότε καὶ θήρην πικρήν τ' ἐπὶ μῆτιν ὑφαίνει,
οἰωνούς τε δόλοισιν ἑλεῖν καὶ τέκνα λαγωῶν.
Ἔννεπέ μοι κἀκεῖνα, πολύθροε Μοῦσα λίγεια,
μικτὰ φύσιν θηρῶν, διχόθεν κεκερασμένα, φῦλα,
πόρδαλιν αἰολόνωτον ὁμοῦ ξυνήν τε κάμηλον.
Ζεῦ πάτερ, ὅσσα νόησας, ὅσ' εἴδεα νῶϊ φύτευσας,

448 πευκεδανὸν **xLM**, Boudreaux, def. Giangrande, probavit Silva : πευκεδανοῦ **K** || θανάτοιο **yz** : θανάτοι **A** || ζαμενῆ (-νῆ δ) χόλον **xz** : ζαμενηχόλον **H** ζαμενήχολον Turnebus, Bodinus, sed cf. Opp. Hal. I 561 || ἰόν **xLM** : ἰοῦ **K** || θανάτοιο βέλος ζαμενῆ χόλον ἰοῦ Lehrs || **449** ἀγραύλοισι **xKM** : ἀγαύροισι **L** || **451** πινυτὴ **xM** : πινυτὴν **KL** || ναίει **xK^{2}M** : ἄϊεν **K^{1}L** || **452** οἴξασα **xKM** : εἴξασα **L** || τρητάς **xKL^{1}M** : τριτὰς **HL^2** || **454** θύρῃ **Aβ** : θήρῃ **αM** θύρην **KL** || λοχόωντες **xLM** : λαχόωντες **K** || βροχίδεσσιν **yz** : βρυχίδεσσιν **A** || ἄγωνται **yz** : ἄγονται **A** || **455** δηρίσασθαι **xKL** : δηρήσασθαι **M** || **456** θηρσί τ' **z** : θηρσὶν **x** || καὶ **xLM** : ἠδ' **K^1** ἰδ' **K^2** || **457** πέλει **xz** : πέλῃ Turnebus || τε **z** : δὲ **x** || χατίζει **αz** : χατίζῃ **Aβ** || **458** δ' **xz** : θ' Schn.^{1} || ἡμερίδες **CDGz** : ἱμερίδες (ἰμ- **EF**) **AβH** || περὶ **xK^{2}LM** : παρὰ **K^1** || ἰνδάλλονται **xz** : ἰνδάλλωνται Turnebus || **459** θήρην πικρήν τ' **K**, def. Silva : περὶ θῆρα (θήραν **G**) πικρὴν **x** θῆραν πικρήν τ' **L** θήραν πικρὰν **M** θήραν πικρὴν B. de Ballu θηρᾶν πικρὴν B. de Ballu in not. δὴ καὶ θηρσὶ πικρὴν Schneider^2 θήραν περὶ πικρὴν Koechly θήρης πικρὴν Lehrs in ed. (cf. praef., p. II) θήρῃ πικρὴν Brunck, Boudreaux || **460** ἑλεῖν **xz** : ἕλεν Schn.^{2} || **461** λίγεια **xK** : λιγεῖα **LM** || **462** διχόθεν κεκερασμένα **xKL** : θιχόθεν κερασμένα **M** || **463** πόρδαλιν **x** : πάρδαλιν **z** || κάμηλον **z** : καμήλῳ **x** || **464** ὅσσα νόησας (νοήσας **H**) **x** : δσσ' (ὅσ' **M**) ἐνόησας **z** || ὅσ' (ὅσσ' **H**) **AαKL** : ὅς **β** ὥς **M** || νῶϊ **ABαz** : νῷϊν **δ** || φύτευσας **xKL** : φυτεύσας **MH**

ὅσσα βροτοῖσιν ὄπασσας, ὅσ' εἰναλίοις νεπόδεσσιν.
Ὃς τόδ' ἐμήσαο πάγχυ καμήλων αἰόλον εἶδος,
ἀμφιέσας ῥινοῖσιν ἀναιδέσι πορδαλέοισι
φαίδιμον, ἱμερόεν, τιθασὸν μερόπεσσι γένεθλον.
Δειρή οἱ ταναή, στικτὸν δέμας, οὔατα βαιά,
ψιλὸν ὕπερθε κάρη, δολιχοὶ πόδες, εὐρέα ταρσά,
κώλων δ' οὐκ ἴσα μέτρα, πόδες δ' οὐ πάμπαν ὁμοῖοι,
ἀλλ' οἱ πρόσθεν ἔασιν ἀρείονες, ὑστάτιοι δὲ
πολλὸν ὀλιζότεροι, καί τ' ὀκλάζουσιν ὁμοῖοι.
Ἐκ δὲ μέσης κεφαλῆς δίδυμον κέρας ἰθὺς ὀρούει,
οὔτι κέρας κερόεν, παρὰ δ' οὔατα μεσσόθι κόρσης
ἀβληχραὶ κροτάφοισιν ἐπαντέλλουσι κεραῖαι·
ἄρκιον, ὡς ἐλάφοιο, τέρεν στόμα, λεπταλέοι τε
ἐντὸς ἀρηρέδαται γαλακτόχροες ἀμφὶς ὀδόντες·
αἴγλην παμφανόωσαν ἀπαστράπτουσιν ὀπωπαί·
οὐρὴ δ' αὖτ' ἐλάχεια, θοαῖς ἅτε δορκαλίδεσσιν,
ἄκρῃσιν μετόπισθε μελαινομένῃσιν ἐθείραις.

465 βροτοῖσιν **x** : βροτοῖς **z** βοτοῖσιν Schneider^1 || ὄπασσας **ABα** : ὤπασσας (ὤπασας **M**) **z** fere **δ** || ὅσ' (ὅσσ' **H**) εἰναλίοις **αz** : ὅσσην (ὅσην **β**) ἁλίοις **Aβ** || **466** τόδ' ἐμήσαο **ABαKL** : τόδε μήσαο **δ** τότ' ἐμήσω **M** || **467** ἀμφιέσας **αz** : ἀμφιέσαο (-έσσαο **δ**) **Aδ** ἀμφιέσας ὁ **B** || πορδαλέοισι Schn.^{1} : πορδαλίεσσι **xKL** παρδαλίεσσι **M** ῥινοῖς αἰγληέσι πορδαλιδήων Brunck || **468** ἱμερόεν **xKL** : ἡμερόεν **M** || μερόπεσσι γένεθλον **KL** : γένος ἀνθρώποισι **xM** || **470** κάρη **xKM** : κάρα **L** || **470** εὐρέα - **471** πόδες praeb. **xKL** : om. **M** || **471** alt. δ' **AαKL** : om. **β** τ' Schneider^2 || **472** praeb. **xKM** : om. **L** || ἀλλ' οἱ πρόσθεν **yKM** : ἀλλὰ πρόσθεν **A** || **473** praeb. **xKM** : om. **L** || ὀλιζότεροι **x**K^2**M** : ὀλιζότερον K^1 || καί **KM** : κατά **x** || ὁμοῖοι **AβKM** : ὁμοῖα **G** et fort. H^{ac} || **475** κερόεν **ABαz** : κέρωσεν (-σιν C^1) **δ** || παρὰ **xKL** : π^ϵ **M** || κόρσης **yz** : κάρσης **A** κόρσην **B** || **476** ἐπαντέλλουσι **x** : ἀπαντέλλουσι **z** || **477** ἐλάφοιο **xKL** : ἐλάφοις **M** || **478** ἀρηρέδαται **yz**, def. Silva : ἀρρηρέδαται **A** ἐρηρέδαται Schneider^1, Boudreaux ἐρειρέδαται Turnebus, Bodinus || γαλακτόχροες **xz**, def. Silva : γλακτόχροες Guietus, Wassius γαλατόχροες G. Dindorf, Thes. graec. ling. s.v. γαλακτόχρους, γαλακόχροες I. Kapp, Callim. Hecalae fr. 64, 4 (Berlin 1915), p. 49, sed cf. Korzenszky et Keydell, Griech. Poesie 1929, 52 || **479** ὀπωπαὶ **x**K^2**M** : ὀπωπαῖς K^1**L** || **480** αὖτ' **x** : αὖτε **z** || ἐλάχεια (ἐλεύχεια **G**) **x** : λαχεῖα **L** βραχεῖα **KM** || ἅτε **xKL** : ἄρτι **M** || **481** ἄκρῃσιν **z** : ἄκραισιν **x** || μετόπισθε **xLM** : μετόπισθεν **K** || μελαινομένῃσιν **Az** : μελαινομέναισιν **y**

Ναὶ μὴν ἄλλο γένεθλον ἐμοῖς ἴδον ὀφθαλμοῖσιν
ἀμφίδυμον, μέγα θαῦμα, μετὰ στρουθοῖο κάμηλον·
τὴν ἔμπης κούφοις μεταρίθμιον οἰωνοῖσι
καὶ πτερόεσσαν ἐοῦσαν ἐμαὶ μέλψουσιν ἀοιδαὶ
οὕνεκεν ἡμετέρης μιν ἕλεν νόμος αἰόλος ἄγρης.
Οὔτε γὰρ ὀρνίθων σφε δαμάσσατο δήϊος ἰξός,
οὔτε δέ γ' ἠερίην δόνακες πατέοντες ἀταρπόν,
ἀλλ' ἵπποι σκύλακές τε θοοὶ καὶ ἀείδελα δεσμά.
Τῆς ἤτοι μέγεθος μὲν ὑπέρβιον, ὅσσον ὕπερθε
νώτοις εὐρυτάτοισι φέρειν νεοθηλέα κοῦρον·
καὶ πόδες ὑψιτενεῖς, ἴκελοι νωθῇσι καμήλοις,
ὁπποῖον θαμινῇσιν ἀρηράμενοι φολίδεσσι
σκληρῆς ἄχρι διπλῆς ἐπιγουνίδος· ὕψι δ' ἀείρει
βαιὴν μὲν κεφαλήν, πολλὴν δὲ τανύτριχα δειρὴν
κυανέην· κείνῃσι πολὺ πτερόν· οὐ μὲν ὕπερθεν
ἠέρος ὑψιπόροισιν ἐπιπλώουσι κελεύθοις,
ἀλλ' ἔμπης θείειν ποσσὶ κραιπναὶ τελέθουσαι
αὐτοῖσιν φορέουσιν ἶσον τάχος οἰωνοῖσιν.

482 ἐμοῖς **xK** : ἐμοῖσιν **LM**, cf. Lobeck Paral. 530 || **484** κούφοις **xK**^{2} : κούφοισι **K**^{1}**LM** || **485** μέλψουσιν **Aβz** : μέλπουσιν **α** || **488** δέ γ' ἠερίην **z** : δι' ἠερίην **EF**^{2}**α** δ' ἠερίην **AB** διηερίην **CDF**^{1} || **489** ἵπποι **xKL** : ἵπποις **M** || ἀείδελα **αM** : ἀειδέα **Aβ** ἀηδέα **KL** || **492** νωθῇσι **AβG** : νωθοῖσι **C**^{1}**D**^{1}**H** νωθροῖσι **z** νωθραῖσι Schn.^{2} νωθρῇσι Myer cl. III 463 ubi κάμηλος femin. || **493** ὁπποῖον **xLM** : ὁπποίην **K** || **494** σκληρῆς (-ρῆς **AHCE**) **x** : σκληροῖς **z** || ἄχρι **xKL** : ἄγχι **M** || διπλῆς **xKL** : διπλοῖς **M** || ὕψι **xKM** : ὗο **L** || **496** κείνῃσι **xK**^{2} : κίνησε **K**^{1}**LM** κίνυσι in ed. Vascosana (1549) || πολὺ πτερόν **F**^{2}**G** : πολύπτερον **AHLM** πολυπτερόν **β** πουλύπτερον **K** sed fort. πολύπτερον **K**^{2} || Post v. 496 vv. IV 74-76 perperam inserti in omnibus mss (cf. **Π** p. 36, 10-12), Rittershusio in Commentariis delendi esse visi sunt || **IV 74-76** cancellati **K** || βορῆν **A** : βορὴν **βHz** βορρῆν **G** βορρᾶν **Π** || σαλαγεῦντος (-γεῦτος **G**) **y** : σελαγεῦντος (-γεῦτος fort. **M**^{ac}) **Az** || ἔπι **xLM** : ἐπὶ **K** || δροσεροῖο νότοιο **xKL** : δροσερδονότοιο **M** || **75** εὔρου **ABαz** : εὔρους **δ** || ζεφυρίτισιν **x** : ζεφυρῆισιν **KL** ζεφυρῆσιν **M** || **76** κινυμένου **δL** : κινύμενον **AB** κινημένου **α** κιννυμένου **KM** || δὲ **x** : τε **z** || **497** ἐπιπλώουσι **xKL** : ἐπιπλούουσι **M** || **498** θείειν **xKL** : θέειν **M** || κραιπναὶ **z** : κραιπνοῖς **A**^{1}**BH** κραιπνοὶ **A**^{2} κραιπνοῖσι **δ** κραιπνοὶ **G** || τελέθουσαι **xK**^{2}**M** : τελέθουσιν **K**^{1}**L** ἐθέλουσαι Rittershusius in marg. || θείειν κραιπνοὶ τελέθουσι πόδεσσιν Brunck || **499** αὐτοῖσιν φορέουσιν **xz** : αὐτοῖς οὐ φορέουσιν d'Arnaud αὐτοῖσι φορέουσαι Brunck

Οὐδὲ μὲν ὀρνίθεσσιν ὁμοίϊος ἀμβαδὸν εὐνή,
Βάκτριον οἷα δὲ φῦλον ἔχουσιν ἀπόστροφα λέκτρα·
τίκτει δ' ἄπλετον ᾠόν, ὅσον χαδέειν τόσον ὄρνιν,
κυκλόσε λαϊνέοις θωρησσόμενον κελύφοισι.
Πτῶκας ἀείδωμεν, θήρης ἐρίδωρον ὀπώρην.
Σῶμα πέλει τυτθόν, λάσιον, δολιχώτατον οὖας,
βαιὸν ὕπερθε κάρη, βαιοὶ πόδες, οὐκ ἴσα κῶλα·
χροιὴν δ' ἀμφιέσαντ' ἀνομοίϊον· οἱ μὲν ἔασι
κυάνεοι δνοφεροί τε μελάμβωλον κατ' ἄρουραν·
ξανθοὶ δ' αὖθ' ἕτεροι πεδίων ἔπι μιλτοπαρήων,
αὐτὰρ ἐρίγληνοι χαροπὸν στράπτουσιν ὀπωπαὶ
κανθὸν ἀγρυπνίῃ κεκορυθμένον· οὔποτε γὰρ δὴ
ὕπνον ἐπὶ βλεφάροισιν ἀποβρίξαντες ἕλοντο,
δειδιότες θηρῶν τε βίην μερόπων τε θοὸν κῆρ·
νυκτὶ δέ τ' ἐγρήσσουσι καὶ ἐς φιλότητα κέλονται·
νωλεμὲς ἱμείρουσι γάμων, ταὶ δ' ἐγγὺς ἐοῦσαι
οὔποτ' ἀναίνονται πόσιος πολύθουρον ἐρωήν,

500 ἀμβαδὸν Turnebus : ἀμβαδος (ς eraso, accentus non videtur) **A** ἀμβοιδός **B** ἀμβαδός **δL** ἀμβαδος **G** ἄμβαδος **H** ἔμβαδος **K** εὔαδεν **M** Ἴβιδος Brodaeus || εὐνή **αM** : εὐνῇ **AβKL** εὐνῆς Bodinus || **501** Βάκτριον (-ρια **H**) **xK^{2}L** : βάκτρον **K^{1}M** || δὲ **K^{1}LM** : τε **xK^2** || φῦλον **A^{2}yz** : φῦλος **A^{1}H** || **503** κυκλόσε **Aβz** : κύκλωσε **α** || θωρησσόμενον (θωρυσσ- **BC** θωρισσ- **G**) **yz** : θωρησσομένοισιν **A** || κελύφοισι (-φοισσι **L**) **xz**, def. Silva : κελύφεσσι **C^2**, Boudreaux || **504** ἀείδωμεν **ABDz** : ἀείδομεν **CEF** τ' ἀείδωμεν **α** || θήρης **xKL** : θῆρις **M** || Post v. 504 habet **L** θηρητόρων ἔπτηξεν ὁ πτὼξ τοὺς λόχους | ἀλλότριον τὸν ὕπνον ἐξευρημένος (in marg. ἴαμβοι) || **506** κάρη **K** : κάρα **xLM** || **508** τε **z** : δὲ **x** || **510** ὀπωπαί **xK^{2}LM** : ὀπωπαῖς **K^1** || **511** κανθὸν **xKL** : ξανθὸν **M** || κανθὸν ... κεκορυθμένον **xz** : κάνθος ... κεκορυθμένος Guietus κάνθον ... κεκορυθμένοι Schn.^{1} κανθοὶ ... κεκορυθμένοι Schn.^{2} in annot. || ἀγρυπνίῃ **xM** : ἀγρυπνίῃ sed ίη in lit. **K^2** ἀϋπνίῃ **L** || **512** ἐπὶ **xK^2** : ἀπὸ **K^{1}M** ἀπο **L** || **513** δειδιότες **xKM** : δειδιότις **L** || **514** δέ τ' **ADαK** : δ' ἔτ' **β** δ' **LM** || φιλότητα **xKM** : φιλότατα **L** || κέλονται Ludwich : μέλονται **xz**, Boudreaux μόλονσι **G** || **515** ἱμείρουσι **xL** : ἱμείρουσί τε **KM** || γάμων **xz** : τόκων Rittershusius in marg. || ταὶ δ' ἐγγὺς ἐοῦσαι **K^{1}L**, def. Silva : δέ τι ἐγγὺς ἐοῦσαι **M** δ' ἔτι ἐγγὺς ἐοῦσαι **AαK^{2}B^1** δ' ἔτ' (δέ τ' **CDE**) ἐγγὺς ἐοῦσαι **δ** ἔτι δ' ἔγκυοι οὖσαι vel ἐγκύουσαι Vir doctus ap. Schn.^{1} δ' ἔτι ἔγκυοι οὖσαι Turnebus in var. ταὶ δ' ἐγγὺς ἰοῦσαι Desrousseaux cf. I 334 || **516** ἀναίνονται **xLM** : ἀμύνονται **K** || πολύθουρον **yz** : πολύθηρον **A**

οὐδ' ὅτε γαστρὶ φέρουσι πολύσπορον ὠκὺν ὀϊστόν.
Ἔξοχα γὰρ τόδε φῦλον, ὅσ' ἄπλετος ἔτραφεν αἶα,
πουλύγονον τελέθει· τὸ μὲν ἄρ ποθι νηδύος ἐκτὸς
ἔμβρυον ἐκθρῴσκει τετελεσμένον, ἄλλο δ' ἔσωθεν
νόσφι τριχὸς φορέει, τὸ δ' ἄρ' ἡμιτέλεστον ἀέξει,
ἄλλο δ' ἄναρθρον ἔχει θορόεν βρέφος ὠπήσασθαι·
ἑξείης τίκτει δέ, καὶ οὔποτε θῆλυς ἀναιδὴς
λήθετο μαχλοσύνης· τελέει δ' ὅσα θυμὸς ἀνώγει,
οὐδ' αὐταῖς ὠδῖσιν ἀνηναμένη Κυθέρειαν.

517 φέρουσι **yz** : φέρωσι **AG**^{1} || ὀϊστόν **xK**^{2} : ὅμιλον **K**^{1}**LM** || **518** ἄπλετος **xKL** : ἔπλετ' **M** || ἔτραφεν **K**, quod scripserat B. de Ballu : ἔτρεφεν **xL** ἔταφεν **M** || **519** πουλύγονον **AβKL** : πολύγονον **αM** || **520** ἔμβρυον (-ριον **CEF**) **βGz** : ἐμβρύων **AH** || ἐκθρῴσκει **Gz** : ἐκθρώσκειν **AβH** || **521** ἄρ' **yz** : om. **A** || ἡμιτέλεστον **xKL** : ἡμιτελέστατον **M** || **522** ὠπήσασθαι **z** : ὠπάσασθαι **Aβ** ἀσπάσασθαι **G** ὠπήσσασθαι **H** || **525** ἀνηναμένη **xz** : ἀναινομένη Rittershusius || Ὀππιανοῦ κυνηγετικῶν τρίτον **EK** τέλος σὺν θεῷ τοῦ τρίτου βιβλίου τῶν κυνηγετικῶν **H** τέλος **F**

ΟΠΠΙΑΝΟΥ ΚΥΝΗΓΕΤΙΚΩΝ ΤΕΤΑΡΤΟΝ

Εἴδεα μὲν τόσα θηρσί, τόσαι δ' ἀνὰ δάσκιον ὕλην
νυμφίδιαι φιλότητες ὁμήθειαί τε πέλονται
ἔχθεά τε κρυεροί τε μόθοι νόμιαί τε χαμεῦναι.
Τλησιπόνων δ' ἀνδρῶν χρέος ἄπλετον ἀείδωμεν,
ἀμφότερον κρατερόν τε μένος καὶ ἐπίφρονα βουλὴν
κέρδεά τ' αἰολόβουλα πολυφράστοις τε δόλοισι
φραξαμένην κραδίην· ἦ γάρ τε πρὸς ἄγρια φῦλα
μάρνανθ', οἷσι θεὸς σθένος ὤπασε καὶ μένος ἠῢ
καὶ φρένας οὐδ' αὐτῶν πολὺ μείονας ἀγρευτήρων.
 Ἤθεα πολλὰ πέλει κλειτῆς πολυαρκέος ἄγρης,
ἄρμενα καὶ θήρεσσι καὶ ἔθνεσιν ἠδὲ χαράδραις,
μυρία· τίς κεν ἅπαντα μιῇ φρενὶ χωρήσειεν
εἰπέμεναι κατὰ μοῖραν ὑπ' εὐκελάδοισιν ἀοιδαῖς;
Τίς δ' ἂν πάντ' ἐσίδοι; τίς δ' ἂν τόσον ὠπήσαιτο
θνητὸς ἐών; μοῦνοι δὲ θεοὶ ῥέα πάνθ' ὁρόωσιν.
Αὐτὰρ ἐγὼν ἐρέω τά τ' ἐμοῖς ἴδον ὀφθαλμοῖσι,
θήρην ἀγλαόδωρον ἐπιστείχων ξυλόχοισιν,
ὅσσα τ' ἀπ' ἀνθρώπων ἐδάην, τοῖσιν τὰ μέμηλεν,
αἰόλα παντοίης ἐρατῆς μυστήρια τέχνης,
ἱμείρων τάδε πάντα Σεβήρου <καὶ> Διὸς υἱῷ

Titulum 'Οππιανοῦ Κυνηγετικῶν τέταρτον **AδHKL** : 'Οππιανοῦ κυνηγετικῶν τμῆμα τέταρτον **M** || **1** ἀνὰ δάσκιον **xKL** : ἀνάσκιον **M** || **2** νυμφίδιαι **KL** : νυμφίδιοι **x** νυμφίδια **M** || **3** νόμιαί **K** : νόμιοί **xLM** || χαμεῦναι **xL** : χαμευναί **K** γαμεῦναι **M** || **4** χρέος **xKM** : κλέος **L** || **6** πολυφράστοις **xLM** : πολυφράκτοις **K** || **8** μάρνανθ' **K** : μάρναται **x** μάρνανται **LM** || **9** φρένας **xKL** : φρένασα **M** || **10** ἤθεα **xz**, def. Silva : Εἴδεα Brunck apud Schneider[1] || πέλει κλειτῆς **βHK** : πέλει κλητῆς **G** πέλει κλυτῆς **LM** περικλειτῆς **A** || **11** θήρεσσι **xLM** : θήρησι **K** || χαράδραις **yz** : χαράδρας **A** || **13** ad finem desinit **H** || **14** πάντ' ἐσίδοι **xK** : πάντας ἐσίδοι **L** πάντεσσ' ἴδοι **M** || ὠπήσαιτο **xKL** : ὠπήσαιο **M** || **15** ὁρόωσιν **xKL** : ὁρῶσιν **M**[1] || **16** ἐγὼν **xKL** : ἀγὼν **M** || **17** ἐπιστείχων **Gz** : ἐπιστίχων **Aβ** || **19** τέχνης **xLM** : τέχνη **K** || **20** Σεουήρου <καὶ> Διὸς υἱῷ West : σεουήρω (σέου ἥρω **A**) διὸς υἱῷ **AL** σεβήρω τῶ διὸς υἱεῖ **K** σεβήρου διὸς υἱῶ **M**

ἀείδειν· σὺ δέ, πότνα θεά, παγκοίρανε θήρης,
εὐμενέουσα θοῇ βασιληΐδι λέξον ἀκουῇ,
ὄφρα τεῶν ἔργων προμαθὼν ὀαρίσματα πάντα
θηροφονῇ, μακαριστὸς ὁμοῦ παλάμῃ καὶ ἀοιδῇ.
Θηρῶν οἱ μὲν ἔασιν ἐπίφρονες, αἰολόβουλοι,
ἀλλὰ δέμας βαιοί· τοὶ δ' ἔμπαλιν ἀλκήεντες,
βουλὴν δ' ἐν στήθεσσιν ἀνάλκιδες· οἱ δ' ἄρ' ὁμαρτῇ
καὶ κραδίην δειλοὶ καὶ γυῖα πέλουσ' ἀμενηνοί,
ἀλλὰ πόδεσσι θοοί· τοῖσιν δὲ θεὸς πόρε πάντα,
βουλὴν κερδαλέην, κρατερὸν μένος, ὠκέα γοῦνα.
Γινώσκουσι δ' ἕκαστος ἑῆς φύσιος κλυτὰ δῶρα,
ἔνθ' ὀλιγοδρανέες τε καὶ ἔνθα πέλουσι δαφοινοί.
Οὐκ ἔλαφος κεράεσσι θρασύς, κεράεσσι δὲ ταῦρος·
οὐ γενύεσσιν ὄρυξ, κρατεροὶ γενύεσσι λέοντες·
οὐ ποσὶ ῥινόκερως πίσυνος, πόδες ὅπλα λαγωῶν·
πόρδαλις οἶδ' ὀλοὴ παλαμάων λοίγιον ἰόν,
καὶ σθένος αἰνὸς ὄϊς μέγα λαϊνέοιο μετώπου,
καὶ κάπρος μένος οἶδεν ἑῶν ὑπέροπλον ὀδόντων.
Ὅσσαι μέν νυν ἔασιν ἐπακτήρεσσι δαφοινοῖς
μουναδὸν ἐν σκοπέλοισι προμήθειαί τε πάγαι τε,
κεκριμένας φράσομεν θήρας ἐπὶ θηρσὶν ἑκάστοις·
ξυνὰ δέ θ' ὅσσα πέλουσιν, ὁμοίης ἔλλαχον ᾠδῆς.

21 πότνα **xKL** : πότνια **M** || **22** εὐμενέουσα **xKM** : εὐμεδέουσα **L** || βασιληΐδι **xKL** : βασιλιίδι **M** || ἀκουῇ **AβK** : ἀκοῇ **GM** ἀκωῇ **L** || **23** ὄφρα τεῶν **xKM** : ὀφρᾶτε **L** || προμαθὼν ... πάντα **xKL** : om. **M** || ὀαρίσματα **KL** : ὁρίσματα **AβG** || **24** θηροφονῇ **G** : θηροφόνη **A^{2}K^2** θηροφόνη **β** θηρόφον+ῇ **K^1** θηρόφον' ῇ **L** θηροφόν' ἡ **M** || **26** τοὶ **yz** : τὸ **A** || **27** βουλὴν **yz** : βουλὴ **A** || **28** κραδίην **xL** : κραδίη **KM** || **30** κερδαλέην **xKL** : κερδαλίην **M** || μένος **xKL** : δέμας **M** || γοῦνα **xK^{2}M** : γυῖα **K^{1}L** || **31** φύσιος **xKL** : φύσεως **M** || **32** δαφοινοί **xKL** : δαφεινοί **M** || **35** ῥινόκερως πίσυνος **yz** : ῥινοκέρω πίσυνοι **A** || πόδες **xKLM^2** : πόδεε **M^1** || **36** πόρδαλις **xL** : πάρδαλις **KMΠ** || ὀλοὴ **xL** : ὀλοὸν **M** ὀλοὸς **K** || **37** ὄϊς **yz** : δῖος **A^1** δι///ς (ο eras.)**A^2** || **38** ἑῶν **xKM** : ἑόν **L** || **39** νυν Turnebus : νῦν **xz** || **40** προμήθειαί **A^{2}βK^{2}LM** : προμηθεῖαι **A^1** προμηθείη **K** || τε πάγαι τε **A^{2}K^2** (τε πάγαι^{οι} τε **A^2**) : τε //// τε **A^1** τε πάγοι τε **GM** μέλεταί τε **K^1** παγεταί τε **L** || **41** θήρας **AKM** : θῆρας **yL** || ἑκάστοις **A^{2}G^{2}βK^{2}LM** : ἕκαστοι **A^{1}G^1** ἑκάστου **K^1** || **42** versum om. **M** || θ' ὅσσα **A^{2}KL** : τόσσα **A^{1}y** || ὁμοίης **KL** : ὁμοίης δ' **x** || ἔλλαχον **KL** : ἔλλαχεν **x**

Ξυναὶ θηροσύναι δὲ λίνων, ξυναὶ δὲ ποδάγραι·
ξυνὰ δέ γ' ἀνθρώποισι ποδώκεα πάντα γένεθλα
ἵπποις ἠδὲ κύνεσσι διωκέμεν, ἄλλοτε δ' αὖτε
καὶ μούνοις ἵπποισι κυνῶν ἄτερ ἰθὺς ἐλαύνειν·
ἵπποισιν κείνοισιν, ὅσοι περὶ Μαυρίδα γαῖαν
φέρβοντ', ἢ Λιβύεσσιν· ὅσοι μὴ κάρτεϊ χειρῶν
ἄγχονται ψελίοισι βιωομένοιο χαλινοῦ,
πείθονται δὲ λύγοισιν, ὅπῃ βροτὸς ἡγεμονεύει.
Τοὔνεκεν ἱππελάται κείνων ἐπιβήτορες ἵππων
ἠδὲ κύνας λείπουσι φίλους, πίσυνοί τ' ἐλόωσιν
ἵπποις ἠελίου τε βολῇ, καὶ νόσφιν ἀρωγῶν.
Ξυνὸν ἀκοντίζειν δὲ καὶ ἀντία τοξάζεσθαι
θῆρας ἀρειοτέρους, τοίτ' ἀνδράσιν ἶφι μάχονται.
Ἐς δὲ λίνον χρειὼ στέλλειν οἰήϊα θήρης,
καὶ πνοιὴν ἀνέμου φεύγειν ἄνεμόν τε δοκεύειν.
Οἷα δὲ ποντοπόρων ἀκάτων ἐπιβήτορες ἄνδρες
ἑζόμενοι πρύμνῃσι, νεῶν ἐφέποντες ὀχῆας
ἠέρα παπταίνουσι καὶ ἀργέστῃσι νότοισι
πειθόμενοι τανύσαντο λινοπτερύγων ὅπλα νηῶν·
ὧδε καὶ ἐν τραφερῇ κέλομαι θηρήτορας ἄνδρας
παπταίνειν ἑκάτερθεν ἐπιπνείοντας ἀήτας,
ὄφρα λινοστατέωσι βοηλατέωσί τε πάντῃ
αὔραις ἀντιάσαντες· ἐπεὶ μάλα θήρεσι πᾶσιν

43 pr. ξυναὶ **AKL** : ξυνὰ **M** || **44** versum ante 43 **M** || δέ γ' **K** : δ' **xLM** || ποδώκεα **xKL** : ποδωκέα **M** || **45** ἄλλοτε A^2**z** : ὁππότε A^1**y** || **46** ἐλαύνειν **Aβz** : ἐλαύνῃ δ ἐλαύνει D^1**GI** || **48** φέρβοντ' ἢ **βG** (cf. I 171-172 et 289-291) : φέρβοντ' /// A^1 φέρβοντι IF^1 φέρβονται **KL** φέρβονται καὶ **M** οἱ τοὺς Λιβυκοὺς ἵππους ἀναβαίνοντες τοὺς περὶ τὴν Μαυρίδα γῆν **Π** || **49** ἄγχονται **x** (κατάγχονται **Π**) : ἄρχονται **z** || ψελίοισι **xz**, def. Silva : ψαλίοισι $Schneider^2$, Boudreaux || βιωομένοιο Boudreaux : βιοωμένοιο **A** βιώόμενοι **δG** βιωμένοιο **B** βιώμενοι οἷα **LM** βιώμενον οἷα **K** || **50** δὲ A^2**yz** : om. A^1 || λύγοισιν **x**K^2**LM** : λύγασιν K^1 || **51** ἱππελάται **xK** : ἱπτηλάται **L** ἱππηλάται **M** || **52** ἠδὲ **xKM** : εἰ δὲ **L** || τ' **K** : κ' **LM** δ' **x** || **53** βολῇ **xL** : βολῶν **K** βολήν **M** || **54** ξυνὸν **xKM** : ξυστὸν **L** || τοξάζεσθαι K^2**x** : τοξεύεσθαι K^1**L** τοξεύσασθαι **M** || **55** τοίτ' **x** : ὅταν **K** ὅτ' **LM** || μάχονται **x** : μάχωνται **z** || **56** λίνον **yz** : λίνων **A** || **59** ἐφέποντες **xLM** : ἀμφιέποντες **K** || **61** τανύσαντο A^2**yz** : τανύσοντο A^1 || νηῶν **xKL** : νεῶν **M** || **64** βοηλατέωσί A^1**y**, def. Mersinias : βροχηλατέωσι A^2**KL** (τοὺς βρόχους ... πηξάμενος **Π**) βηλατέωσί **M**

ὀξύταται ῥινῶν ὀσφρήσιες· εἰ δὲ φράσαιντο
ἢ σταλίκων ὀδμὴν ἢ πεπταμένοιο λίνοιο,
ἔμπαλιν ἰθύνουσιν, ἐπιστροφάδην δὲ φέβονται
αὐτοῖς ἄντα βροτοῖσι, πόνον δ' ἅλιον θέσαν ἄγρης.
Τῷ μοι παπταίνοιεν ἐπαιγίζοντας ἀήτας
θηροφόνοι, στάλικάς τε λινοστασίην τ' ἐφέποιεν
ἀντιπέρην ἀνέμοιο βολῆς· ὄπιθεν δ' ἐλάοιεν
ἐς νότον, αἰθρήεντος ἐγειρομένου βορέαο·
ἐς δὲ βορῆν, σαλαγεῦντος ἔπι δροσεροῖο νότοιο·
εὔρου δ' ἱσταμένοιο θέειν ζεφυρίτισιν αὔραις·
κινυμένου ζεφύρου δὲ θοῶς εἰς εὖρον ἐλαύνειν.
 Ἀλλὰ σύ μοι πρώτιστα λεόντων ἔξοχον ἄγρην
ἐν θυμῷ βάλλοιο καὶ ἀνδρῶν ἄλκιμον ἦτορ.
Χῶρον μὲν πρώτιστον ἐπεφράσσαντο κιόντες,
ἔνθα περὶ σπήλυγγας ἐρίβρομος ἠΰκομος λῖς
ἐνδιάει, μέγα δεῖμα βοῶν αὐτῶν τε νομήων·
θηρὸς δ' αὖ μετέπειτα πελώριον ὠπήσαντο
ἴχνεσι τριβομένοισιν ἀταρπιτόν, ᾗ ἔνι πολλὸς
λαρὸν πιόμενος ποταμηπόρος ἰθὺς ὁδεύει.
Ἔνθ' ἤτοι βόθρον μὲν ἐΰδρομον ἀμφὶς ὄρυξαν,
εὐρὺν καὶ περίμετρον· ἀτὰρ μεσάτῃ ἐνὶ τάφρῳ
κίονα δειμάσθην μέγαν, ὄρθιον, ὑψικόλωνον·
τοῦ δ' ἀπὸ μὲν κρεμάσαντο μετήορον αὖ ἐρύσαντες

66 εἰ δὲ φράσαιντο **x** : ἠδ' ἐφράσαντο **KL** ἢν δὲ φράσαιντο **M** || **67** ὀδμὴν **BE(?)GzA**^{2} : /// μὴν **A**^{1} θαμὴν **δ** || **68** φέβονται **xK**^{2} (φεύξαιντ' ἂν **Π**) : φέρονται **K**^{1}**LM** || **71** λινοστασίην **x** : λινοσταδίην **z** || **72** ἀνέμοιο **xKM** : ἀνέμου **L** || ὄπιθεν **ABK** : ὄπισθεν **GδL** ὄπισθε **M** || δ' ἐλάοιεν **K** : δὲ (δ') ἔλοιεν **xLM** || **73** ἐς **x** : εἰς **z** || αἰθρήεντος **xKL** : ἀθρήεντος **M** || **74** ἐς **x** : εἰς **z** || βορῆν **G** : βορήν **Aβ** βορᾶν **K** βορὰν **LM** (βορρᾶν **Π**) || σαλαγεῦντος **β** : σελαγεῦντος **A**^{2}**KM** σαλαγεῦτος **G** σελαυγεῦντος **L** σελαγεῦντο **A**^{1} || δροσεροῖο **x** : δνοφεροῖο **z** || **75** ζεφυρίτισιν **z** : ζεφυρίτησιν **A**^{1}**G** || αὔραις **xK**^{2}**LM** : ἄκραις **K**^{1} || **76** κινυμένου **L** : κιννυμένου **GK** κινουμένου **AB** κινημένου **M** || **77** σύ **yz** : σοί **A** || **78** βάλλοιο **ABGK** : βάλλοις **LM** || καὶ **x** : καί τ' **z** || **80** ἐρίβρομος **xK** : ἐρίβρωμος **L** ἐρίβροχος **M** || ἠΰκομος **xLM** : ἠϋκόμος **K** || **81** τε νομήων **xKM** : στενομήων **L** || **82** θηρὸς **xKL** : θηρο **M** || **83** ἀταρπιτόν **yz** : ἀταρπητὸν **A** || **84** ἰθὺς **xLM** : ἰχθὺς **K** || **85** ὄρυξαν **yz** : ὤρυξαν **A** || **86** μεσάτῃ **xKL** : μεσάτῳ **M** || **87** δειμάσθην **xKL** : δειμάσθον **M** || ὄρθιον **xKL** : ὄρθριον **MΠ** || ὑψικόλωνον **xKM** : ὑψικόλωνα **L** || **88** ἀπὸ **AKM** : ἀπο **L**

ἀρνειὸν νεογιλὸν ὑπ' ἀρτιτόκοιο τεκούσης·
ἔκτοθε δ' αὖ βόθροιο περίτροχον ἐστεφάνωσαν
αἱμασιήν, πυκάσαντες ἐπασσυτέροις μυλάκεσσιν,
ὄφρα κε μὴ πελάσας δολερὸν χάος ἀθρήσειε.
Καί ῥ' ὁ μὲν ὑψικρεμὴς ὑπομάζιος ἀμνὸς ἀΰτεῖ·
τοῦ δέ τε πειναλέην κραδίην ἐπάταξεν ἰωή·
μαιόμενος δ' ἴθυνε, φίλον κεχαρημένος ἦτορ,
ἴχνος ἐπισπέρχων βληχῆς, ἠδ' ἔνθα καὶ ἔνθα
παπταίνων πυρόεν· τάχα δ' ἤλυθεν ἄγχι δόλοιο,
ἀμφί τε δινεῖται, κρατερὸς δέ ἑ λιμὸς ὀρίνει.
Αὐτίκα δ' αἱμασιὴν μὲν ὑπέρθορε γαστρὶ πιθήσας,
δέκτο δέ μιν χάος εὐρὺ περιστεφές, οὐδ' ἐνόησεν
ὡς ἐπὶ βυσσὸν ἵκανεν ἀνωΐστοιο βερέθρου·
πάντοσε δινεῖται δέ, παλίσσυτος αἰὲν ὀρούων,
ὁπποῖος περὶ νύσσαν ἀεθλοφόρος θοὸς ἵππος,
ἀγχόμενος παλάμῃσι καὶ ἡνιόχοιο χαλινῷ.
Οἱ δ' ἄρ' ἀπὸ σκοπιῆς τηλαυγέος ἀθρήσαντες
ἀγρευτῆρες ὄρουσαν, ἐριτμήτοισι δ' ἱμᾶσι
δησάμενοι καθιᾶσιν ἐΰστροφα τυκτὰ μέλαθρα,
ὀπταλέον κἀκεῖσε δόλον κρύψαντες ἐδωδῆς·
αὐτὰρ ὅγ' ἐκ βόθροιο δοκεύμενος αὐτίκ' ἀλύξειν
ἔνθορε καγχαλόων· πάρα δ' οὐκέτι νόστος ἑτοῖμος.

89 νεογιλὸν **z** : νεογιλλὸν **x** || **90** ἔκτοθε **xLK^2** : ἔκτοτε **K^{1}M** || περίτροχον **xKL** : περιτροχὸν **M** || **91** ἐπασσυτέροις **xKL** : ἐπ' ἀσσυτέροις **M** || μυλάκεσσιν **xLM** : σμυλάκεσσιν **K** || **92** ἀθρήσειε **xKM** : ἀθρήσει **L** || **93** ὑψικρεμὴς **xK** : ὑψικρεμνὴς **LM** || ἀμνὸς **x** : ἀρνὸς **zΠ** || **94** τοῦ δέ τε **xK^{2}LM** : τοῦ τέ τε **K^1** || πειναλέην **KL** : πιναλέην **x** πειναλέειν **M** || **95** μαιόμενος **xL** : μαινόμενος **KM** || ἴθυνε **x** : ἰθύνει **LM** ἰθύνει γε **K** ἵεται **Π** || κεχαρημένος **yz** : κεχαρισμένος **A^{1}B** || **96** ἐπισπέρχων **yz** : ἐπεισπέρχων **A^1** || βληχῆς **xKL** : βλυχῆς **M** || **97** δόλοιο **xK^{2}LM** : λόχοιο **K^1** || **98** κρατερὸς **A^{2}yz** : κραταιρὸς **A^1** || ἑ λιμὸς **xKL** : ἑλιγμός **M** || **100** περιστεφές **xK** : περιστρεφές **L** περιστροφές **M** || **101** βυσσὸν **x** : βῆσσαν **z** || ἵκανεν **xK^{2}LM** : +κανεν **K^1** || ἀνωΐστοιο **yz** : ἀνοΐστοΐο **A** || βερέθρου **xK^{2}LM** : βεβέθρου **K^1** || **102** πάντοσε **yz** : πάντοτε **A** || αἰὲν **xM** : αὖθις **K** om. **L** || **105** ἄρ' ἀπὸ **zΠ** : ἄρα **x** || **106** ὄρουσαν **xK^2** : ἔβησαν **K^{1}LM** || ἱμᾶσι **xKL** : ἱμάσσι **M** || **107** μέλαθρα **δKL** : μέλεθρα **ABGK^{2}M** || **110** praeb. **Gz** : om. **Aβ** || ἔνθορε **GK** : ἔκθορε **LM** || νόστος **GKL** : νόσος **M** || ἑτοῖμος **z** : ἕτοιμος **G**

Ὧδε μὲν ἀμφὶ χυτὴν Λιβύων πολυδίψιον αἶαν.
Αὐτὰρ ἐϋρρείταο παρ' ὄχθαις Εὐφρήταο
ἵππους μὲν χαροποὺς μεγαλήτορας ἀρτύνονται
θήρειον ποτὶ μῶλον· ἐπεὶ χαροποὶ γεγάασι
κραιπνότατοι θείειν καὶ ἀναιδέες ἶφι μάχεσθαι,
καὶ μοῦνοι τετλᾶσι λεόντων ἀντία βρυχήν·
οἱ δ' ἄλλοι τρείουσι καὶ ἀγκλίνουσιν ὀπωπάς,
δειμαίνοντες ἄνακτος ἑοῦ πυριλαμπέα κανθόν,
ὡς ἐφάμην καὶ πρόσθεν ἐν ἱππαλέῃσιν ἀοιδαῖς.
Πεζοὶ δ' ἐκτανύσαντο λίνοιο περίδρομον ἕρκος,
ἄρκυας ἀσσυτέροις ἐπιδειμάμενοι σταλίκεσσι·
τόσσον δ' αὖθ' ἑκάτερθεν ἐπιπρονένευκε κεραίῃ,
ὅσσον ἐπημύει κέρας ἀρτιτόκοιο σελήνης.
Τρισσοὶ δ' αὖ λοχόωσι λίνων ἔπι θηρητῆρες,
εἷς μέσατος, δοιοὶ δ' ἄρ' ἐπ' ἀκροτάτοισι κορύμβοις,
ὁππόσον ἐκ μεσάτοιο γεγωνότος ἀμφοτέροισιν
εἰσαΐειν ἑκάτερθε διπλῶν ἀκρόπτερα φωτῶν.
Οἱ δ' ἄλλοι στήσαντο νόμῳ πολέμοιο δαφοινοῦ,
φρυκτοὺς αὐσταλέους πυριλαμπέας ἀμφὶς ἔχοντες·
ἀνδρῶν δ' αὐτὸς ἕκαστος ἔχει σάκος ἐν χερὶ λαιῇ
(ἀσπίδος ἐν πατάγῳ θηρσὶν μέγα δεῖμα δαφοινοῖς)·

111 ὧδε A^2z : ὡς δὲ A^1y || Λιβύων xKM : Λιβύην L || **112** ἐϋρρείταο δK : εὐρείταο A ἐϋρρείτω L εὐρύταο M εὐρρείτου G || ὄχθαις x : ὄχθας z || εὐφρήταο xKM : εὐτρήτω L || **113** χαροποὺς yA^2z : χα++ποὺς A^1 || μεγαλήτορας (-λύ- M) z : μεγαλήνορας x || **115** θείειν xKL : θέειν GM || **116** τετλᾶσι x : τετλάασι z || βρυχήν Turnebus (βρύχημα Π) : βρύχειν xKL βρύχην A^2M || **117** ἀγκλίνουσιν xLM : ἐγκλίνουσιν K || **118** πυριλαμπέα Gz : περιλαμπέα Aβ || **119** ἱππαλέῃσιν A^2L : ἱππαλέοισιν xM ἱπταλέησιν K || **120** ἕρκος yz : ἕλκος A || **121** ἀσσυτέροις A^2K : ἀσσυτέροισιν LM ἀσσοτέροις A^1β αὐτοτέροις F ἀσσοτέροιο G || **122** αὖθ' BGz : αὖ A αὐτ' δ || ἑκάτερθεν zy : ἑκάτερθε A || **123** ἐπημύει δz : ἐπ' ἠμύει A || **124** τρισσοὶ xKL : τόσσοι M || **125** εἷς xKL : εἰς M || μέσατος xKL : μεσάτος M || ἄρ' xKL : om. GM || **126** γεγωνότος x fere L : γεγωνότες KM || ἀμφοτέροισιν xKM : ἀμφοτέραισιν L || **128** ἄλλοι yz : ἄλλω A || **129** φρυκτοὺς xLM : φρικτοὺς K || αὐσταλέους xM : δισταλέους KL || ἀμφὶς ἔχοντες yKL : ἀμφὶς ἔχοντας A ut vid. ἀμφέχοντες M || **130** ἕκαστος ἔχει xK^2LM : ἔχει μέγα K^1 || ἐν xK^2 : om. K^1LM || χερὶ δK^2M : χειρὶ AGK^1LM || τε post χειρὶ K^1LM || **131** δεῖμα xKM : om. L

δεξιτερῇ δὲ φέρει πεύκης ἄπο δαιόμενον πῦρ·
ἔξοχα γὰρ δείδοικε πυρὸς μένος ἠΰκομος λῖς,
οὐδ' ἐσιδεῖν τέτληκεν ἀσκαρδαμύκτοισιν ὀπωπαῖς.
Οἱ δ' ὁπότ' ἀθρήσωσι λεόντων ἄλκιμον ἦτορ,
πάντες ὁμῶς ἱππῆες ἐπέσσυθεν, ἀμφὶ δὲ πεζοὶ
ἕσπονται παταγεῦντες, ἀϋτὴ δ' αἰθέρ' ἱκάνει.
Θῆρες δ' οὐ μίμνουσιν, ἐπιστροφάδην δὲ νέονται
θυμὸν ὀδὰξ πρίοντες, ἀμυνέμεν οὐκ ἐθέλοντες.
Ὡς δ' ἰχθῦς ἀνὰ νύκτα δολόφρονες ἀσπαλιῆες
πρὸς βόλον ἰθύνουσι θοαῖς ἀκάτοισι φέροντες
λαμπομένας δαΐδας· τοὶ δὲ τρείουσιν ἰδόντες
ἔλλοπες, οὐδὲ μένουσιν ἑλισσομένην ἀμαρυγήν·
ὣς καὶ θῆρες ἄνακτες ἐπιμύουσιν ὀπωπάς.
Καὶ τότε δειδιότες κτύπον ἀνδρῶν καὶ φλόγα πυρσῶν,
αὐτόματοι πλεκτῇσι λίνων λαγόνεσσι πέλασσαν.
Ἔστι δέ τις θήρης τρίτατος νόμος Αἰθιοπήων
ἀκάματος, μέγα θαῦμα· τὸ δ' ἀνέρες ἀλκήεντες
Αἴθοπες ἠνορέῃ πίσυνοι πίσυρες τελέθουσι.
Πλεκτὰ σάκη τεύχουσιν ἐϋστρέπτοισι λύγοισι
καρτερὰ καὶ πλευρῇσι περίδρομα, καδδὲ βοείας
ἀζαλέας τανύουσιν ἐπ' ἀσπίσιν ὀμφαλοέσσαις
ἄλκαρ ἔμεν τ' ὀνύχων βριαρῶν γενύων τε δαφοινῶν·
αὐτοὶ δ' οἰὸς ἄωτα πρόπαν δέμας ἀμφιέσαντο,

132 πεύκης ἄπο δαιόμενον **L** (Rittershusius) : πεύκης ἀποδαιόμενον **xKM** || **133** δείδοικε **Gδz** : δείδυκε **A** || ἠΰκομος **xLM** : ἠϋκόμος **K** || **134** ἀσκαρδαμύκτοισιν **A^2L** (ἀσκαρδαμύκτως **Π**), def. Silva : ἀκαρδαμύκτοισιν **K** ἀσκαρδαμύτοισιν **A^1** σκαρδαμύκτοισιν **M** ἀταρμύκτοισιν Bentley probante Ludwich || **136** ἐπέσσυθεν **xKL** : ἐπέσσυντ' **M** || **137** παταγεῦντες **xK^2LM** : παταγῶντες **K^1**(?)|| **138** οὐ Boudreaux, probavit Myer : αὖ **xz** || **141** ἀκάτοισι **A** : ἀκάτησι **δLM** ἀκάταις **K^1** ἀκάτοις **K^{sl}** || φέροντες **xM** : φορέοντες **KL** || **142** τοὶ **xKL** : τὶ **M** || ἰδόντες **yz** : ὀδόντες **A^1** || **143** μένουσιν **xKLM^2** : μένωσιν **M^1** || ἀμαρυγήν **xM** : μαρμαρυγήν **KL** || **144** ἐπιμύουσιν **yz** : ἐπημύουσιν **AG** || **145** κτύπον **A^2z** (κτύπῳ **Π**) : κύκλον **x** || **146** αὐτόματοι **yz** : αὐτόμακτοι **A^1** || **148** τὸ δ' **x** : τό τ' vel τότ' **z** || **149** Αἴθοπες **xKL** : αἴθωπες **M** || πίσυρες **A^2z** : πίσυνες **A^1δ** || τελέθουσι **xz**, def. Rebmann et Korzenszky : τελέουσι Rittershusius || **150** λύγοισι **ABGK^2** : λίνοισι **K^1LM** || **151** καρτερὰ **xKM** : κρατερὰ **L** || περίδρομα **xKL** : περίδρομος **M** || **153** ἔμεν **x** : μὲν **K^1LM** (**K^2**?) || βριαρῶν **xK** : βρυαρῶν **LM** || γενύων τε δαφοινῶν **xMK^2** : τε γενύων δαφοινῶν **K^1L** || **154** ἄωτα **AβK** : ἀώτα **L** ἀώτω **GM** || ἀμφιέσαντο **AKL** : ἀμφιέσσαντο **M**

σφιγξάμενοι καθύπερθεν ἐπασσυτέροις τελαμῶσι·
καὶ κόρυθες κρύπτουσι καρήατα· μοῦνα δ' ἀθρήσαις
χείλεα καὶ ῥῖνάς τε καὶ ὄμματα μαρμαίροντα.
Ἄντα δὲ θηρὸς ἴασιν ἀολλέες, εὐκελάδοισι
μάστιξιν θαμινῆσι δι' ἠέρος αἰθύσσοντες·
αὐτὰρ ὅγε σπήλυγγος ὑπεκπροθορὼν ἀλίαστος
βρυχᾶται πετάσας φόνιον χάος ἀντία φωτῶν,
δερκόμενος χαροποῖσιν ὑπ' ὄμμασιν αἰθόμενον πῦρ,
θυμῷ παφλάζων ἴκελος δίοισι κεραυνοῖς.
Οὐ τοῖον Γάγγοιο ῥόος πρόσθ' ἠελίοιο
Ἰνδὸν ὑπὲρ δάπεδον Μαρυανδέα λαὸν ἀμείβων
μυκᾶται βρύχημα πελώριον, ὁππότε κρημνῶν
ἐκπροθορὼν ἐκάλυψε μέλαν δέμας αἰγιαλοῖο·
ὥστε, καὶ εὐρύτατός περ ἐών, καί τ' εἴκοσιν ἄλλοις
κυρτοῦται ποταμοῖσι κορυσσόμενος λάβρον ὕδωρ·
οἷον ἐπισμαραγεῖ δρίος ἄσπετον ἠδὲ χαράδραι
βρυχηθμοῖς ὀλοοῖσιν, ἐπιβρέμεται δ' ὅλος αἰθήρ.
Καί ῥ' ὁ μὲν αὐτίκ' ὄρουσε λιλαιόμενος χροὸς ἄσαι,
λαίλαπι χειμερίῃ πανομοίϊος· οἱ δὲ μένουσιν
ἀστεμφεῖς πυρόεσσαν ἐπαιγίζουσαν ἐνιπήν.

156 ἀθρήσαις Brunck ap. Schn.^{1} : ἀθρήσεις xz || **157** καὶ xz, def. Silva : τε^{1} Brunck ap. Schn.^{1} || μαρμαίροντα xKM : μαρμαρόεντα L || **158** ἴασιν Boudreaux : ἰᾶσιν xz || ἀολλέες K^{1}LM : ἅμ' ὁρμαῖς (vel ἅμ' ὡρμαῖς) ABK^{2}, Boudreaux (ἀερίοις τοῖς ἅλμασι Π) || **159** θαμινῆσι xK : θαμεινῆσι M δαφοινῆσι L || **160** ὅγε x : ὅγ' ἐκ z || σπήλυγγος xKL : πήλυγγος M || ὑπεκπροθορὼν x : ὑπερπροθορὼν K ὑπερπροθορῶν LM || **161** φόνιον xKM : φόνοιο L || **162** ὑπ' z : ἐπ' x || **163** δίοισι A^{2} (vel δήοισι) GK^{1}LM : δήοισι A^{1}(?)K^{2} διοῖσι δ || **164** Γάγγοιο xK : γάγγης M δ' ἄλλος L || ῥόος xK(?) : ὀράας L ὀρούει M || πρόσθ' xKL : πρόθ' M || **167** ἐκάλυψε A^{2}z (καλύπτει Π) : ἐκύλισε A^{1}Gδ || μέλαν K_{1}LM : μολών (vel μολῶν) xK^{2} || μέλαν δέμας] δέμας μέλαν M || **168** εὐρύτατός xKL : εὐρυτάτοις M || καί τ' xK : κατὰ L καὶ ἅτ' M || **169** ποταμοῖσι z : ποταμοῖς Aβ || λάβρον A^{2}G : λάμβρον A^{1} λαρόν z || **170** δρίος xKL : δρυμός A^{2}M || ἄσπετον yz : ἄπιον (?) A^{1} || **171** δ' ὅλος yKMA^{2} : δόλος L δ' ὀλοός (vel δόλιος) A^{1} || αἰθήρ] θήρ A^{2} || **172** ῥ' ὁ xKL : ρο M || ἄσαι xKL : ἄσσαι M || **173-4** om. K^{1} rest. K^{2} in marg. || **173** μένουσιν xKL : μένοντος M || **174** ἐπαιγίζουσαν xKL : ἐπαιγίζουσιν M

Αὐτὰρ ὅγ' ἔν τ' ὀνύχεσσι γένυσσί τε λευγαλέῃσιν
ἄσχετος ὅν κεν ἕλῃσιν ἐπιθύσσων κεραΐζει.
Τὸν δ' ἕτερος κατόπισθε μέγα θρώσκων αἰζηῶν
κικλήσκει, παταγῶν τε διαπρύσιόν τε γεγωνώς.
Αἶψα δ' ἐπιστρεφθεὶς μέγ' ἀγήνωρ ἠΰκομος λῖς
ὦρτο λιπὼν ὃν ἔμαρψεν ὑπὸ στόμα· καὶ πάλιν ἄλλος
δόχμιος ἠϋγένειον ὀρίνει θῆρα κελαινόν·
ἄλλοι δ' ἀλλαχόθεν μιν ἐπασσύτεροι κλονέουσι
ῥινοῖσιν πίσυνοι σακέεσσί τε καὶ τελαμῶσι,
τοὺς οὔτε κρατεροὶ γενύων τάμνουσιν ὀδόντες,
οὔτε σιδηρείων ὀνύχων πείρουσιν ἀκωκαί.
Αὐτὰρ ὁ μαψίδιον φθινύθει πόνον, ἄκριτα θύων,
τὸν μὲν καλλείπων, τὸν δ' αἰρόμενος χθονὸς αἶψα
αὖ ἐρύων, τῷ δ' αὖτις ἀάσχετος ἰθὺς ὀρούων.
Ὡς δ' ὁπότ' ἐν πολέμοισιν ἀρήϊον ἄνδρα κραταιὸν
δήϊος ἀμφιβάλῃ στεφάνη μαλεροῖο μόθοιο,
αὐτὰρ ὅγε πνείων μένος Ἄρεος ἔνθα καὶ ἔνθα

175 versus ante 173 et post 174 iterum scriptus **ML** || ὅγ' ἔν τ' ὀνύχεσσι **xK**^{2} : ὅγ' ὀνύχεσσι **K**^{1} ὅγ' οὐνύχεσιν **L** (175^1) ὁ τοῖς ὀνύχεσσι **L** (175^2) **M** || γένυσσί **x** : γένυσί **L** (175^2) **M** (175^2) γενύεσσί **KL** (175^1) || λευγαλέῃσιν **xM** : λευγαλέοισιν **A**^{2}**KL** (175^1) || **176** ἐπιθύσσων **xz**, def. Rebmann, probav. Keydell et Silva : ἐπαιθύσσων Turnebus, Boudreaux || κεραΐζει **xM** : καραΐζει **K**^{2} καραΐζειν **K**^{1} κεραΐζειν **L** || **177** κατόπισθε **xKL** : om. **M** || μέγα θρώσκων **K**, def. Silva et Mersinias : μέγα θρώσσων **LM** μεγανθρώσκων **A**^{2} μεγα++++ **A**^{1} μέγα θηρῶν **A**^{2}**z** μεταθρώσκων Hermann, Boudreaux || αἰζηῶν **x** : αἰζηός **A**^{2}**z** || **178** κικλήσκει **xKL** : κυκλήσκει **M** || παταγῶν **AG** : πατάγων **δz** || τε^1 **z** : om. **x** || τε^2 **xKM** : om. **L** || γεγωνώς **xKM** : γεγονώς **L** || **179** δ' ἐπιστρεφθεὶς **xK** : ει μεταστρεφθεὶς **L** δ' ἐπιστρεμφθεὶς **M** || μέγ' ἀγήνωρ **KM** μέγα γήνωρ **L** : μεγαλήνωρ **x** || **180** ὑπὸ στόμα **xKL** : om. **M** || ἄλλος **xK** : ἄλλον **LM** || **181** δόχμιος **xK**^{2} : δέγμενος **K**^{1}**L** δόγμενος **M** || ὀρίνει θῆρα κελαινόν **xM** : θῆρα κελαινὸν ὀρίνει **KL** || **182** ἄλλοι **A**^{2}**yK**^{2}(?)**M** : ἄλλος (vel ἄλλον **A**^{1}) **A**^{1}**L** || ἀλλαχόθεν μιν **xKM** : ἄλλοθε πάλιν **L** || **183** σακέεσσι **xKM** : σάκεσι **L** || **184** v. om. **K**^{1} rest. **K**^{2} in marg. || **186** μαψίδιον **xKL** : μαδιον **M** || πόνον **xK**^{2}**LM** : fort. πόθον **K**^{1} || θύων **A**^{2}**z** : θύσειν **A**^{1} || **187** καλλείπων **KL** : καλλιπών **x** καλύπτων **M** || αἰρόμενος **xKL** : αἰρόμενον **M** || **188** αὖτις **x** : αὖθις **z** || ἀάσχετος **KL** : ἀ////σχετος **A**^{1} ἄσχετος **A**^{2}**BM** || **190** ἀμφιβάλῃ **xKL** : -λλει **M** || μόθοιο **xK**^{2}**LM** : λίθοιο **K**^{1} || **191** ὅγε πνείων **x** : ὅγ' ἐκπνείων **z**

ἀΐσσει, παλάμῃ κραδάων πεφονωμένον ἔγχος,
ὀψὲ δέ μιν δάμνησιν ἐνυάλιος λόχος ἀνδρῶν,
πάντες ὁμοῦ βρίσαντες· ὁ δ' ὀκλάζει κατὰ γαίης,
βαλλόμενος πυκινῇσι τανυρροίζοισιν ἀκωκαῖς·
ὡς ὅγ' ἀνηνύστοισιν ἀπειπάμενος καμάτοισιν
ὀψὲ βροτοῖσιν ἔδωκε βραβήϊα πάντα μόθοιο·
ἀφρὸν ἀποσταλάει δὲ ποτὶ σχερὸν αἱματόεντα·
εἴκελος αἰδομένῳ δὲ ποτὶ χθόνα κανθὸν ἐρείδει.
Ὡς δὲ βροτὸς πολλοῖσιν ἐρεψάμενος κοτίνοισι
πυγμαχίης ἐν ἀγῶσιν, ὑπ' ἀνέρος ἀλκήεντος
ἄντην δ' ἀσσυτέρησιν ὑπ' ὠτειλῇσι δαμασθείς,
ἔστη μὲν πρώτιστα λελουμένος αἵματι λάβρῳ,
οἷα μεθυσφαλέων ἑτεροκλινέων τε κάρηνον·
αὐτὰρ ἔπειτ' ἐπὶ γαῖαν ὑποκλαδὸν ἐξετανύσθη·
ὡς ὅγ' ἐπὶ ψαμάθου κεκαφηότα γυῖα τάνυσσεν.
Οἱ δὲ τότ' ἐγκονέουσι πολὺ πλέον, αἶψα δ' ὕπερθε
πάντες ἐρυσσάμενοι κρατεροῖσι δέουσ' ὑπὸ δεσμοῖς
οὐδὲν ἀλευόμενον, μάλα δ' ἥμενον ἀτρεμέοντα.

192 ἀΐσσει **xKM** : ἀΐσσῃ **GL** || κραδάων **xKM** : κραδάον **L** || πεφονωμένον **xKL** : πεφνωμένον **M** || **193** λόχος **xKL** : λύχος **M** || **194** ὀκλάζει **xKL** : οὐκλάζει **M** || **195** πυκινῇσι **AK^2M** : πυκινοῖσι **BK^1L** || τανυρροίζοισιν **G** : τανυρρίζοισιν **K** τανυροίζησιν **M** τανυρίζοισιν **Aβ** δοράτεσιν ἠδ' **L** || **196** ἀνηνύστοισιν **Aβ** : ἀνηνύτοισιν **GKLM^2** ἀνηνήτοισιν **M^1** || ἀπειπάμενος **xK** : ἀπειπαμένος **M** ἐπισπόμενος **L** || **197** βραβήϊα **xK^2LM** : βραβεῖϊα **K^1** || **198** δὲ **xLM** : τε **K** || **198** σχερὸν ... **199** ποτὶ praeb. **A^2z (Π)** : om. **x** || σχερόν Wernicke : χέρσον **A^2z** || αἱματόεντα **A^2K^2LM** : αἱματόεσσα **K^1** || **199** εἴκελος Schottus : ἴκελος **A^2z** || ἐρείδει **A^2z** : ἐρείδων **x** || **200** βροτὸς **xK^2M** : κρότον **L** βροτὸν **K^1** || ἐρεψάμενος **xK^2LM** : ἐρεψάμενον **K^1** || **201** πυγμαχίης **xLM** : πυγχμαχίης **K** || ἀγῶσιν **xK^2M** : ἀγῶνι **K^1L** || **202** δ' ἀσσυτέρησιν **xKL** : δασυτέρησιν **M** || ὠτειλῇσι **xKM** : ὠτειλαῖσι **L** || **203** ἔστη **xKLM^2** : ἔστι **M^1** || λελουμένος **xKL** : τελούμενος **M** || αἵματι **A^2yz** : ὕδατι **A^1** || **204** μεθυσφαλέων **A^2GKL** : μέθυ σφαλέων **β** μεθυσφαλέην **M** ut vid., με////φαλέων **A^1** || ἑτεροκλινέων **A^2Gz** : ἑτεροκλῃνέων **A^1** ἑτεροκλονέων **β** || **206** ψαμάθου **yKM** : ψαμάθῳ **L** ψαμάθοιο **A** || **207** ἐγκονέουσι **xK^2M** : ἐν κονίῃσι **K^1L** || ὕπερθε **GK** : -θεν **ALM** || **208** ἐρυσσάμενοι **xKL**, def. Silva : ἐρυσάμενοι **M** ἐρεισάμενοι Pierson, Boudreaux ἐρεισσάμενοι **A^2** || δέουσ' ὑπὸ δεσμοῖς **xM** : δέουσιν ἱμᾶσιν **KL** || **209** ἀλευόμενον **Gz** : ἀλευάμενον **Aβ** || ἥμενον **K^1LM** : ἤρεμον **xK^2** || ἀτρεμέοντα **xK^1LM** : ἀτρομέοντα **K^2**

Ὢ μέγα τολμήεντες, ὅσον χάδον, ὅσσον ἔρεξαν,
αἰνὸν κεῖνο πέλωρον ἅτε κτίλον ἀείρουσιν.
Ἔκλυον ὡς βόθροισιν ὁμοίοισίν τε δόλοισι
θήρασσαν καὶ θῶας ἀναιδέας ἠδὲ γένεθλα
πορδαλίων ἀπάτησαν, ἀτὰρ πολὺ μείοσι βόθροις·
κίονα δ' οὐχὶ λίθοιο, δρυὸς δ' ἐτάμοντο κεραίην·
οὐδὲ μὲν ὑψικρεμῆ χιμάρου γόνον ἠώρησαν,
ἀλλὰ κυνός· τοῦ δ' αὖτ' ἀπὸ μήδεα δῆσαν ἱμάσθλαις
λεπταλέαις· ὁ δ' ἄρ' ὦκα περισπερχὴς ὀδύνῃσιν
ὠρυθμοῖς ὑλάει καὶ πορδαλίεσσιν ἀϋτεῖ·
ἡ δὲ μάλ' ἰάνθη διά τε δρίος ἰθὺς ὀρούει.
Ὡς δ' ὁπότ' ἰχθυβόλοι κύρτου δόλον ἐστήσαντο,
πλεξάμενοι σπάρτῳ Σαλαμινίδι, καὶ λαγόνεσσι
πούλυπον ἢ κεστρῆα πυρὶ φλεγέθοντες ἔθεντο·
ὀδμὴ δ' ἐς πλαταμῶνας ἀφίκετο, καὶ ποτὶ κύρτον
ἔλλοπας αὐτομόλους εἰσήγαγεν, οὐδὲ δύνανται
αὖτις ὑπεκδῦναι, λίχνου δ' ἤντησαν ὀλέθρου·
ὣς κείνη, σκυλακῆος ἀπόπροθεν εἰσαΐουσα,
ἔδραμε καὶ θόρεν, οὔτιν' ὀϊσσαμένη δόλον εἶναι,
γαστέρι πειθομένη δὲ μυχοὺς ἐπέλασσε βερέθρου.

210 ὦ **xKL** : ὢ **M** || **211** κεῖνο **xKL** : κεῖνον **M** || πέλωρον **xKLM**^{2} : πελώριον **M**^{1} || **212** τε] τε **K**^{2} sed ε in lit. || **213** θήρασσαν **AβM** : θήρασαν **GL** θήρευσαν **K** || θῶας] ας in lit. **K**^{2} || γένεθλα **xK**^{2}**LM** : γέλεθλα **K**^{1} || **214** πορδαλίων **xL** : παρδαλίων **KM** παρδάλεις **Π** || ἀπάτησαν] fort. ἀπάτησιν **A**^{1} || ἀτὰρ **A**^{2}**yz** : αὐτὰρ **A**^{1} || **215** δ'^{1} **xM** : τ' **KL** || λίθοιο Turnebus : λίθοις **xKL** λίθου **M** || δ' ἐτάμοντο **xKM** : δετάμοντο **L** || κεραίην **xKL** : κεραιήν **M** || **216** μὲν **xKL** : μιν **M** || ὑψικρεμῆ **yK**^{2} : ὑψιβρεμῆ **A**^{1} ὑψικρεμνῆ **A**^{2}**LM** ὑψίκρεμνον **K**^{1} || **218** λεπταλέαις **xLM** : λεπταλέῃσιν **K** || ἄρ' **xM** : om. **KL** || περισπερχὴς **xLM** : περισπέρχων **K** || **219** ὠρυθμοῖς **xLM** : ὠρυθμῶ **K** || πορδαλίεσσιν **xL** : παρδαλίεσσιν **KMΠ** || **220** ἡ δὲ **yKL** : ἠδὲ **M** et **A**^{1} ut vid. || δρίος **A**^{1}**L** : δρυός **A**^{2}**yM** δρύας ut vid. **K** || **221** ὁπότ' **yz** : ὁππότ' **AB** || **223** πυρὶ φλεγέθοντες **A**(vel πυριφλ-) **EF** : πυριφλεγέθοντες **BCDGM** πυρὶ φλέξαντες **KL** || **226** λίχνου **K**^{1}**LMΠ**, def. Silva, cl. Hal. III 196 : δεινοῦ **xK**^{2}, Boudreaux || ἤντησαν **xLM** : ἤντυσαν **K** || ὀλέθρου **xK**(?) : ὄλεθρον **L** ὀλέθρους **M** (fort. **K**^{1}) || **227** σκυλακῆος **xMK**^{2} : σκύλακος μάλ' **K**^{1} σκύλακος **L** || ἀπόπροθεν **GδK** : ἀπόπροσθεν **ABLM** || εἰσαΐουσα **xKM** : εἰς κίουσα **L** || **228** δόλον **xKLM**^{2} : δόλων **M**^{1} || **229** μυχοὺς **xM** : μυχοῖς **KL**

Πορδάλιας καὶ δῶρα Διωνύσοιο δάμασσαν,
θηροφόνων δολερῶν δολερὴν πόσιν οἰνοχοεύντων,
οὐδὲν ἀλευομένων ζαθέοιο κότον Διονύσου.
Πορδάλιες νῦν μὲν θηρῶν γένος, ἀλλὰ πάροιθεν
οὐ θῆρες βλοσυραί, χαροπαὶ δ' ἐπέλοντο γυναῖκες,
οἰνάδες, ὠσχοφόροι, τριετηρίδες, ἀνθοκάρηνοι,
Βάκχου φοιταλιῆος ἐγερσιχόροιο τιθῆναι.
Νηπίαχον γὰρ Βάκχον Ἀγηνορὶς ἔτραφεν Ἰνώ,
μαζὸν ὀρεξαμένη πρωτόρρυτον υἱέϊ Ζηνός·
σὺν δ' ἄρ' ὁμῶς ἀτίτηλε καὶ Αὐτονόη καὶ Ἀγαύη·
ἀλλ' οὐκ εἰν Ἀθάμαντος ἀταρτηροῖσι δόμοισιν,
οὔρεϊ δ' ὃν τότε Μηρὸν ἐπικλήδην καλέεσκον.
Ζηνὸς γὰρ μεγάλην ἄλοχον μέγα δειμαίνουσαι
καὶ Πενθῆα τύραννον Ἐχιονίδην τρομέουσαι,
εἰλατίνῃ χηλῷ δῖον γένος ἐγκατέθεντο,
νεβρίσι δ' ἀμφεβάλοντο καὶ ἐστέψαντο κορύμβοις
ἐν σπέϊ, καὶ περὶ παῖδα τὸ μυστικὸν ὠρχήσαντο·
τύμπανα δ' ἐκτύπεον καὶ κύμβαλα χερσὶ κρόταινον,

230 πορδάλιας **A^{2}yKL** : πορδαλίας **A^1** παρδάλιας **MΠ** || Διωνύσοιο **xKL** : διονύσσοιο **M** || δάμασσαν **yKL** : δάμασαν **AM** || **231** δολερῶν **xL** : om. **KM** || πόσιν **xK^{2}LM** : πόλιν **K^1** || **232** ἀλευομένων **yM** : ἀλευαμένων **AKL** || ζαθέοιο **xKL** : ζεθέοιο **M** ut vid. || κότον **xKL** : τόκον **M** || Διονύσου **ABGK** : διονύσσου **ALM** || **233** πορδάλιες **xKL** : παρδάλιες **M** || **234** βλοσυραί **yz** : βλοσυροί **A** || δ' ἐπέλοντο **xKL** : δε πέλοντος **M** || **235-250** om. **A^1** per homeoteleuton (rest. **A^2** in marg.) || **237** ἔτραφεν **A^{2}yKL** : ἔταφεν **M** || **238** μαζὸν **A^{2}yLM** : μαστὸν **K** || **239** σὺν **A^{2}yLM** : ὡς **K** || ἀτίτηλε **A^{2}yK** : ἀτίταλλε **L** ἀτίτηλλε **M** || Ἀγαύη **A^{2}BK** : Ἀγαυή **GLM** || **240** οὐκ εἰν **A^2** : οὐκ εἶν **G** οὐ κεῖν' **δ** οὐκ ἦν **A^{3}Bz** (Boudreaux) || Ἀθάμαντος **yA^{2}KL** : ἀδάμαντος **M** || δόμοισιν **A^{2}yKLM^2** : δόλοισιν **M^1** (δόμοισιν sed μ in lit. **K^2**) || **241** οὔρεϊ δ' ὃν **A^{3}BGK^2** : οὐρηδόν **A^{2}δK^1** οὐρειδόν **L** οὔρη δ' ὃν **M** || **242** μεγάλην **A^{2}yLM** : μεγάλου **K** || μέγα **A^{2}yKL** : μάλα **GM** || δειμαίνουσαι **A^{2}yKL** : δειμαίνουσα **M** || Ἐχιονίδην **A^{2}yK^{2}LM** : Ἐχιονέα **K^1** || **244** εἰλατίνῃ Brodaeus (cf. ξυλίνῳ **Π**) : εἰλαπίνῃ **A^{2}yKM** εἰλαπίνης **L** || χηλῷ δῖον **G** (cf. λάρνακι τὸν παῖδα **Π**) : χιλῷ δῖον **A^3** in lit. **K^2** χιλῷ δῖον ἑόν **B** ζηλώδη (-δει **A^2**) ἑὸν **A^{2}δ** ζήλῳ δὲ ἑὸν **K^{1}LM** || **245** νεβρίσι **GKM** : νευροῖσι **A^{3}δ** νευροῖς **A^2** νευρίσι **L** || δ' **A^{2}yKL** : τ' **GM** || ἀμφεβάλοντο **A^{2}yKL** : ἀμφιβάλοντο **M** || **246** ἐν σπέϊ **GKM** : ἐν σπείει vel ἐν σπέει **A^3** ἐν///η **A^2** ἐν σπείει **B** ἐννεπεῖ **δ** ἐννάπεϊ (vel ἐν νάπεϊ) **L** ἐν σπῆϊ Lobeck || περὶ **A^{2}yKM** : om. **L** || **247** τύμπανα δ' ... καὶ κύμβαλα **A^{2}yLM** : κύμβαλα δ' ... καὶ τύμπανα **K**

παιδὸς κλαυθμυρίδων προκαλύμματα· πρῶτα δ' ἔφαινον
ὄργια κευθομένη περὶ λάρνακι· σὺν δ' ἄρα τῇσιν
Ἀόνιαι λάθρῃ τελετῶν ἅπτοντο γυναῖκες·
ἐκ δ' ὄρεος πιστῇσιν ἀγερμοσύνην ἑτάρῃσιν
ἔντυον ἰθῦσαι Βοιωτίδος ἔκτοθι γαίης·
μέλλε γὰρ ἤδη, μέλλεν ἀνήμερος ἡ πρὶν ἐοῦσα
γαῖα φυτηκομέειν ὑπὸ λυσιπόνῳ Διονύσῳ.
Χηλὸν δ' ἀρρήτην ἱερὸς χορὸς ἀείρασαι,
στεψάμεναι νώτοισιν ἐπεστήριξαν ὄνοιο·
Εὐρίπου δ' ἵκανον ἐπ' ἠόνας, ἔνθα κίχανον
πρέσβυν ὁμοῦ τεκέεσσιν ἀλίπλανον· ἀμφὶ δὲ πᾶσαι
γριφέας ἐλλίσσοντο βυθοὺς ἀκάτοισι περῆσαι·
αὐτὰρ ὅγ' αἰδεσθεὶς ἱερὰς ὑπέδεκτο γυναῖκας.
Καὶ δή οἱ χλοερὴ μὲν ἐπήνθεε σέλμασι μῖλαξ,
πρύμναν δ' ὡραίη ἕλινος καὶ κισσὸς ἔρεψεν·
καί κεν ὑπὲρ πόντοιο κυβίστεον ἀσπαλιῆες
δείματι δαιμονίῳ πεπτηότες, ἀλλὰ πάροιθεν

248 κλαυθμυρίδων **A^3z** : κλαυθμυρίζ++ **A^2** κλαυθμυριμῶν (-ίμων **B**) **BC^1E** κλαυθμυρισμῶν **C^2G** κλαυθμυρίμωνος **D** κλαυμῶν **F** κλαυθμυριθμῶν **I** κλαυθμυριῶν Brunck κλαυθμυρμῶν Lehrs || **249** τῇσιν **A^3yLM** : τοῖσι **A^2K** || **250** Ἀόνιαι **x** : ἀονίαι **BGz** α+ν+α+ **A^2** ἀονία **A^3** || **251** rursus inc. **A^1** || ἀγερμοσύνην Brodaeus : ἀτερμοσύνην **xK** ἀτερμοσύνη **LM** || ἑτάρῃσιν **xK^2LM** : ἑτάροισιν **K^1** || **252** ἔντυον **xL** : ἔντυνον **KM** || Βοιωτίδος **BGz** : Βοιώτιδος **A** || ἔκτοθι **xKM** : ἔκτοθε **A^2L** || **253** ἤδη **ABK^2LM** : ἧδε δ ἧδε **G** || ἡ **yz** : ἢ **A** || **254** φυτηκομέειν **yz** : φυτικομέειν **A** || **255** ἀρρήτην Brodaeus : ἀρήτην **AβL** ἀρήιτην **G** ἀρητήν **KM** || **256** στεψάμεναι **AGz** : πεψάμεναι **β** || ὄνοιο **xKM** : οἴνοιο **L** || **257** Εὐρίπου **G** : εὐρίππου **Aβz** || ἵκανον **xKL** : ἱκανόν **M** || ἠόνας **yK** : ἠϊόνας **ALM** || **258** πρέσβυν **xKL** : πρέσβιν **M** || **259** γριφέας **xz** : γριπέας Brodaeus, sed cf. Opp. Hal. III 80 γρῖφοι || ἐλίσσοντο (ἐλ- **M** ἑλίσοντο **L**) **xLM** : ἐλλίσοντο **K** || βυθοὺς **xKL** : om. **M** || ἀκάτοισι **AβK^2** : ἀκάτῃσι **GM** ἅμα ποσσὶ **K^1** || **260** ὅγ' **xKM** : ὅσ' **L** || **261** χλοερὴ **yz** : χλοερῆι **A** || σέλμασι **ABGLM** : σέλματι **δK** || **262** πρύμναν **AβKM** : πρύμνα **G** πρύμνην **L** (quod scripserat Schneider[1]) || ὡραίη **xKL** : ὡραίην **A^3M** || ἕλινος Boudreaux : ἔλινος Brodaeus σέλινος **Aβz** σέλινον **G** τ' ἔλινος Lehrs. De mendo σέλινος pro ἕλινος cf. Nonn. Dionys. XII 299. De autem generis feminini usu cf. Dion. Perieg. 1157 || ἔρεψεν **K** : ἔρεπτεν (ἔρεπεν **C^1** ἔρειπεν **C^2**) **AδL** ἔρεπτον **B** ἔρεπτο **G** ἔρεσπε **M** || **264** πεπτηότες **A^2zG** : πεπτηῶτες **A^1β**

ἐς γαῖαν δόρυ κέλσε· πρὸς Εὐβοίην δὲ γυναῖκες
ἠδ' ἐπ' Ἀρισταίοιο θεὸν κατάγοντο φέρουσαι,
ὅς θ' ὕπατον μὲν ἔναιεν ὄρει κεράεσσιν ὑπ' ἄντρου,
μυρία δ' ἄγραυλον βιοτὴν ἐδιδάξατο φωτῶν·
πρῶτος ποιμενίων ἡγήσατο, πρῶτος ἐκεῖνος
καρποὺς ἀγριάδος λιπαρῆς ἔτριψεν ἐλαίης,
καὶ ταμίσῳ πρῶτος γάλα πήξατο, καὶ ποτὶ σίμβλους
ἐκ δρυὸς ἀείρας ἀγανὰς ἐνέκλεισε μελίσσας.
Ὅς τότε καὶ Διόνυσον ἑῷ νεογιλὸν ὑπ' ἄντρῳ
Ἰνῴης ἔθρεψε δεδεγμένος ἐκ χηλοῖο,
σὺν Δρυάσιν δ' ἀτίτηλε μελισσοκόμοισί τε Νύμφαις,
Εὐβοΐσιν τε κόρῃσι καὶ Ἀονίῃσι γυναιξίν.
Ἤδη κουρίζων δ' ἑτέραις μετὰ παισὶν ἄθυρε·
νάρθηκα προταμὼν στυφελὰς οὐτάζετο πέτρας,
αἱ δὲ θεῷ μέθυ λαρὸν ἀνέβλυσαν ὠτειλάων·

265 ἐς **xKL** : εὐ **M** || κέλσε **GKL** : κελ?σε A^{1} (λ in litura et rasura post λ) κέν σε **B** κέασε A^{1} ut vid. et δ κέλσαι **M** || Εὐβοίην A^{3} in lit. **B**K^{2}**M** (Εὔβοιαν **Π**) : εὐβοίης A^{1}**G**δ**L** εὐβοίας K^{1} || γυναῖκες **x**K^{2}**LM** : γυναῖκας K^{1} || **266** ἠδ' **A**βK^{2} : ἡδ' **G** ἧδ' **L** εἰ δ' K^{1}**M** || ἐπ' Ἀρισταίοιο **x**L^{1} : ἐπ' ἀριστείοιο K^{1} ἐπαριστείοιο **M** ἐστ' (in ras.) ἀριστείοιο L^{2} || κατάγοντο **xKL** : κατάγοντος **M** || **267** ὅσθ' **xM** : ὃς **L** ὅθ' **K** || ὕπατον **xz**, def. Silva : ὑπάτου Schneider^{2} Boudreaux || μὲν ἔναιεν A^{3}**βz** : μὲν αἰὲν A^{1} μὲν ἔνεεν **G** || ὄρει **xz**, def. Silva : ὄρευς Schneider^{2} || κεράεσσιν Turnebus Bodinus Schneider^{2} Boudreaux, def. Silva : καὶ ῥοιῆσιν **AB** καὶ ῥύησιν δ καὶ ῥοῆσιν **GLM** τε ῥοῆσιν **K** ὀροφῇσιν Ludwich probante Korzenszky Καρύῃσιν Mair || **268** ἄγραυλον **xz** : ἀγραύλων Schneider^{1} || ἐδιδάξατο A^{2}**yz** : ἐδιδάξαντο A^{1} || φωτῶν **xKL**M^{2} : φώτων M^{1} || **269** ποιμενίων **xKM** : ποιμαινίων (ε supra αι) **D** ποιμένιων **L** ποιμένιον Schneider (cf. Rzach, SB-Wien, C, 1882, p. 408), Boudreaux ποιμναίην Guietus Ποιμενίων Ludwich || ἡγήσατο K^{1}**L** : ἱδρύσατο **xM** || **270** λιπαρῆς **xz** : λιπαροὺς Desrousseaux, sed cf. Myer 147 || ἔτριψεν A^{2}**yz** : ἔριψεν A^{1} ἔθλιψεν Rittershusius in marg. (cf.Nonn. Dionys. V 260 ἔθλιψεν ἐλαίης), Boudreaux || **271** ταμίσῳ (τὰ μίσῳ **M**) **x**K^{2}**M** : ταλάροις K^{1}**L** || σίμβλους **yM** : σίμβλοις **AKL** || **272** ἐνέκλεισε **xKM** : ἐνέκλισε **L** || **273** νεογιλὸν **LM** : νεογιλλὸν **ABGK** νεογιλῷ (-γελλῷ C^{1})δ || **274** Ἰνῴης **ABG**K^{2} : ἰνωῆς δ οἰνώης K^{1}**LM** || δεδεγμένος **xz** : δεδεγμένον Brodaeus d'Arnaud || ἐκ χηλοῖο **x**K^{2}**LM** : de K^{1} non liquet (κ et η p. corr.) || **276** κόρῃσι **xM** : κόραισι **KL** || **277** ἑτέραις **xLM**, def. Mersinias : ἑτέρων A^{3} ἑτέρης **K** ἑτάροις Brodaeus ἑτάραις Boudreaux probavit Myer || παισὶν Brodaeus, Boudreaux, def. Silva : πᾶσιν **xK**, def. Mersinias πασῶν A^{3} πάσαις **LM** || **279** μέθυ **xKM** : μέλι **L**

ἄλλοτε δ' ἀρνειοὺς αὐτῇς ἐδάϊξε δορῇσι,
καὶ μελεϊστὶ τάμεν, νέκυας δ' ἔρριψεν ἔραζε·
αὖτις δ' ἄψεα χερσὶ νεοσταλέως συνέβαλλεν·
οἱ δ' ἄφαρ ἔζωον χλοεροῦ θ' ἅπτοντο νομοῖο.
Ἤδη καὶ θιάσοισιν ἐμέμβλετο, καὶ κατὰ πᾶσαν
γαῖαν ἐκίδνατο δῶρα Θυωναίου Διονύσου·
πάντῃ δὲ θνητοῖς ἀρετὴν πωλέσκετο φαίνων.
Ὀψὲ δὲ καὶ Θήβης ἐπεβήσατο, καὶ πυρίπαιδι
πᾶσαι ὑπηντίασαν Καδμηΐδες· αὐτὰρ ὁ μάργος
Πενθεὺς οὐχὶ δετὰς παλάμας ἔδεεν Διονύσου,
καὶ θεὸν αὐτοφόνοισιν ἀπείλεε χερσὶ δαΐξαι,
οὐ Τυρίου Κάδμοιο καταιδόμενος τρίχα λευκήν,
οὐδὲ κυλινδομένην οἷσι πρὸ πόδεσσιν Ἀγαύην·
σύρειν δ' αἰνομόροισιν ἐβώστρεεν οἷς ἑτάροισι,
σύρειν τε κλείειν τε, χορὸν δ' ἐλάασκε γυναικῶν.
Οἱ μέν νυν Βρόμιον Πενθηϊάδες φυλακῆες
δεσμοῖσιν δοκέοντο σιδηρείοισιν ἄγεσθαι
ἄλλοι Καδμεῖοί τε· θεοῦ δ' οὐχ ἅπτετο δεσμά·
παχνώθη δὲ κέαρ θιασώτισι, πάντα δ' ἔραζε

280 ἄλλοτε **xKM** : ἄλλο τό **L** || αὐτῇς **x** : αὐταῖς **z** αὖθις Turnebus || ἐδάϊξε **AG** : ἐδάϊζε **βz** || **281** τάμεν **xKM** : τάμνεν **L** || **282** ἄψεα **xKL** : ἄχεα **M** || νεοσταλέως Rebmann, probavit Silva : ἐϋσταλέως Bodinus Boudreaux ἐϋσταλέων **A**^{3} in lit. **LM** νεοσταλέων **A**^{1}**G** ἐϋστολέων **K** νεωστὶ νέων Turnebus || συνέβαλλεν **G** : ξυνέβαλλε **z** συνέβαλε (συνέλαβε **BC**) **Aβ** || **283** νομοῖο **GK** : νόμοιο **AβM** νόμοῖο **L** || θ' **K**, quod scripserat Schneider^{1} : δ' **xLM** || **284** ἤδη **xKL** : om. **M** || ἐμέμβλετο **xK**^{2} : ἐμέλπετο **K**^{1}**LM** || καὶ κατὰ **xKL** : κατὰ δὲ **M** || **286-289** **xK**^{2}**M** : om. **K**^{1}**L** || **286** φαίνων **xK**^{2}**L** : βαίνων **M** || **287** alt. καὶ **xK**^{2} : om. **M** || πυρίπαιδι Schneider^{1}, Boudreaux : πυριπαιδι (accentus non liquet) **A** πυρὶ παιδὶ **β** περὶ παιδὶ **GK**^{2} π^{ε} παιδὶ **M** || **289** οὐχὶ δετὰς **BGK**^{2}**M** : οὐχὶ (ὶ in lit.) δὲ τὰς **A** οὐχ ἴδε τὰς **δ** || **290** ἀπείλεε **yz** : ἀπείλεαι **A** || **292** Ἀγαύην **K** : ἀγαυήν **xLM** || **293** αἰνομόροισιν **A**^{2}**BGz** : ἀνομόροισιν **Aδ** || ἐβώστρεεν (ἐβόστρεεν **BCG**) **yz** : ἐβάστρεεν **A** || **294** τε κλείειν **x** : τε κλύειν **A**^{3} τ' ἐκλύειν **KL** τε κλαίειν **M** || δ' **AGz** : θ' **β** τ' Turnebus, Bodinus || ἐλάασκε **G** : ἐλάεσκε (ἐλ- **β**) **AβK** ἀλέασσε **L** ἀλέασκε **M** || **295** νυν Turnebus, Bodinus : νῦν **Aβz** om. **G** in lacuna || **296** δοκέοντο **xK**^{2}**M** : δοκέοντες **K**^{1}**L** || σιδηρείοισιν **xKL** : δηρείοισιν **M** || **297** ἄλλοι Καδμεῖοί τε **ABGM** : ἀλλ' οὐ Καδμεῖοι τε **δ** ἀλλ' (ἀλλ' **L**) οἱ Καδμεῖοί τε **KL** || οὐχ ἅπτετο **yKL** : οὐχάπτετο **A** οὐχ ἅπετο **M** || **298** παχνώθη **A**^{2}**yz** : παχνώδη **A**^{1} || θιασώτισι **xKL** : θιασωτίδων **A**^{3}**M** || πάντα **xKM** : πάντη **L**

ῥίψαν ἀπὸ κροτάφων στεφανώματα θύσθλα τε χειρῶν·
πᾶσαι δ' ἐστάλαον Βρομιώτισι δάκρυ παρειαί·
αἶψα δ' ἀνηΰτησαν· ἰὼ μάκαρ ὦ Διόνυσε,
ἄπτε σέλας φλογερὸν πατρώϊον, ἂν δ' ἐλέλιξον
γαῖαν, ἀταρτηροῦ δ' ὄπασον τίσιν ὦκα τυράννου·
θὲς δὲ παρὰ σκοπιῇσι, πυρίσπορε, Πενθέα ταῦρον,
ταῦρον μὲν Πενθῆα δυσώνυμον, ἄμμε δὲ θῆρας
ὠμοβόρους, ὀλοοῖσι κορυσσομένας ὀνύχεσσιν,
ὄφρα μιν, ὦ Διόνυσε, διὰ στόμα δαιτρεύσωμεν.
Ὣς φάσαν εὐχόμεναι· τάχα δ' ἔκλυε Νύσιος ἀρῆς.
Πενθέα μὲν δὴ ταῦρον ἐδείξατο φοίνιον ὄμμα,
αὐχένα τ' ἠώρησε, κέρας δ' ἀνέτειλε μετώπου·
ταῖσι δὲ γλαυκιόωσαν ἐθήκατο θηρὸς ὀπωπήν,
καὶ γένυας θώρηξε, κατέγραψεν δ' ἐπὶ νώτου
ῥινὸν ὅπως νεβροῖσι, καὶ ἄγρια θήκατο φῦλα.
Αἱ δὲ θεοῦ βουλῇσιν ἀμειψάμεναι χρόα καλόν,
πορδάλιες Πενθῆα παρὰ σκοπέλοισι δάσαντο·
Τοιάδ' ἀείδοιμεν, τοῖα φρεσὶ πιστεύοιμεν·

300 πᾶσαι **xz**, def. Silva : πάσαις Brodaeus, Boudreaux || βρομιώτισι **A^1βK** : βρομιωτίδων **A^3** βρομιώτ **G** βρομιώτιδες **L** βρομίω τισί **M** || δάκρυ **xKL** : δάκρυσι **M** || παρειαὶ **AGK^{1}LM** : παρειῶν **β** παρειαίς **K^3** || **301** ἀνηΰτησαν (ἀν ἠΰτ- **β**) **xK^{2}L** : ἀνυήτησαν **K^1** ἀνηύτισαν **M** || **302** ἐλέλιξον **GK^{2}L** : ἐλέλιζον **AβK^1** ἐλέλυξον **M** || **304** θὲς **ABKM** : θὶς **L** θέσθαι **δ** || παρὰ σκοπιῇσι **xM** : περὶ σκοπιῇσι (περισκ- **L**) **KL** || πυρίσπορε **ABGK^2** : πυρισπόρε **δLM** περίσπορε **K^1** || Πενθέα **yz** : πένθεα **A^1** || **305** Πενθῆα **xKM** : Πενθέα **L** || δὲ **xKM** : καὶ **L** || **307** praeb. **A^3yz** : om. **A^1** || ὄφρα **A^3yKL** : ὦφρα **M** || μιν **A^3BGz** : μὲν **δ** || **308** φάσαν **xKM** : φάσε **L** || Νύσιος (νύσσιος **M**) **AK^{2}LM** : λύδιος **K^1** || ἀρῆς Boudreaux : ἄρης **A^1δ** ἄναξ **A^3** in lit. **GBz** || **309** Πενθέα **A^3** in lit. **Bz** : πενθέϊ (πένθεϊ **δ**) **AGδ** || δὴ **AGz** : om. **β** || ταῦρον **AGBz** : ταύριον **δ** ταύρου **G^{sl}** || φοίνιον **βK** : φόνιον **AGLM** || **310** τ' **yz** : δ' **A** || δ' **xz** : τ' Schneider[1] || **311** ταῖσι δὲ **xK^{2}L^{1}M** : παισὶ **K^{1}L^2** παιδε **L** || θηρὸς **δG** : πυρὸς **Aβz**, Boudreaux || **312** γένυας **xKM** : γένυός **L** || θώρηξε **AδKL** : θώρυξε **BGM** || δ' **xKM** : om. **L** || **313** ὅπως νεβροῖσι **KL** : ὀπωρινοῖσι **A^1δ** ὅπως νευρῖσι **A^3** in lit. **B** ὅπως νέβρισι (ον supra ρι) **G** ὅπως νευροῖσι **M** || **314** θεοῦ **yz** : θυ **A** || βουλῇσιν **xKL** : βολῇσιν **M** || **315** πορδάλιες **yKL** : πορδαλίες **A** παρδάλιες **M** (παρδάλεων **Π**) || παρὰ σκοπέλοισι **x** : περισκοπέλοισι **L** $π^ε$ σκοπέλοισι **M** παρὰ σκοπέλοις **K** || δάσαντο **xLM** (διασπαράττουσιν **Π**) : δαμάσαντο **K** || **316** τοιάδ' **GK** : τοῖα δ' **AβLM** || τοῖα φρεσὶ πιστεύοιμεν **xz** : πιστεύοιμεν φρεσὶ τοῖα Hilberg

ὅσσα Κιθαιρῶνος δὲ κατὰ πτύχας ἔργα γυναικῶν,
ἢ μυσερὰς κείνας, τὰς ἀλλοτρίας Διονύσου,
μητέρας οὐχ ὁσίως ψευδηγορέουσιν ἀοιδοί.
Θηροφόνος δέ τις ὧδε πάγην ἑτάροισι σὺν ἄλλοις
θηρσὶ φιλακρήτοισιν ἐμήσατο πορδαλίεσσι.
Πίδακα λεξάμενοι Λιβύης ἀνὰ διψάδα γαῖαν,
ἥτ' ὀλίγη μάλα πολλὸν ἀνυδρότατον κατὰ χῶρον
ἀπροφάτως ἀΐδηλον ἀνασταλάει μέλαν ὕδωρ,
οὐδὲ πρόσω χεῖται κελαρύσμασιν, ἀλλὰ μάλ' αἰνῶς
βλύζει τε σταδίη τε μένει ψαμάθοισι τε δύνει·
ἔνθεν πορδαλίων γένος ἄγριον εἶσι μετ' ἠῶ
πιόμενον· τοὶ δ' αἶψα κατὰ κνέφας ὁρμηθέντες
ἀγρευτῆρες ἄγουσιν ἐείκοσιν ἀμφιφορῆας
οἴνου νηδυμίοιο, τὸν ἑνδεκάτῳ λυκάβαντι
θλίψε τις οἰνοπέδῃσι φυτηκομίῃσι μεμηλώς·
ὕδατι δ' ἐγκέρασαν λαρὸν μέθυ, καὶ προλιπόντες
πίδακα πορφυρέην, οὐ τηλόθεν εὐνάζονται,
προπροκαλυψάμενοι δέμας ἄλκιμον ἢ σισύρῃσιν
ἢ αὐτοῖσι λίνοισιν· ἐπεὶ σκέπας οὔ τι δύνανται
εὑρέμεν οὔτε λίθων οὔτ' ἠϋκόμων ἀπὸ δένδρων·
πᾶσα γὰρ ἐκτέταται ψαφαρὴ καὶ ἀδένδρεος αἶα.
Τὰς δ' ἄρα σειριόεντος ὑπ' ἠελίοιο τυπείσας
ἀμφότερον δίψη τε φίλη τ' ἐκάλεσσεν ἀϋτμή·

318 ἢ μυσερὰς **ABKM** : ἢ μυσ+ρὰς **G** ἢ μυσαρὰς **L** || κείνας **Aβz** : κύνας **G** || **319** ὁσίως **A[3]BM** : ὁσίας **A[1]δGKL** || **321** θηρσὶ **A[2]yLM** : θησὶ **A[1]** χερσὶ **K** || φιλακρήτοισιν **x** : φιλακρήτησιν **KL** φιλακράτοισιν **M** || ἐμήσατο **xKL** : ἐμίσατο **M** || **322** λεξάμενοι **L** (coniecerat Schneider[1]) : δεξάμενοι **xKM** σκεψάμενοι **A[2]** κατασκεψάμενοι **Π** || Λιβύης **xKL** : λιβύεσσαν **M** || **324** μέλαν **ABK[2]** : καὶ μέλαν **δG** λαρόν **K[1]LM** || **327** πορδαλίων **xKL** : παρδαλίων **M** (παρδάλεις **Π**) || ἠῶ **yKL** : ἠώ **AM** || **328** τοὶ **xKL** : τὶ **M** || **330** νηδυμίοιο Schneider[1] : νηδύμοιοι **A** νηδύμοιο **yz** || ἑνδεκάτῳ **BGK** : ἐν δεκάτῳ **AδLM** || **331** οἰνοπέδῃσι **xKM** : οἰνοπέδοισι **L** || φυτηκομίῃσι **yz** : φυτηκομοίῃσι **A** φυτηκομόωσι Brunk ap. Schn.[1] || **332** ἐγκέρασαν **Gz** : ἐνκέρασαν **A** ἐνκεράσαντο **β** || **334** ἢ **z** : om. **x** || σισύρῃσιν (σεισ- **A[3]** in lit. **B**) **yz** : σειούρησιν **A[1]** || **335** λίνοισιν **xz** : ῥινοῖσιν Tüselmann, Paraphr. p. 42, 19, not. || **336** λίθων **B[2]δLM** : λίθον **ABGK[3]** λίθου **K** || **337** ἀδένδρεος **Gz** : ἀδένδριος **Aβ** || **338** σειριόεντος **xz** : σειριαῶντος Brodaeus || ἠελίοιο **xKM** : ἠελίῳ **L** || **339** δίψη τε **xM** : δίψος τε **KL** || ἐκάλεσσεν **A[3]z** : ἐκάλυψεν **x**

πίδακι δ' ἐμπέλασαν Βρομιώτιδι καὶ χείλεσσι
λάπτουσιν Διόνυσον, ἐπ' ἀλλήλῃσι δὲ πᾶσαι
σκιρτεῦσιν μὲν πρῶτα χοροιτυπέουσιν ὁμοῖαι·
εἶτα δέμας βαρύθουσι, προσώπατα δ' ἐς χθόνα δῖαν
ἠρέμα νευστάζουσι κάτω· μετέπειτα δὲ πάσας
κῶμα βιησάμενον χαμάδις βάλεν ἄλλυδις ἄλλην.
Ὡς δ' ὁπότ' εἰλαπίνῃσιν ἀφυσσομένων κρητήρων
ἥλικες εἰσέτι παῖδες, ἔτι χνοάοντες ἰούλους,
λαρὸν ἀείδωσι, προκαλιζόμενοι μετὰ δεῖπνον
ἀλλήλους ἑκάτερθεν ἀμοιβαδίοισι κυπέλλοις,
ὀψὲ δ' ἐλώφησαν· τοὺς δ' ἔρριφεν ἄλλον ἐπ' ἄλλῳ
καὶ φρενὶ καὶ βλεφάροισιν ἐπιβρῖσαν μένος οἴνου·
ὣς κεῖναι μάλα θῆρες ἐπ' ἀλλήλῃσι χυθεῖσαι
νόσφι πόνου κρατεροῖο ὑπ' ἀγρευτῆρσι γένοντο.
    Ἄρκτοισιν δὲ πονεῦσι κλυτὴν περιώσιον ἄγρην
Τίγριν ὅσοι ναίουσι καὶ Ἀρμενίην κλυτότοξον.
Πουλὺς ὄχλος βαίνουσι τανύσκια βένθεα δρυμῶν,
ἴδριες αὔτ' ὀλίγοις σὺν ἐϋρρίνεσσι κύνεσσιν

340 χείλεσσι **LM** : om. **A** μέλαν ὕδωρ **B** μελανύδρῳ **δ** μεταχανδον (cum glossa χυθεῖσαι) **G** στομάτεσσι **K** μελάνυδρον Guietus μέγα (vel μάλα) χανδόν Schneider^{1} || **341** λάπτουσιν **xKL^{2}M** : δάπτουσι **L^{1}** || ἀλλήλῃσι **AG^{1}K** : ἀλλήλοισι **βG^{2}LM** || ἀλλήλῃσι δὲ πᾶσαι **xz** : ἀλλήλης δὲ χυθεῖσαι Schneider^{1} in animadv. || **342** χοροιτυπέουσιν (χοροτ- **M**) ὁμοῖαι **A^{2}Gz** : χοροὶ τυπέουσιν ὁμοῖαι (τυπέουσινομ- **δ**) **Aβ** || **343** προσώπατα δ' **xK** : πρόσωπά τε δ' **L** πρόσωπα τάδ' **M** || ἐς χθόνα **xKL** : ἐσχθο **M** || δῖαν **xKL** : om. **M** || **345** βάλεν **xKL** : βάλλεν **M** || **346** ἀφυσσομένων **LM** : ἀφυσσόμενον **A** ἀφυσσάμενοι **β** ἀφυσσαμένων **GK** || κρητήρων **AβKL** : κρατήρων **GM** || **347** χνοάοντες **xKL** : χνοάζοντες **M** || ἰούλους **ABGM** : ἰούλας **δ** ἰούλοις **K** ἰάλους **L**. Cf. Kaibel, Epigr. gr., 569, 1 ἔτι χνοάοντος ἰούλου || **348** ἀείδωσι **xKL** : ἀείδουσι **M** || προκαλιζόμενοι **A**, sed κ in lit. et lit. ante ζ || **349** ἀμοιβαδίοισι **A^{3}yz** : ἀμοβαδίοισι **A^{1}** || **352** ἀλλήλῃσι **BD^{2}EGK** : ἀλλήλοισι **ACD^{1}FLM** || **353** κρατεροῖο **xz** : κρατεροῖσιν G. Hermann, Orphica, p. 740. De hiatu vero cf. II 400, IV 262 || **354** πονεῦσι **BKL** : πορνεῦσι **M** om. **AδG** rest. **A^{3}** s. lin. inter κλυτήν et περιώσιον || **356** τανύσκια **xz** : πανύσκια **B** || βένθεα **xLM** : δένδρεα **K** || **357** αὔτ' ὀλίγοις **A^{3}** in lit. **C^{2}z**, def. Mersinias : αὐτολύγοις **A^{1}BC^{1}EFG** αὐτολόγοις (ύ suprascripto) **D** αὔτ' ὀλίγοι Tüselmann op. cit. p. 25, cf. **Π** βραχεῖς δὲ αὐτῶν, rec. Boudreaux αὐτολύκοις Brodaeus αὐτολύτοισιν Schneider, Anal. crit. p. 49 αὐτολύτοις Schneider^{2} Mair || ἐϋρρίνεσσι **B^{ac}CDEGK** : εὐρρίνεσι **A** ἐυρρίνεασι **B^{pc}** εὐρίνεσσι **FML** (quod scripserat Schneider^{1})

ἴχνια μαστεύσαντ' ὀλοῶν πολυπλανέα θηρῶν.
Ἀλλ' ὁπότ' ἀθρήσωσι κύνες σημήϊα ταρσῶν,
ἕσπονται, στιβέας τε ποδηγετέουσιν ὁμαρτῇ,
ῥῖνας μὲν ταναὰς σχεδόθεν χέρσοιο τιθέντες·
εἰσοπίσω δ' εἴπερ τι νεώτερον ἀθρήσειαν
ἴχνος, ἐπειγόμενοι θόρον αὐτίκα καγχαλόωντες,
ληθόμενοι τοῦ πρόσθεν· ἐπὴν δ' εἰς ἄκρον ἵκωνται
εὐπλανέος στιβίης θηρός τε παναίολον εὐνήν,
αὐτίχ' ὁ μὲν θρῴσκει παλάμης ἄπο θηρητῆρος,
οἰκτρὰ μάλ' ὑλακόων, κεχαρημένος ἔξοχα θυμόν.
Ὡς δ' ὅτε παρθενικὴ γλαγόεντος ἐν εἴαρος ὥρῃ
ἀβλαύτοισι πόδεσσιν ἀν' οὔρεα πάντ' ἀλάληται,
ἄνθεα διζομένη· τὸ δέ οἱ μάλα τηλόθ' ἐούσῃ
νηδύμιον προπάροιθεν ἴον μήνυσεν ἀϋτμή·
τῇ δὲ μάλ' ἰάνθη μείδησέ τε θυμὸς ἐλαφρός,
ἀμᾶται δ' ἀκόρητος, ἀναψαμένη δὲ κάρηνον
εἶσιν ἐς ἀγραύλων δόμον ἀείδουσα τοκήων·
ὣς κυνὸς ἰάνθη θυμὸς θρασύς· αὐτὰρ ἐπακτὴρ
καὶ μάλα μιν θύνοντα βιησάμενος τελαμῶσι,
καγχαλόων παλίνορσος ἔβη μεθ' ὅμιλον ἑταίρων.
Τοῖσι δὲ καὶ δρυμὸν διεπέφραδε, θῆρά τε πικρὴν
αὐτὸς καὶ συνάεθλος ὅπου λοχόωντες ἔλειψαν.
Οἱ δ' ἄρ' ἐπειγόμενοι στάλικας στήσαντο κραταιούς,
δίκτυά τ' ἀμπετάσαντο καὶ ἄρκυας ἀμφεβάλοντο·

358 μαστεύσαντ' **xz** : μαστεύοντ' **I** μαστεύσοντ' Turnebus || πολυπλανέα **xz**, def. Silva : πουλύπλανα Schneider[1] Brunck (cf. Ludwich JCPhil. 109, 1874, 460) || **361** μὲν ταναὰς] μηκεδανὰς Schneider[2] in annot. || **363** ἐπειγόμενοι Brodaeus : ἐπειγόμενον **xz** || καγχαλόωντες] καγχαλόωντα (vel -ντας) **A**[1], corr. **A**[3] || **365** στιβίης Turnebus : στιβέης (στιβέην **B**) **xz** || **367** οἰκτρὰ] ἐχθρὰ vel ὦκα d'Arnaud || **368** ὅτε] ὁπότ' **AK**^{ac} || **369** ἀβλαύτοισι **βGK** : ἀβλάπτοισι **A** αὐλάπτοισι **L** || **370** ἐούσῃ **β** : ἐούσης **AGz** || **371** ἴον] ἰὸν **BC** || ἀϋτμή **ABCFLM**^{pc} : ἀϋτμῇ **D** αυτμῇ **EM**^{ac} ἀϋτμὴν **K** ἀτμὴ **G** || **372** τε **L** (quod scripserat Schneider[1]) : τι **M** δὲ **xK** || **373** ἀμᾶται Schneider[2] (cf. **Π** ἐδρέψατο) : ἀλᾶται **xKL** ἀλμᾶται **M** || **374** ἀγραύλων (ἀγραύρων **F**[1]) **xz** : ἄγραυλον Miller || **376** θύνοντα] θόοντα **G** || **378** δρυμὸν] δραμὼν **GM** || **378** πικρὴν] πικρὸν **L** || **379** λοχόωντες] λοχόωντας Miller

ἐν δὲ δύω κλῖναν δοιαῖς ἑκάτερθε κεραίαις
ἀνέρας ἀκρολίνους ὑπὸ μειλινέοισι πάγοισιν.
Ἐκ δ' αὐτῶν κεράων τε καὶ αἰζηῶν πυλαωρῶν
λαιῇ μὲν μήρινθον ἐΰστροφον ἐκτανύουσι
μηκεδανήν, λινέην, ὀλίγον γαίης ἐφύπερθεν,
ὅσσον ἐπ' ὀμφαλὸν ἀνδρὸς ἱκανέμεναι στροφάλιγγα·
τῆς ἄπο μὲν κρέμαται περιδαίδαλα παμφανόωντα
ἄνθεα ταινιῶν πουλύχροα, δείματα θηρῶν,
ἐκ δ' ἄρ' ἀπήρτηται πτίλα μυρία παμφανόωντα,
οἰωνῶν τε διηερίων περικαλλέα ταρσά,
γυπάων πολιῶν τε κύκνων δολιχῶν τε πελαργῶν.
Δεξιτερῇ δὲ λόχους ὑπὸ ῥωγάσιν ἐστήσαντο
ἢ χλοεροῖς πετάλοισι θοῶς πυκάσαντο μέλαθρα,
τυτθὸν ἀπ' ἀλλήλων, πίσυρας δ' ἐκάλυψαν ἑκάστῳ
ἀνέρας, ὀρπήκεσσι πρόπαν δέμας ἀμφιβαλόντες.
Αὐτὰρ ἐπὴν κατὰ κόσμον ἐπαρτέα πάντα πέλωνται,
σάλπιγξ μὲν κελάδησε πελώριον, ἡ δέ τε λόχμης
ὀξὺ λέληκε θοροῦσα καὶ ὀξὺ δέδορκε λακοῦσα·
αἰζηοὶ δ' ἐπόρουσαν ἀολλέες, ἐκ δ' ἑκάτερθεν
ἀντία θηρὸς ἴασι φαλαγγηδὸν κλονέοντες.
Ἡ δ' ὅμαδον προλιποῦσα καὶ ἀνέρας ἰθὺς ὀρούει,
γυμνὸν ὅπου λεύσσει πεδίον πολύ· κεῖθεν ἔπειτα
ἑξείης κατὰ νῶτον ἐγειρόμενοι λόχος ἀνδρῶν

382 ἐν] ἂν Guietus || δύω] δύο **M** || **383** ὑπὸ] ἐπὶ **A^4** in lit. **BK** || πάγοισιν] πάγαισι B. de Ballu || **384** κεράων] κεράτων **L** || **386** γαίης **A^3** in ras. **Bz** : γέ μεν **G** (μον supra μεν) γένος **C^{1}DEF** γόνυ **C^2** γ+++ς **A^1** || **387** ὀμφαλὸν] ὀφθαλμὸν **MΠ** ὀμφαλοῦ Guietus || στροφάλιγγα **A^{1}BEG** : στροφάλυγγα **CDF** στροφάλιγγας **A^{3}z** || **389-390** om. **M** per homœoteleuton (παμφανόωντα 388 et 390) || **389** πουλύχροα Turnebus : πολύχροα **xz** || **391** τε **F^{2}LM** : γε **xK** || **392** γυπάων **xz** : αἰγυπιῶν Nauck, probavit Arnolds || πελαργῶν **xKM** : παραργῶν **L** || **393** ὑπὸ ῥωγάσιν **A^{1}GβKL** : ὑπὸ ῥωπάσιν **A^3** in litura **M**, Boudreaux Mair || **394** χλοεροῖς **xKL** : χλοεραῖς **M** || μέλαθρα **xKM** : μέλαχρα **L** || **395** ἐκάλυψαν **yz** : ἐκάλυψεν **A^1** || **397** ἐπαρτέα **xz** : ἐπαρκέα Rittershusius in marg. || πέλωνται **AGKL** : πέλονται **βM** || **399** λακοῦσα **A^{3}Bz** : ἀκουσα **A^{1}δG** || **401** ἴασι **δG** : ἰᾶσι **ABKL** ἰᾶσσι **M** || **402** ὅμαδον **A^{1}δGKM** : ὁμαδὸν **A^{3}BL** || ἰθὺς **xKM** : ἰχθὺς **L** || **403** λεύσσει **AKL** : λεύσει **βGM** || **404** praeb. **A^{2}z** (κατὰ νώτου γίνονται τῷ θηρὶ **Π**) : om. **A^{1}βG** || ἐγειρόμενοι **A^{2}K** : ἐγειρόμενος **LM** || λόχος **LM** : λόχου **A^{2}K**

κλαγγηδὸν παταγοῦσιν, ἐπ' ὀφρύα μηρίνθοιο
σευόμενοι καὶ δεῖμα πολύχροον· ἡ δέ τ' ἀνιγρὴ
ἀμφίβολος μάλα πάμπαν ἀτυζομένη πεφόρηται·
πάντα δ' ὁμοῦ δείδοικε, λόχον, κτύπον, αὐλόν, ἀϋτήν,
δειμαλέην μήρινθον· ἐπεὶ κελάδοντος ἀήτεω
ταινίαι τ' ἐφύπερθε διηέριαι κραδάουσι,
κινύμεναι πτέρυγες δὲ λιγήϊα συρίζουσι.
Τοὕνεκα παπταίνουσα κατ' ἄρκυος ἀντίον ἕρπει,
ἐν δ' ἔπεσεν λινέοισι λόχοις· τοὶ δ' ἐγγὺς ἐόντες
ἀκρόλινοι θρῴσκουσι καὶ ἐγκονέοντες ὕπερθε
σπαρτόδετον τανύουσι περίδρομον· ἄλλο δ' ἐπ' ἄλλῳ
νηήσαντο λίνον· μάλα γὰρ τότε θυμαίνουσιν
ἄρκτοι καὶ γενύεσσι καὶ ἀργαλέαις παλάμῃσι·
δηθάκι δ' ἐξαυτῆς φύγον ἀνέρας ἀγρευτῆρας,
δίκτυά τ' ἐξήλυξαν, ἀΐστωσαν δέ τε θήρην.
Ἀλλὰ τότε κρατερός τις ἀνὴρ παλάμην ἐπέδησεν
ἄρκτου δεξιτερήν, χήρωσέ τε πᾶσαν ἐρωήν,
δῆσέ τ' ἐπισταμένως, τάνυσέν τε ποτὶ ξύλα θῆρα,
καὶ πάλιν ἐγκατέκλεισε δρυὸς πεύκης τε μελάθρῳ,
πυκνῇσι στροφάλιγξιν ἑὸν δέμας ἀσκήσασαν.

405 ἐπ' ὀφρύα **xK** : ἐπ' ὀφρύος **M** ἐποφρύσι **L** || **406** δεῖμα **xKL** : δῆμος **M** || τ' ἀνιγρὴ **ABGKM** : τ' ἀνιηρὴ **δ** πανάγρη **L** || **407** πεφόρηται **xKL**, def. Silva et Mersinias : πεφόβηται **M**, Boudreaux || **408** δείδοικε **xKL** : δείδικε **M** || ἀϋτήν **xKL** : ἀϋτεῖν **M** || **409** ἐπεὶ κελάδοντος **K**^{2} (quod scripserat Turnebus) : ἐπικελάδοντος **xK**^{1}**LM** || ἀήτεω **xK** : ἀήταο **LM** || **410** τ' Turnebus : δ' **xz** || διηέριαι **xKL** : διηερίαι **M** || κραδάουσι **xz** : κραδάονται Brunck || **411** κινύμεναι **AβKL** : κιννύμεναι **GM** || δὲ **xK** : δέ τε **LM** τε Turnebus || λιγήϊα Schneider^{1} : λιγέα **ABGz** || **412** τοὕνεκα **LM** : οὕνεκα **xK** || κατ' ἄρκυος **AGKL** : καθ' ἄρκυος **M** || **414** ἐγκονέοντες] ἐγκόσσοντες **A**^{1} (corr. **A**^{3}) || **415** ἄλλο] ἄλλος **M** || **416** νηήσαντο] νηΐσαντο **M** νοήσαντο **G** || **418** ἐξαυτῆς **BGLM** : ἐξ αὐτῆς **AδK** || ἀνέρας ἀγρευτῆρας **ABGz** : ἀνέρες ἀγρευτῆρες **δΣ** || **419** τ'] δ' **M** || ἐξήλυξαν] ἐξήλυξεν **A**^{1} (corr. **A**^{3} in lit.) || ἀΐστωσαν δέ τε] ἀϊστώσαντό τε Schneider^{2} || τε] om. **δ** || θήρην **AKM** : θῆρα **B** θῆρα ἣν **δ** θυραίην **G** θήραν **L** || **421** χήρωσέ τε **AGK** : χήρωσε **B** χήρω δέ τε **M** χείρωσέ τε **L**, Boudreaux || **422** ξύλα **LM** : ξύλῳ **xK** || θῆρα **LM** : αἰνῶς **K** om. **x** || **423** ἐγκατέκλεισε] ἐγκατέκλυσε **L** || πεύκης **AδK** : πεύκην **B** πεύκους **G** πεύκοις **M** || μελάθρῳ **xK** : μελάθροις **LM** || **424** πυκνῇσι **xK** : πυκινῇσι **M** πυκινοῖσι **L** || ἀσκήσασαν **ABGK** : ἀσκήσασα **δ** ἀσκήσουσαν **L** ἀκήσουσαν **M**

Χρειὼ δὲ σκοπέλου μὲν ἀνάντεος ἠδὲ πάγοιο
σεύεσθαι προθέοντα ποδώκεα φῦλα λαγωῶν,
πρὸς δὲ κάταντα σοφῇσι προμηθείῃσιν ἐλαύνειν·
αὐτίκα γὰρ σκύλακάς τε καὶ ἀνέρας ἀθρήσαντα
πρὸς λόφον ἰθύνουσιν· ἐπεὶ μάλα γινώσκουσιν
ὅττι πάροιθεν ἔασιν ὀλιζότεροι πόδες αὐτοῖς.
Τοὔνεκα ῥηΐδιαι πτώκεσσι πέλουσι κολῶναι,
ῥηΐδιαι πτώκεσσι, δυσαντέες ἱππελάτῃσι.
Ναὶ μὴν ἀτραπιτοῖο πολυστιβίην ἀλεείνειν
καὶ πάτον, ἐν δ' ἀρότοισι γεωμορίῃσί τ' ἐλαύνειν·
κουφότεροι γὰρ ἔασι τρίβῳ καὶ ποσσὶν ἐλαφροί,
ῥεῖά τ' ἐνιθρῴσκουσιν· ἀρηρομένῃ δ' ἐνὶ γαίῃ
καὶ θέρεος βαρύθουσι πόδας καὶ χείματος ὥρῃ
ἄχρις ἐπισφυρίων ὀλοὴν κρηπῖδα φέρουσιν.
Ἢν ποτ' ἐλῇς δόρκον δέ, φυλάσσεο, μὴ μετὰ πολλὸν
ἐκτάδιον δολιχόν τε δρόμον καὶ τέρμα πόνοιο
τυτθὸν ὑποσταίῃ, λαγόνων δ' ἀπὸ μήδεα χεύῃ·
δόρκοι γὰρ περίαλλα δρόμοις ἔνι μεσσατίοισι
κύστιδα κυμαίνουσιν ἀναγκαίοισιν ὑπ' ὄμβροις,

425 ἀνάντεος] ἀναντέος **L** || **427** σοφῇσι **ABz** : σοφίῃσι **Gδ** || προμηθείῃσιν **GβKL** : προμηθίῃσιν **A** προμηθείοισιν **M** || **428** ἀθρήσαντα **A**^{1}**δK** : ἀθρήσαντες **A**^{2} in lit. **BGM** ἀθρήσανες **L** || **429** λόφον] λόφιον **M** || ἰθύνουσιν] θύνουσιν **M** ἰθύουσιν Schneider^{1} || γινώσκουσιν] γιγνώσκουσιν **K**, quod scripserat Schneider^{2} || **430** αὐτοῖς **yx** : αὐτῶν **A**^{3}**LM** || **431** ῥηΐδιαι **M**, quod scripserat Turnebus : ῥηΐδιοι **ABKL** ῥηΐδιον **CDF** || **432** ῥηΐδιαι Turnebus : ῥηΐδιοι **xz** ῥηΐδιον **CEF** || δυσαντέες **GM** : δυσάντεες **AδK** δυσάντιες **B** δυσαντέος **L** || ἱππελάτῃσι **xK** : ἱππηλάτῃσι **M** ἱππηλάτοισι **L** || **433** ἀτραπιτοῖο **KL** : ἀτραπητοῖο **G** ἀταρπιτοῖο **M** || ab πολυστιβίην ad ἀρότοισι (434) om. **A**^{1}**β**, restit. **A**^{3} || ἀλεείνειν **A**^{3}**K** : ἀλεείνει **L** ἐλεείνειν **M** ἀλεγεινήν **G** || **434** πάτον] πάγον **G** || ἀρότοισι Lehrs : ἄρα τῇσι Boudreaux ἄρα τοῖσι **A**^{3}**z** ἄρα τοῖον **GI** χρή σε Gerhard || γεωμορίῃσί τ' Lehrs : γεωμορίῃσιν **βG** γεομωρίῃσιν **A**^{1} γεωμορίοισιν **A**^{3} in lit. **KM** γεωμηρίοισιν **L** || ἐλαύνειν] ἐλαύνει **L** || **436** τ' **LM** : δ' **xK** || ἀρηρομένῃ **K** : ἀρηραμένῃ **x** ἀειρομένῃ **A**^{3}**LM** || δ' **L** : om. **xKM** || γαίῃ **xKM** : γαῖα **L** || **437** πόδας Schneider^{1} : πόδες **xz** || **438** φέρουσιν **yz** : φορέουσιν **A** || **439** ποτ' ἐλῇς **G** : ποτ' ἕλῃς **A** ποτ' ἔλῃς **BCF**^{1} ποθ' ἕλῃς **DEz** || δὲ] om. **M** || **440** καὶ] κατὰ B. de Ballu || **441** λαγόνων] σταγόνων **L** || **442** περίαλλα] περίαλλοι **M** || μεσσατίοισι] μεσάτοισι **M**

βριθόμενοι λαγόνας δέ ποτ' ἰσχίον ὀκλάζουσιν·
ἢν δ' ὀλίγον πνεύσωσι πολυσφαράγων ἀπὸ λαιμῶν,
πολλὸν ἀρειότεροι λαιψηρότεροί τε πέλονται,
γούνασιν εὐφόρτοισι καὶ ἔγκασι κουφοτέροισι.
  Κερδὼ δ' οὔτε λόχοισιν ἁλώσιμος οὔτε βρόχοισιν
οὔτε λίνοις· δεινὴ γὰρ ἐπιφροσύνῃσι νοῆσαι,
δεινὴ δ' αὖτε κάλωα ταμεῖν, ὑπὸ δ' ἅμματα λῦσαι,
καὶ πυκινοῖσι δόλοισιν ὀλισθῆσαι θανάτοιο.
Ἀλλὰ κύνες μιν ἄειραν ἀολλέες· οὐδ' ἄρ' ἐκεῖνοι
καὶ κρατεροί περ ἐόντες ἀναιμωτὶ δαμάσαντο.

444 δέ ποτ' ἰσχίον **xK** : ποτὶ δ' ἰσχίον **LM** (Boudreaux) || **445** πολυσφαράγων **ADGK** : πολυσφαράγγων **BCEF** πολυφαράγγων **LM** || **446** πέλονται **xK** : φέβονται **LM**, Boudreaux, Mair || **447** ἔγκασι **A^3Bz** : ἔργμασι fere **x** || **453** κρατεροί **xK** : κραταιροί **L** καρτεροί **M** || ἀναιμωτὶ **AK^2LM** : ἀναιμωτεὶ **B^1K^1** || subscriptio τέλος **CF** τέλος τῶν ὀππιανοῦ κυνηγετικῶν **ABK** τέλος τὰ τοῦ ὀππιανοῦ κυνηγετικὰ **M** τέλος τοῦ τετάρτου βιβλίου τῶν ὀππιανοῦ κυνηγετικῶν **L** alii alia || Cetera deesse censuerunt Brodaeus et Bodinus. Cf. Th.-H. Martin, Etudes sur la vie et les œuvres d'Oppien de Cilicie, p. 58.

INDEX NOMINVM

INDEX VERBORVM

(Verba δέ, καί et τε non includuntur)

ΕΥΤΕΚΝΙΟΥ ΠΑΡΑΦΡΑΣΙΣ ΕΙΣ ΤΑ ΤΟΥ ΟΠΠΙΑΝΟΥ ΚΥΝΗΓΕΤΙΚΑ

Τὰς Ὀππιανοῦ τῆς κυνηγίας βίβλους
ἐκ τῆς σκοτεινῆς τοῦ μέτρου δυσφωνίας
εἰς πεζὸν εἶδος τοῦ λόγου μεθαρμόσας
προὔθηκά σοι, μέγιστε Καῖσαρ, ἐνθάδε,
θηρατικῆς μάθημα πάγκαλον τέχνης·
ἐντυγχάνων οὖν εὐκόπως τῷ βιβλίῳ
καὶ τὴν ἀπ' αὐτοῦ συλλέγων εὐκαρπίαν
πονῶν με πεῖθε μὴ κατοκνεῖν εἰς πόνους.

Οὐδὲ σέθεν γεραρὴν ἰδ' ἐρατὴν πυκτηΐδα
ἡμιτελῆ παρέθηκα, σοφίης ὄρχαμ' ὦσχε,
Ὀππιανὲ θρυλούμενε κλυτῆς εἵνεκ' ἀοιδῆς,
ἀλλ' ἀνύσας θηησάμην σέο καλλιέπειαν.

ΒΙΒΛΙΟΝ ΠΡΩΤΟΝ

Σοὶ τοὺς περὶ κυνηγεσίων ἀνατίθημι πόνους, θειότατε βασιλεῦ Ἀντωνῖνε, τὸ πολυέραστον φῶς τῶν κρατίστων Ῥωμαίων καὶ μαχίμων, τὸ Σεβήρου καὶ Δόμνης γλύκιστον βλάστημα, Σεβήρου τοῦ τῶν Αὐσόνων θεοῦ, Δόμνης τῆς ὀλβιωτάτης γυναικῶν, ἣ καὶ τὸν ἄριστον ἐκληρώσατο σύνοικον, καὶ τὸν κάλλιστον ἐτεκνώσατο, ἣν εἴ τις Ἀφροδίτῃ προσεικάσειεν ἢ πλησιφαῆ Σελήνην ἐπονομάσειεν, οὐκ ἂν

Post titulum εὐτεκνίου add. **V** m.^{2} τζέτζου στίχοι ἴαμβοι **A** || **4** προὔθηκά σοι **V**^{pc} : προὔθηκας **MBV**^{ac} || **6** τῷ βιβλίῳ **V**^{pc} : τὸ βιβλίον **MV**^{ac} || **8** πεῖθε **M** : πεῖθες **V** πεῖσαι Must. || post v. 9 scr. ἕτεροι **B** || superscr. στίχοι ἡρωϊκοί **A** || **10** ὄρχαμε ὦσχε (ὦχε **A**) omnes, "verba corrupta" Tüs. : ὄρχαμ' ἐσθλέ vel peius ὄρχαμε ὦ 'σθλέ Ludwich || **11** θρυλλούμενε **M**, corr. Tüs. || Ὀππιανοῦ κυνηγετικῶν τμῆμα πρῶτον **AB(M)** Scholia **AB** et in mg. παράφρασις **B** || **14** βασιλεῦς **M**, corr. Must.

ἁμάρτοι τῆς ἀληθείας, ἣ καὶ πρὸς αὐτὴν τοῦ Διὸς τὴν σπορὰν τάχα ἂν τῇ καλλιτεκνίᾳ διαμιλλήσαιτο· ἀλλ' ἱλήκοιεν οἱ θεοί σοι, βασιλεῦ, καὶ μάλιστα Φαέθων τε καὶ Ἀπόλλων. Ὃς ἐκ πατρὸς οὐκ ἀμογητὶ κτησαμένου, καθάπερ τινὰ κλῆρον, ἔχεις τὴν βασιλείαν λαβὼν καὶ τοῖς σοῖς ὑπέθηκας σκήπτροις σύμπασαν γῆν, σύμπασαν θάλασσαν, ποταμοὺς ἅπαντας, οἷς ἀρχὴ καὶ γένεσις ὠκεανοῦ τὰ ῥεύματα· καί σοι τοῦ κράτους ὁ χρόνος φαιδρὸν μειδιῶν καὶ γαλήνης ἀνάπλεως.

Ἀμέλει καὶ αὐτὸς τὰ θηρευτικὰ ταῦτα προσᾴδω σοι οὐκ ἀθεεὶ πάντως, ἀλλὰ κελευούσης Ἀρτέμιδος, κυνηγέτιδος δαίμονος, ἧς λεγούσης ἀκούειν ἔδοξα· ἀνίστω καὶ τὴν δύσβατον τῆς κυνηγεσίας ὁδὸν πορευσώμεθα, τὴν ἀτριβῆ τέως ἑτέροις ποιηταῖς. Πλὴν τῶν ἀπεχθῶν ἐμοὶ διηγημάτων ἀπόσχου παντάπασιν, καὶ μήτε Διονύσου τελετὰς ᾆδε, μήτε τριετηρίδας ἑορτάς, μὴ χοροὺς Ἀσωποῦ, μὴ πλοῦν Ἀργοῦς, μὴ γένος ἡρωϊκόν, μὴ μάχας, μὴ φόνους Ἄρεως, μὴ Ἀφροδίτης ἔρωτας, ἀλλὰ ταῦτα πάντα παραδραμών, ὡς ἀκούσματά μοι πολέμια, διηγοῦ μάχας θηρῶν, βουλὰς ἀγρευτῶν, ῥινηλασίας κυνηγῶν, ἔχθρας καὶ φιλίας ζῴων, γάμους καὶ τοκετούς.

Ταῦτα λεγούσης Ἀρτέμιδος πάντα ποιεῖν ἐπηγγειλάμην, ὡς ἐκέλευε. Τοιγαροῦν ἔχομαι τοῦ προκειμένου σκοποῦ, καὶ γένοιτο τῶν ἐλπιζομένων μὴ διαμαρτεῖν. Ἀλλὰ σύ, ὦ βασιλεῦ, ἡμέρως καὶ προσηνῶς τὸν λόγον δέχοιο, δεξιὰν προτείνων πλουτοποιὸν καὶ ταῖς ὑπὸ τὴν σὴν ἐπικράτειαν πόλεσι καὶ τοῖς τὰ θηρατικὰ ταῦτα γράφουσιν.

Ἡ θήρα τριττὴ πρὸς θεοῦ τοῖς ἀνθρώποις, κατ' ἀέρα, κατὰ γῆν, κατὰ θάλατταν, πλὴν οὐχ ὁ αὐτὸς πάσαις μόχθος ἐμπέφυκε. Ποῦ γὰρ ἴσον ἰχθύν τε ἀνελκῦσαι τοῦ βυθοῦ καὶ ὄρνιν ἐξ ἀέρος ἐπισπάσασθαι, καὶ θηρσὶν ἀγρίοις μάχην ἐν ὄρεσι συμβαλεῖν; Εἰ γὰρ καὶ τῷ ἰξευτῇ θηρῶντι κάματος, ἀλλὰ καὶ ἡδονὴ τῷ καμάτῳ συγκέκραται, καὶ τὸ κατὰ τῶν

3 σοι Tüs. : σε **M** || **8** φαιδρός **M**, corr. Tüs. || **13** πορευσώμεθα **M** : πορευώμεθα Tüs. || **17** Ἄρεως Tüs. : ἄρεος **M** || ἀφροδίτην **M**, corr. **A**,m || **23** ἔχομαι Tüs. : εὔχομαι **M** ἄρχομαι Must. cf. II 156 || **25** δεξιὰ **M**, corr. Must. || **28** ἐστιν ante ἡ θήρη add. Tüs. || ἡ θήρη **M**, corr. Tüs. || **31** ὄρνην **M**, corr. Must.

ἀερίων τρόπαιον ἀναίμακτον ἵστησιν. Κἂν τὸν ἁλιέα σκοπήσῃς, ὄψει τὰ ὅμοια· ὁ μὲν γὰρ πέτρας παραλίας ἀτρέμας ὑπερκαθέζεται, δόναξι καὶ ἀγκίστροις ἐπὶ τὸν ἰχθὺν ὁπλιζόμενος, ὁ δὲ οὐκ εἰς μακρὰν ἆθλος τῷ χαλκῷ περιπαρεὶς ἁλωτὸς ἐκ τῆς γένυος ἕλκεται τῆς φίλης διατριβῆς ἀποξενούμενος καὶ σπαίρων μὲν ἀνήνυτα καὶ ὀρχούμενος, ἄφατον δὲ τὴν τέρψιν ἐμποιῶν τῷ θηράσαντι. Ναὶ μὴν καὶ τῷ ἰξευτῇ γλυκὺς ὁ πόνος, ὡς ἔφαμεν· οὐ γὰρ ἐπὶ τὴν ὀρνιθοθηρίαν αὐτῷ δεῖ ξίφους καὶ δόρατος, ὅτι μὴ μόνον ἀετὸς αὐτῷ συνέπεται καὶ ἰξοὶ καὶ λίνα καὶ κάλαμοι ἐπιφέρονται. Τίς οὖν τὰ τοιάδε παίγνια κυνηγετικοῖς σπουδάσμασιν ἴσα ἂν θαρρήσειεν εἰπεῖν; Τίς δὲ τῷ βασιλεῖ λέοντι τῷ βλοσυρῷ καὶ φοβερῷ τὸν ἀετὸν ἀπεικάσειεν; Τίς δ' ἂν ταῖς ὀξυρρόποις παρδάλεσι παραβάλοι τὴν μύραιναν; Συγκρινέσθω γὰρ πρὸς τὰ κυνηγῶν ἀγωνίσματα τὰ ἰξευτῶν καὶ ἁλιέων σπουδάσματα. Ἀλλ' οὔτ' αἴγαγρος λάρῳ παρόμοιος εἰς θήραν, οὔτε μὴν ἐχῖνος ῥινοκέρωτι καὶ κῆτος ἐλέφαντι. Πολὺ δὲ καὶ τῶν θηρατῶν κατὰ χεῖρα τὸ διάφορον· οἱ μὲν περὶ τὰ κυνηγέσια στρεφόμενοι λύκων περιεγένοντο, οἱ δ' ἁλιευτικὴν μετερχόμενοι θήραν θύννων κατεκυρίευσαν· καὶ ἀγρευταὶ μὲν ἀγρίας ἐδάμασαν ὄϊας, ἰξευταὶ δὲ περιστερὰς ἡμέρους ἐχειρώσαντο· ἄρκτοι κυνηγέταις ἀγώνισμα, μορμύλος ἁλιεῦσι τὸ θήραμα· χεῖρες ἱππέων ἐπὶ τίγριδας, ἰχθυοβόλων δὲ ἐπὶ τριγλίδας ὡπλίσαντο· καὶ κάπρον μὲν ἰχνευταὶ διεχειρίσαντο, τὸ δὲ ἱερακικὸν γένος ἀηδόνα διώλεσεν. Ὅσῳ τοίνυν κάπρος καὶ τίγρις, ἄρκτος καὶ λέων, ῥινοκέρωτες καὶ ἐλέφαντες, λύκοι καὶ ὄϊες περιστερῶν καὶ ἀηδόνων ἀλκιμώτεροι μορμύλων τε καὶ τριγλίδων καὶ τῶν ἄλλων, ὧν εἴπομεν, τοσούτῳ θηρολέται τῶν περὶ πτηνὰ

1 σκοπήσας **M**, corr. Tüs. || **5** ἀποξαινούμενος **M**, corr. **V** || **6** ἀμίνυτα **M**[ac] : ἀνήνυτα **M**[pc] || **9** αὐτοῦ bis **M**, corr. Must. || **10** κάλαμοι **M**, κάλαμος legit Tüs. || περιφέρονται **M**, ἐπιφέρονται corr. Tüs., cf. p. 11, 13, Ixeut. III 23 || **12** βλοσσυρῷ **M**, corr. Must. || **13** τοῖς **M**, corr. **A** || **14** συγκρινέσθω — σπουδάσματα add. **Π** || **16** οὔτε γάγγρος **M**, corr. Must. || **17-18** Πολὺ — διάφορον add. **Π** et Must. || **25** ἱερατικὸν **M**, θηρατικόν Must. ἰξευτικὸν Tüs. ἱερακικὸν conieci || **26** Ὅσῳ — **30** γενναιότεροι add. **Π** || **27** ἐλέφαντος **M**, corr. Must. || **28** ἀλκιμώ[τρ] **M**, ἀλκιμώτερα Tüs., ἀλκιμώτεροι scripsi || μολμύλων **M**, corr. Must. || τριγλίδων **M**, τῶν τριγλίδων legit Tüs.

πονουμένων καὶ ἰχθῦς γενναιότεροι. Ἀλλὰ Τρίτωνες μὲν καὶ Νηρεύς, οἱ τῆς θαλάσσης ἔφοροι δαίμονες, τῷ λόγῳ συνομαρτείτωσαν, ὡσ<αύτως> δὲ καὶ ὁ τῶν φιλορνίθων Νυμφῶν ἑσμός· βούλεται γὰρ ἀπ' αὐτῶν ἐπιστρέφειν ἐπὶ τὰς θηροκτόνους δαίμονας, ὅτι που καὶ τῆς αὐτῶν ἐπικουρίας χρεία πρὸς τὸ προκείμενον.

Αὐτίκα οἱ πρὸς θήραν ἐξιόντες νεανίσκοι — δεῖ γὰρ ἀπ' αὐτῶν τοῦ λόγου ποιήσασθαι τὴν ἀρχὴν — μήτε πολυσαρκίᾳ βαρυνέσθωσαν, μήτε ἰσχνότητι ταπεινούσθωσαν· ὄγκος μὲν γὰρ σώματος δυσκίνητον καὶ ἀργὸν πρός τε θηρῶν μεταδίωξιν, πρός τε τάφρων καὶ σκοπέλων ἅλματα, καὶ δὴ καὶ πρὸς δρόμον ἄχρηστον ἀποκαθίστησιν, ἀσαρκία δὲ σφαλερὸν εἰς ἀγρίων ζῴων συμπλοκὰς καὶ παλαίσματα. Φευκτέον οὖν ὡς ἀσύμφορα τὸν ἀληθῆ θηρατὴν καὶ ἄμφω, καὶ μήτε τὸ ὑπέρπαχυ καὶ πολύκρεων ἀγαπητέον, μήτε τὸ ὑπέρλεπτον καὶ ἄσαρκον, ἀλλ' ἐς τὸ σύγκρατον καὶ μέσον ἔχον ἀσκητέον τὰ σώματα, ἵνα καὶ τρέχειν ᾖ κοῦφα καὶ ἰσχυρὰ μάχεσθαι. Φερέτω δὲ χεὶρ μὲν ἡ δεξιὰ δύο προμήκεις ἄκοντας, καὶ τὰ μέσα τῆς ζώνης ἐξαρτάσθω δρεπάνην, ἵν' ᾖ καὶ θηρῶν ὁμοῦ καὶ ἀνδρῶν ἐπιβούλων ἀμυντήρια. Ἡ δὲ ἀριστερὰ τῶν χειρῶν πεζῷ μὲν ἀνδρὶ πρὸς κυναγωγίαν ἀνείσθω, τῷ δέ γε ἱππηλάτῃ πρὸς τὴν τοῦ χαλινοῦ μεταχείρισιν. Ἀναστελλέσθω καὶ τὸ χιτώνιον ἀντὶ ζώνης τελαμῶνι περισφιγγόμενον. Ἵνα δὲ καὶ ῥᾳδίως ἐξῇ πονεῖν καὶ τὰ θηρατικὰ μετιέναι προθυμότερον, ἀφείσθω κατὰ τῶν ὤμων τὸ ἱμάτιον ἀφ' ἑκατέρων τῶν χειρῶν, οἷα δεσμοῦ τινος ἀπαλλάττον αὐτοὺς καὶ κωλύματος· οἷς δὲ ἰχνηλασία μέλει, καὶ γυμνοὺς ὑποδημάτων ἔχειν τοὺς πόδας χρή, ὡς ἂν μὴ τῷ ψόφῳ τοὺς θῆρας διυπνίζοιεν. Βέλτιον δὲ αὐτοὺς μηδὲ χιτῶνα ἐπενδεδύσθαι τοῦ μὴ τὸ πνεῦμα ἐμπῖπτον ἦχον ἀποτελεῖν καὶ φεύγειν τοὺς θῆρας κατασκευάζειν διὰ τὸ πάνυ ψοφοδεές. Ταῦτα μὲν οὖν εἰρήσθω περὶ σκευῆς ἀγρευτῶν.

Καιρὸς δὲ θήρας οὐχ ὁ αὐτὸς ἀλλ' ἄλλος ἄλλοτε· νῦν μὲν

1 γενναιό^{τρ} M, corr. Must. || 2 συνημαρτήτωσαν M, corr A || 4 ἐσμός M, corr. Tüs. || 5 τὰς θηροκτόνους M, τοὺς θηροκτόνους leg. Must. et Tüs. || τῆς αὐτοῦ M, corr. Must. || 9 ἰσχνότητα M, corr. Must. || 14 φευκταῖον M, corr. A || 16 ἐς M, εἰς leg. Must. et Tüs.

ἀρχομένης ἡμέρας, νῦν δὲ δείλης ἑῴας· ἤδη δὲ καὶ μεσημβρία καὶ ἑσπέρα <καὶ> νὺξ σελήνης διαυγαζούσης τὸν κυνηγὸν εἰς θήραν διανέστησαν. Ἀλλὰ τοῖς ἐπιμελεστέροις τῶν θηρατῶν καιρὸς ἅπας καὶ ἡμέρα πᾶσα πρὸς ἄγραν εὔθηρός τε καὶ περιδέξιος, ἔαρ δὲ μάλιστα καὶ μετόπωρον, ἡνίκα καὶ ὁ δρόμος ἵπποις τε καὶ ἀνθρώποις καὶ κυσὶν εὐπετέστερος· ἄρτι γὰρ ἱσταμένου τοῦ ἔαρος μειδιᾷ μὲν ὁ ἀήρ, τῆς τῶν νεφελῶν κατηφείας ἀπαλλαττόμενος, βάσιμον δὲ καὶ πλωτῆρσι τὸ πέλαγος, καὶ φυτοῖς μὲν ἡ γῆ καλλωπίζεται, τοὺς φυτηκόμους εὐφραίνουσα, τὸ ῥόδον δὲ οἷα δεσμῶν ἀπολέλυται τῶν καλύκων ὑπανατέλλον ἠρέμα καὶ πρὸς τὸ ἐκτὸς διαπλούμενον. Περὶ δέ γε φθίνουσαν ὀπώραν τέθηλε μὲν γεωργῷ πάγκαρπον τὸ δωμάτιον, ὑπερβλύζει δὲ τῶν ἐλαιοδόχων τὸ ἐλλιπὲς ἔλαιον, ἀμπέλων δὲ βότρυς ἁπαλοῖς ποσὶ θλιβόμενος σκιρτᾶν παρασκευάζει τὰ ἐπιλήνια, καὶ σίμβλα μελισσῶν ἐπιβρίθει τῷ μέλιτι. Οὐ μὴν οὐδὲ χειμὼν οὐδὲ θέρος ἀκερδῆ καὶ ἀπρόσφορα τῷ γε μὴ παντάπασι νωθρῷ κυνηγέτῃ καὶ ἀφιλόθηρι· δίδωσι γὰρ κἂν τῷ χειμῶνι τὰ μέσα τῆς ἡμέρας τὴν ἄγραν εὔθηρον τῷ θηρεύοντι, ὁπότε καὶ τὸν ἐν δρυμοῖς καταληφθέντα τῆς ὥρας τὸ δριμὺ μέσον οὐκ ἐξενίκησεν, ἀλλ' ἐπενόησεν αὐτῷ παραμυθίαν τοῦ πιέζοντος· κάρφη γὰρ συλλεξάμενος, ἔπειτα κοίλην πέτραν ὑποδύς, καὶ φλόγα ἐκ τῆς ὕλης ἀνεγείρας ἐθάλψατό τε καὶ ἐδειπνοποιήσατο. Οὕτω κἀπὶ τοῦ θέρους ποιεῖν ἁρμόδιον φεύγοντα μὲν τὸ φλογῶδες τοῦ ἡλίου καὶ καματηρόν, ὑπ' αὐτὸ δὲ τὸ λυκαυγὲς ἐξιόντα πρὸς κυνηγέσιον, ὅτε καὶ βοῦς ὑπὸ ζυγὸν ἄγεται καὶ ἄροτρον εἵλκυσται πρὸς γῆς ἀναμόχλευσιν, ἤ, εἰ μὴ τότε, ἀλλ' ἡλίου πρὸς δυσμὰς ἤδη κλίνοντος, ὁπηνίκα πρὸς ἐπαύλεις ἀγέλαι συνελαύνονται, καὶ μαζοὶ μὲν γάλακτος πλήθουσι, βρέφη δὲ ἀπὸ τῶν σηκῶν ἐξαλλόμενα ταῖς μητράσι σφῶν περισκαίρουσιν ἕκαστα, μόσχοι δαμάλεσιν, ὄϊσιν ἀμνοί, πῶλοι φορβάσι καὶ αἰξὶν ἔριφοι.

Χρὴ μέντοι τοὺς ἐντελεῖς θηρατὰς καὶ τάδε ὅπλα πρὸς ἄγραν ἐπιφέρεσθαι, ἀλλοῖά τε ὄντως ταῖς κατασκευαῖς καὶ

13 δομάτιον **M**, corr. **A** || **31** ἐξαλλόμεναι **M**, corr. Must. || **32** ὀοισιν **M**, corr. Must. || **34** εὐτελεῖς **M**, corr. Must.

διάφορα τοῖς ὀνόμασι, φημὶ δὴ ἄρκυς, λίνους, πάναγρον, δίκτυα, χαλίδας, βρόχους, προσέτι καὶ τὰ ἐκ σιδήρου ταυτί, ἀκόντιον, σιγύνην, ἁρπάλαγον, κάμακας καὶ τὸν ἀπὸ τόξου πεμπόμενον ὀϊστόν, ναὶ μὴν καὶ μαχαίρας ἀμφιστόμους καὶ βουπλῆγας καὶ τρίαιναν λαγοφονεύτριαν, ἀλλὰ δὴ καὶ τὰς οὕτω λεγομένας ἀγκυλίδας καὶ κορώνας διὰ τὸ καμπύλον τοῦ σχήματος· προσκείσθων τούτοις καὶ σπάρτοι καὶ μήρινθες καὶ ποδάγραι διάπλοκοι, ἅμματα καὶ στάλικες καὶ σαγῆναι μυριόφθαλμοι.

Φέρε δὴ μετὰ τὰ εἰρημένα καὶ θηρατικῶν ἵππων μνείαν ποιησώμεθα. Ἄρσενες ἵπποι τῶν θηλειῶν ἀνδράσι θηραταῖς ἀμείνους, ὅτι τὸ θέειν ὀξύτεροι καὶ πρὸς καμάτου διάρκειαν εὐτονώτεροι, <καὶ> ὅτι φορβάδες ὀργῶσαι τῷ τῶν ἀρρένων ἔρωτι χρεμετισμὸν ἀφιᾶσι φιλοτήσιον καὶ τὸ καταδεὲς καὶ περίφοβον τῶν ἐλάφων καὶ δορκάδων καὶ λαγωῶν εἰς φυγὴν ἐρεθίζουσιν.

Ὥσπερ δὲ ἐν ἀνθρώποις πολλὴ διαφορὰ κατά τε εἶδος καὶ μέγεθος καὶ ἦθος καὶ γένος, οὕτω δὴ κἀπὶ τῶν ἵππων εὑρήσομεν, ἀλλ' ἐγώ, καίτοι χαλεπὸν ὂν καὶ ἐν τοσαύτῃ πλήθους ἑτερότητι διάκρισιν τῶν ἀρίστων ποιήσασθαι, λέγειν ἕτοιμος τοὺς ἐν ἅπασι κρατιστεύοντας. Λέγω δὴ οὖν τὰ πρῶτα φέρειν ἐν ἵπποις τοὺς ἀπὸ Τυρσηνίδος τὴν γένεσιν ἔχοντας, τοὺς Σικελούς, τοὺς Κρῆτας, τοὺς Μάζηκας, οἷς Ἀχαΐα τροφός, τοὺς Καππαδόκας, τοὺς Μαύρους, τοὺς Σκύθας, τοὺς Μάγνητας, τοὺς ἐξ Ἤλιδος· τούτοις συγκατάριθμοι καὶ Ἀρμένιοι· συγκαταρίθμει τούτοις καὶ Ἴωνας, Θρᾷκας καὶ Λίβυας καὶ αὐτοὺς τοὺς ἐκ τῆς Τρωγλοδύτιδος.

Ἀρίστη δὲ ἵππου κατασκευὴ καὶ διάπλασις τοῖς παλαιοτέροις ἱπποφορβοῖς καὶ βουκόλοις αὕτη νενόμισται· μέγας τῷ σώματι, μετεωρίζων ὑψοῦ τὴν κεφαλήν, ὀλίγον δὲ ὑπὲρ τὸν τράχηλον τὴν κάτω γένυν ἔχων ἠρέμα ἐπινεύουσαν, πλατὺς καὶ φαιδρὸς τὸ μεσόφρυον, τὰς κορυφαίους τρίχας πυκνὰ σείων περὶ τὸ μέτωπον, ὄμμα μέλαν καὶ πυρσόν,

2 χαλίδας **M**, def. Ludwich cl. Opp. I 151 : σχαλίδας Must. Tüs. || **7** προσκείσθω **M**, corr. Tüs. || **8** διάπλοκαι **M**, corr. Must. || **14** ἀμφιᾶσι **M**, corr. Tüs. || **18** γενναῖος **M**, corr. Must. || **22** φέρει **M**, corr. Must. || **25** ἥλιδας **M**, corr. Must. || **29** ἱππιφορβοῖς **M**, corr. Must.

μέλαν τὸ ὑπερόφρυον, μυκτῆρες πλατεῖς, στόμα σύμμετρον, ὦτα μικρά, αὐχὴν ἠρέμα ἐπικαμπὴς ἔστω καὶ τὰ στέρνα πολύς, τὰ νῶτα εὐρύς, τὸ σῶμα δολιχός, τὴν ῥάχιν περισχιδὴς ὑπὸ λιπαροῖς τοῖς ἰσχίοις καὶ μακρᾷ τῇ οὐρᾷ καὶ τετανότριχι, ὑπεστηρίχθω δὲ καὶ μηροῖς εὐπαγέσι καὶ μυώδεσιν, ἐχέτω καὶ τὰ κάτω τῶν ποδῶν ὀρθοτενῆ καὶ μακρὰ καὶ ὑπόλεπτα, κῶλα μὴ πολύσαρκα, τοῖς τῶν ἐλάφων δὲ παραπλήσια, σφυρὸν ὕπτιον, ὁπλὴ περιφερής, ὑψηλή, κραταιὰ κατὰ τῶν ἐλάφων τὰ ἰσχυρότατα. Τοιοῦτον ἡμῖν ὁ λόγος τὸν κυνηγέτην ἵππον διετύπωσε, τοῖς ἀρχαίοις ἐξακολουθῶν ἱππογνώμοσι· κατὰ ταύτην τὴν εἰκόνα Τυρσηνὸς ἵππος διεζωγράφηται, οὐ μὴν ἀλλὰ καὶ Καππαδόκης καὶ Ἀρμένιος καὶ ὁ τῆς Ἀχαΐας τρόφιμος. Θαυμάσιον δὲ οἷον τόδε Καππαδόκαις ἵπποις ἐνενόησαν· ἕως μὲν γὰρ νεάζουσιν, ὑφεῖται τούτοις τὰ τῆς δυνάμεως, γηράσκοντες δὲ πρὸς ἀλκήν τε ἐπιδιδόασι καὶ ὁ δρόμος αὐτοῖς ὀξύτερος γίνεται. Οὗτοι καὶ πρὸς πόλεμον ἄτρομοι καὶ πρὸς θῆρας εὔτολμοι καὶ ὁπλίταις ἂν ἀντισταῖεν καὶ πύκνωμα ῥήξαιεν φάλαγγος καὶ θηρσὶ καταπληκτικοῖς ὁμόσε χωρήσαιεν. Καθόλου δὲ εἰπεῖν, ἵππος ἅπας εὐγενής τε καὶ εὔτολμος καὶ τῆς σάλπιγγος σημηνάσης τὸ ἐνυάλιον διανίστησί τε τὸ οὖς καὶ πάντῃ τῷ βλέμματι δέδορκε, λόχον περισκοπῶν, πρὸς χαλκὸν ἀτενίζων καὶ σίδηρον, ἔγνω <δὲ> καὶ πολέμου καιρὸν καὶ τῆς οἴκοι διατριβῆς καὶ τῆς κατὰ πολεμίων ἐνέδρας οὐκ ἠγνόησε τὸ σύνθημα· ἴδοις ἂν αὐτὸν καὶ τείχεσι δυσμενῶν πελάσαντα καὶ τρέσαντα μηδὲν καιροῦ πολιορκίας ἐνστάντος καὶ τῆς ὁπλομανοῦς νεότητος κούφαις ἀσπίσι καὶ ὀμφαλοῖς ποικιλλομέναις φραγνυμένων τὰς κεφαλὰς τοῦ τὰς ἐκ τῶν τειχῶν βολὰς ἀποστέγειν δύνασθαι, ὅτε δὴ τῷ χαλκῷ τῶν ἀσπίδων ἀκτὶς ἡλίου προσβάλλουσα διπλῆν ἐκεῖθεν ἀφίησιν ἀστραπήν, ὑψουμένην τε ἀπ' ἀνατολῶν καὶ ταπεινουμένην πρὸς δυσμάς. Φύσει γὰρ ἵππος συνεῖναι δεινότατος, ἴσα καὶ ἀνθρώπων οἱ χαριέστατοι, ἐπιγινώ-

2 ἔσται (ω supra ι) M || 3 περισχεδὴς M, corr. Must. || 5 ὑποστηρίχθω M, corr. Must. || 8 ἴπτιον M, corr. Must. || 16 ἐπιδιδώασι M, corr. Must. || 19 καταπλήκτοις M : καταπληκτικοῖς Tüs. || 27 ἐκστάντος M, ἐνστάντος Must., prob. Tüs. || 32 ταπεινωμένων M, ταπεινουμένην Tüs., ταπεινουμένων Must.

σκει τε ἀκριβῶς τὸν ἐπιβάτην καὶ ἰδὼν εὐθὺς ἀφῆκε χρεμε-
τισμόν, οἷα δὴ προσγελῶν ἐκείνῳ καὶ συνηδόμενος, κἂν
πέσῃ πολεμῶν, ᾔσθετο τοῦ πάθους ... ἵν' ἐκ τῆς ὀδμῆς ἀφα- 225
νισθείη τὰ γνωρίσματα τῆς φύσεως· ἔλαθεν, ὦ θεοί, τὸ δεινὸν 253
ἐργασάμενος, καὶ ὁ στυγητὸς ἐκεῖνος ἐτελέσθη γάμος καὶ
ἀπόπτυστος, οἷον ἀκούομεν γενέσθαι πρότερον ἐν Θήβαις τῇ
μητρὶ συνευνασθέντος Οἰδίποδος. Ἐπεὶ οὖν μετὰ τὴν μίξιν
τῶν δολερῶν ἐκείνων περιβλημάτων ἐγυμνώθησαν, πρῶτα
μὲν ἐνεώρων ἀλλήλοις λοξῷ τῷ βλέμματι, ἔπειτα δ' ὀγκηρὸν
φριμαξάμενοι καὶ μετεωρισθέντες ἄτακτα ῥήσσουσι μὲν τὰ 260
δεσμά, χρεμετισμὸν δ' ἀφιᾶσι μάλα τραχὺν καὶ ὀξύτατον,
ὡσανεὶ θεοὺς τῆς παροινίας μαρτυρόμενοι καὶ τῷ νυμφο-
στολήσαντι κακῶς ἐπαρώμενοι, ἐσύστερον δὲ κλαίοντες
τρόπον τινὰ καὶ πηδῶντες ἀκάθεκτα ταῖς ἀντικειμέναις
πέτραις τὰς κεφαλὰς προσήραξαν καὶ τὰ ὀστᾶ συντριβέν-
τες ἐπένευσαν ἐπικλιθέντες ἀλλήλοις μετὰ τὸν ὄλεθρον.
Τοιαῦτα περὶ τῶν ἵππων ὁ παλαιὸς λόγος διεθρύλησεν. 270
Ἄριστοι δὲ τῶν ἵππων εἰς δρόμου τάχος καὶ ποδῶν ὠκύτητα
οἵ τε κατὰ τὴν Σικελίαν καὶ οἱ περὶ τὸ Λιλύβαιον τὰς
κατάντεις χώρας τοῦ τριαύχενος ὄρους νεμόμενοι, ὅπου καὶ
ὁ γίγας Ἐγκέλαδος ὁ θεοῖς πολέμιος ὡς ἐν φρουρίῳ τινὶ
κατακέκλεισται πῦρ ἀπὸ τῶν κοίλων τῆς Αἴτνης ἀναπα-
φλάζων, ὡς ἂν τις εἴποι, πρηστῆρας αἰθερίους ἀσθμαίνων τε
καὶ ἀπερευγόμενος. Ποδωκέστεροι δὲ τῶν ἀπὸ Σικελίας οἱ
Παρευφρατήσιοι καὶ οἷς Ἀρμενία καὶ Παρθία τροφοί. Ἴβη-
ρες δὲ καὶ Πάρθους αὐτοὺς εἰς ἀρετὴν σκελῶν ὑπερήλασαν,
ὧν οἶμαι τῷ δρόμῳ τὸν ἀετὸν ἄν τινα παραβαλεῖν, ἢ τὸν 280
ὠκύπτερον ἢ αὐτὸν δελφῖνα τὸν κατὰ τοῦ πελάγους κούφως
διολισθαίνοντα. Τοσοῦτον Ἴβηρσιν ἵπποις τὸ περισσὸν τῆς
ὀξύτητος· ἀλλὰ καίπερ οὕτως ἔχοντες τάχους οὔτε μέγεθος

10 φριμυξάμενοι **M**, corr. Must. || **11** ἀφιῶσι **M**, corr. Must. || **15** προσ-ήρραξαν **M**, corr. Must. || **16** ἀπένευσαν **M**, corr. Tüs. || **18** δρόμον **M**, corr. Must. || **19** τὸν Λύβαιον **M**, corr. Must. || **20** τὰς κατάντεις χώρας dubit. Ludwich : τὰς ταύτης ὄρη **M**, τὰ Αἴτνης ἄκρα Tüs. || **21** ἀγκέλαδος **M**, corr. Must. || **24** ἀπορρευγόμενος **M**, corr. Must. || τῆς ἀπὸ **M**, τῶν ἀπὸ Must. || **25** πένθος **M**, Πάρθος Must. Παρθία Tüs. || **27** τὸν ἀετῶν **M**, corr. Tüs. || ἔν τινι περιβαλεῖν **M**, corr. Must. || **28** ἱέρακα ante τὸν ὠκύπτερον add. Must., probav. Tüs., sed cf. Myer l.c., p.12 || **29** τὸν περισσὸν **M**, corr. Must.

ἀποχρῶν ἵπποις ἔλαχον, οὔτε σώματος ἰσχύν, οὔτ' εὐτολμίαν ψυχῆς, ἀλλὰ καὶ ὁ δρόμος αὐτῶν οὐ διαρκής, οὐδὲ μόνιμος, οὐδὲ σταδίων πολλῶν, εἰσὶ δὲ καὶ καλοὶ μὲν ἰδεῖν, ἐς ὁπλὴν δὲ ἀσθενεῖς καὶ πλατυώνυχες. Μαῦρος δὲ ἵππος δραμεῖν τε ἀγαθὸς καὶ ἄθλους ὑποδῦναι φερέπονος, μετὰ τοῦτον Λίβυς δολιχοδρόμος τε καὶ τληπαθής, ἄμφω δὲ τούτω παρομοίω τὸ εἶδος ἔστον, πλὴν ὅσῳ μείζων ὁ Λιβυκός· κατὰ πάντα γὰρ ὅσοι τῶν ἵππων Λιβύην αὐχῶσι καὶ Κυρήνην μητέρα γενναῖοι καὶ ἰσχυρότατοι, ἐξ ἐπιμέτρου δὲ αὐτοῖς καὶ τὸ ἐπίμηκες πρόσεστι διὰ τὸ πλεονεκτεῖν τῶν ὁμογενῶν προσθήκῃ πλευρῶν καὶ παχύτητος, ὅθεν ὀγκώδεις τέ εἰσι, μείζους τὰ σώματα, ἡλίου τε φλόγα καὶ δίψος ἐνεγκεῖν καρτερικώτατοι. Κρῆτες δὲ ἵπποι καὶ Τυρσηνοὶ κατ' ἄμφω καλοὶ μῆκός τε σώματος καὶ τάχος ποδῶν. Οἱ μέντοι Σικελοὶ τῶν Μαύρων δρομικώτεροι καὶ θυμοειδέστεροι, φαιδροί τε ὄψιν καὶ χαροποὶ τὰ ὄμματα, οἳ καὶ βρυχόμενον ἂν ὑποσταῖεν λέοντα. Τοιγάρτοι καὶ τόδε τοῖς περὶ θήραν ἐπτοημένοις ἐπινενόηται· πρὸς γὰρ τὰ διάφορα τῶν θηρίων γένη καὶ διαφόροις ἵπποις ἐχρήσαντο καὶ ἄλλον ἄλλῳ κατανενοήκασιν ἀντίπαλον· ἐλάφῳ μὲν γὰρ στικτόποδι τὸν κυανόφθαλμον ἵππον ἐπήλασαν, ἄρκτῳ δὲ τὸν γλαυκόν, καὶ παρδάλει τὸν μέλανα, ἐπὶ δὲ τοὺς σύας τὸν πυρσὸν τὴν τρίχα κεκινήκασιν, ὥσπερ δὴ καὶ τῷ χαροπῷ λέοντι τὸν χαροπὸν ἵππον ἀντέστησαν καὶ εὐόμματον. Ἵππων δὲ πάντων ὁ Νισσαῖος ἐξοχώτατος, κάλλει τε ὑπερφέρων καὶ χαλκοῦ δεσμοῖς εὐπειθὴς καὶ εὐάγωγος καὶ βασιλεῖ πρεπῶδες ὄχημα, βραχὺς τὴν κεφαλήν, τὸν αὐχένα περιττὸς καὶ τὴν τρίχα ἐπίχρυσος. Ἔστι καὶ ἄλλο γένος ἵππων θηρατικῶν στικτὸν καὶ κατάγραφον· ὤρυγγας αὐτοὺς ἡ παλαιότης καλεῖ δυοῖν ἕνεκεν, ἢ διὰ τὸ ὀρεσίτροφον ἢ διὰ τὸ θηλυμανές· ὀρούειν γὰρ οἱ ποιηταὶ τὸ ἀσχέτως ὁρμᾶν ἐπὶ τὴν

1 ἔλαχεν M[ac], ἔλαχον M[pc] || **2** αὐτοῦ **M**, corr. Must. || **6** δὲ τούτω Tüs. : δέ τοι **M** δέ τε Must. || **7** ἐστὶ **M**, corr. Must. || μεῖζον M[ac], μείζων M[pc] || **8** Λιβύην Must. : Λιβύοι **M** || **11** προσθήκην πλευρὰς **M**, corr. Must. || **14** εἰ μέντοι **M**, corr. Must. || **16** βρυχόμενοι **M**, corr. Must. || **17** παρὰ θήραν **M**, corr. Tüs. || **20** στικτοπόδοισι **M**, corr. Must. || **25** νισσαῖος **M** : Νισαῖος Must., probavit Tüs. || **29** ὄρυγας **M**, ὤρυγγας Tüs. || **30** ὀρεσιτρόφον **M**, corr. Must.

θήλειαν λέγουσιν. Εἴδη δὲ τούτων τῶν ὠρύγγων δίδυμα· οἱ μὲν γὰρ αὐτῶν στεφάνοις <μακροῖς> καὶ ἐπαλλήλοις ποικίλλονται νῶτα μόνον καὶ τράχηλον ὡς ἔστιν ἰδεῖν ἔχουσιν· οἱ δὲ κύκλοις περιτρόχοις οἷα σφραγῖδι σύμπαν τὸ σῶμα καταγεγράφαται κατὰ τὰ αὐτὰ ταῖς παρδάλεσιν· ἀλλὰ τοὺς μὲν πρώτους ἡ φύσις οὕτω διεζωγράφησε, τῶν δευτέρων δὲ ἀνδρῶν εὑρήματα τὰ ποικίλματα· νηπίους γὰρ ἔτι τυγχάνοντας ἁπαλῷ καυτῆρι πρὸς κύκλον περιηγμένῳ πανταχόθεν κατέστιξαν καὶ χειροποίητον κόσμον αὐτοῖς ἐχαρίσαντο. Καὶ ξένον οὐδέν, εἰ τοιαῦτα μεμηχάνηνται ἄνθρωποι, ὅπου γε καὶ πῶλον ἐγκυμονούμενον εἰσέτι καὶ λαγόσι μητρῴαις ἐνισχόμενον οὐκ ἰδόντες, οὐχ ἁψάμενοι διεσχημάτισαν ὡς ἐβούλοντο καὶ εἰκόνας ἵππων ἀφανεῖς ἐν τῷ τῆς μήτρας ἐργαστηρίῳ χρωματίσαντες ἔστησαν. Ὁπηνίκα γὰρ ὀργᾷ πρὸς ἀφροδίτην ἡ θήλεια καὶ οἷα θερμὸν ἐραστὴν ἀναμένει τὸν ἄρρενα, τηνικαῦτα ἐκεῖνον οἱ περὶ τὰς ἱπποκομίας ἔχοντες ἑτεροχρόοις ποικίλμασιν ἁπανταχῇ τοῦ σώματος περιγράψαντες εἰς τὸ ἀγλαὸν τῆς μορφῆς περιχρώσαντες πρὸς γάμον εὐτρεπίζουσιν. Εἰκάσαις ἂν αὐτὸν ἰδὼν ἥρωϊ στεφανηφοροῦντι καὶ ἀναβεβλημένῳ λαμπρὰ καὶ περιπόρφυρα μύρου τε ἀποπνέοντι καὶ ἱεμένῳ πρὸς θάλαμον, ὅπου περ ἐξέσται τῇ νύμφῃ περιτυχεῖν, οὐ μὴν ἐπαφιᾶσι τῇ ἐρωμένῃ θᾶττον, ἀλλ' ἐπέχουσι σπεύδοντα, σφοδρότερον αὐτοῦ τῆς ἐπιθυμίας τὸ πῦρ ὑπεκκαίοντες· ἔπειτα τὸ πρὸς ἀφροδίτην αὐτοῦ περιμανὲς ὑποθήξαντες ὀψὲ καὶ μόγις ἱπποβατεῖν ἐνδιδόασιν· ἡ τοίνυν ἵππος οὕτω καλοῦ συνεύνου καὶ πολυανθοῦς εἴδωλον ἐκμαξαμένη τοῖς ὀφθαλμοῖς καὶ σπέρμα γόνιμον ἐγκολπωσαμένη τῇ γαστρὶ βρέφος ἀπέτεκεν ὡραῖόν τε καὶ πολύχρουν. Τούτου καὶ ἰξευταῖς ἐμέλησε τοῦ σοφίσματος· τῶν γάρ τοι περιστερῶν συνουσιαζουσῶν τοῖς στόμασιν, ἐκεῖνοι ταῖς σφῶν ἐπινοίαις

1 ὀρύγγων **M**, ὀρύγων Must. ὠρύγγων Tüs. || **2** μακροῖς suppl. Tüs., πυκνοῖς suppl. Must. || **3** ἐχούσας **M**, ἔχουσιν corr. Must. ; an ἔχοντες? || **4** περιτρέχοις **M**, περιτρίχοις Must. περιτρόχοις Tüs. || **5** καταγεγράφεται **M**, corr. Must. || καὶ τὰ τὰ αὐτὰ **M**, corr. Must. || **6** οὕτως **M**, corr. Must. || **11** λαγῶσι **M**, corr. Must. || **14** μητρ+αις **M**, μητροαῖς **V** μητρικαῖς Must. μητρῴαις Tüs. || **25** ἀποθήξαντες **M**, ὑποθήξαντες voluit Tüs. || **26** ὁ τοίνυν **M**, corr. Must. || **29** πολυχρόνιον **M**, corr. Must.

νεοσσοὺς ποικίλους ἐδημιούργησαν· ἁλουργοὺς καὶ ἀνθο-
βαφεῖς χιτῶνας ὑπ' ὄψιν ἐκείνων προθέμενοι βλέπειν
ἀφῆκαν ὁπότε πρὸς γάμον συνίασιν, αἱ δὲ ἀπὸ τούτου τῇ τῆς
θεωρίας τέρψει καὶ ἡδονῇ τέκνα πολύμορφα ἐνεοττοποι-
ήσαντο. Ἤδη δὲ καὶ διαπλάσεως ἀνθρώπων ἄχρι προβέβηκε
τὸ μηχάνημα, καὶ οἱ πλάσται Λάκωνες, συνεργὸν τῆς τέχνης 360
τὴν γραφικὴν προβαλλόμενοι· τῶν γὰρ ἐφήβων τοὺς ἐν ὥρᾳ
πρότερον ἀστράψαντας, Νιρέα φημὶ καὶ Νάρκισσον καὶ
Ὑάκινθον, Κάστορά τε καὶ Πολυδεύκην καὶ τοὺς καλ-
λίστους τῶν θεῶν Ἀπόλλωνά τε καὶ Διόνυσον ἐν πίναξιν
ἐπιμελέστατα διαμορφώσαντες, καὶ εἰς τὸ ἀκριβὲς ἐκτυ-
πωσάμενοι ταῖς ἑαυτῶν γυναιξὶν ἐγκυμονούσαις προὔθε-
σαν, αἱ δὲ οἷον ἀπορροίας ἐκ τοῦ κάλλους δεξάμεναι παῖδας
ἀγαθοὺς τὴν ὄψιν καὶ διαπρεπεῖς ἐγεννήσαντο.

Ἵππων μὲν οὖν πέρι τάδε ἀποχρώντως εἴρηται, τοὐντεῦ-
θεν δὲ κυνῶν ὁ λόγος ἐπιμνησθῆναι βούλεται καὶ διδάξαι
τίνες τε ἄριστοι καὶ κυνηγέταις εἰς τὸ θηρᾶν ἐπιτήδειοι· 370
φησὶ τοίνυν κύνας ἀγαθοὺς εἶναι τοὺς ἀπὸ Παιονίας, τοὺς
Αὔσονας, τοὺς Κᾶρας, τοὺς Θρᾷκας, τοὺς Ἴβηρας· μήτηρ καὶ
Ἀρκαδία γενναίων κυνῶν καὶ Ἄργος αὐτὸ καὶ Λακεδαίμων
καὶ Τεγέα οὐδὲ ἡ Σαυροματῶν χειρίστη σκυλακοτροφεῖν
οὔτε μὴν ἡ Κελτική· ἔχει τὸ ἐξαίρετον τῇ κυνῶν εὐγενείᾳ
καὶ Κρήτη καὶ Μαγνησία καὶ Ἀμοργὸς καὶ Αἴγυπτος· ναὶ
δὴ καὶ Λοκρὸς κύων καὶ Μολοσσὸς ἄμφω δεξιώ, ὁ δὲ Λοκρὸς
καὶ χαροπὸς ὡμολόγηται.

Εἰ δ' ἄρα βούλοιο καὶ κρᾶμα ποιῆσαι κυνῶν καὶ ἀπὸ
δυοῖν γενῶν ἓν ἐργάσασθαι διφυὲς καὶ ἐπίμικτον, οὐκ
ὀκνήσω σοι καὶ τὸν καιρὸν εἰπεῖν καὶ τὸν τρόπον τῆς μίξε-
ως· γενέσθω μὲν ἡ συνέλευσις ἔαρος, ὁπότε ζῴοις ἅπασι
γάμος ἀκμάζει καὶ φίλτρα καὶ ἔρωτες καὶ ὁ τοῦ θήλεος
πόθος ταῖς τῶν ἀρρένων καρδίαις μᾶλλον ἐνέστακται, καὶ
οὔτ' ἀέρος οὔτε θαλάσσης ἀποστατεῖ τι γαμήλιον, ἀλλὰ καὶ 380

3 οἱ δὲ ἀπὸ **M**, corr. Must. || **9** ἄκινθον **M**, corr. **V** || **14** διευπρεπεῖς **M**, διαπρεπεῖς Must. || **15** ουντεῦθεν **M**, corr. **V** || **17** κυνηγέται **M**, corr. Must. || θήραν **M**, corr. Must. || **21** τέγεα **M**, corr. Tüs. || **22** ἡ κυνῶν εὐγένεια **M**, corr. Must. || **27** ἑνὸς **M**, corr. Tüs. || ἐργᾶσθαι **M**, corr. Must. || **28** ὀκνήσωσι καὶ **M**, corr. Must. || **30** φίλτρα **V** : φίλ^τρ **M** φίλτρον Must. Tüs. || **32** τι γαμήλιον (vel γαμησειῶν) scripsi : τι γαμήλιος **M** τις γαμήλιος Must., τι γαμήσιος Ludwich ἡ γαμήλιος θεὰ Tüs.

ἔχις αὐτὸς ὁ πικρίας ἰοῦ μεστὸς ἐπὶ τὸν αἰγιαλὸν ἀπαντᾷ τηνικάδε τῇ θαλαττίᾳ μυραίνῃ συμπλακησόμενος, καὶ οὐδὲν ὅτι μὴ γένος ἐνάλιον ἐπ' ἀφροδίτην γίνεται καὶ φιλόγαμον· ἐν ἔαρι καὶ περιστεραὶ περιστεραῖς ἐπιμαίνονται καὶ ἵπποι φορβάσι καὶ ταῦροι δαμάλεσι, τότε καὶ κριὸς ἀναβαίνει τὴν θήλειαν, καὶ κάπρος ἐπιθόρνυται συΐ, καὶ τράγοι τὰς αἶγας ὀχεύουσιν· καὶ τί τἄλλα <δεῖ> λέγειν; ἀλλὰ καὶ ἀνθρώπους τότε περιχορεύουσιν ἔρωτες, καὶ ἡ πάνδημος Ἀφροδίτη πανταχοῦ περιϊοῦσα νομοθετεῖ τὰ συνευναστήρια.

Καιρὸς μὲν οὖν οὗτος κυνῶν συνελεύσεως, ὁ δὲ τρόπος ἡ πρὸς ἄλληλα τῶν γενῶν ἁρμοδία συνέλευσις, ἧς εἰ βούλει μὴ διαμαρτεῖν, κύνας Ἀρκάδας ἐπιμίγνυ τοῖς ἐξ Ἤλιδος, Παίονας καὶ Κρῆτας, Κᾶρας καὶ Θρᾷκας, Τυρσηνικοὺς καὶ Λάκωνας. Σαλμάτης κύων Ἰβηρίδι νύμφῃ νυμφίος οὐκ ἀπαίσιος· οὕτως ἂν συμπλακεῖεν ἄριστα κύνες ἑτερόφυλοι· πολὺ μέντοι κρείττων τοῦ συνθέτου μίγματος μονοφυὴς κύων καὶ ἄκρατος. Ἀλλὰ κύνας μὲν τῶν κυνηγετῶν ἄλλους ἄλλοι τὰ πρῶτα φέρειν κατεστοχάσαντο, ἡμῖν δ' ἀμωσγέπως οὔσης ἀνεπικρίτου τῆς ἡμερότητος καὶ κάλλιστος εἶναι κυνῶν εἶδός τε καὶ μορφὴν οὗτος ἔδοξεν.

Τὸ σῶμα μακρὸς ἐς τὸ αὔταρκες, τὸ κάρα κοῦφος, εὐόμματος ὑπὸ κυανῷ τῶν ὀμμάτων τῷ χρώματι, τὸ στόμα εὐρυχανής τε καὶ κάρχαρος, ὦτα βραχέα, λεπτῷ περιστελλόμενα τῷ δέρματι, ἐπιμήκης αὐχήν, στῆθος εὐρὺ καὶ ἰσχυρόν, ἐχέτω καὶ τοὺς προσθίους τῶν ποδῶν βραχυτέρους τῶν ὄπισθεν, τὰ κῶλα ὀρθὰ τετανὰ δολιχεύοντα, ὠμοπλάτας εὐρείας, ἐπικαμπεῖς πλευράς, ἔστω καὶ τὴν ὀσφὺν σαρκώδης, μὴ πίων, τετάσθω δὲ αὐτοῦ καὶ τὸ οὐραῖον στριφνὸν

8 ἀνθρώπους **M**, ἀνθρώποις legerunt edd. || **9** περιοῦσα **M**, corr. Must. || **11** κυνὸς **M**, καιρὸς corr. Must. || **12** ὁ πρὸς **M**, corr. Must. || **13** ἐπιμίγνει **M**, corr. Must. || **15** σαλμάτης **M** : Σαρμάτης Must. Tüs. || **16** πολύ γέ τοι **M**, πολὺ μέντοι Tüs. || **19** οὔσης ἀνεπικρίτου τῆς ἡμερότητος vel ὄντων ἀνεπικρίτων τῇ ἡμερότητι Ludwich : οὕτως ἀνεπικρίτω τῇ ἡμερότητι **M** [οὕτως]<ἐν> ἀνεπικρίτῳ τῇ ἑτερότητι Tüs. || **20** καὶ κάλλιστος **M** : κάλλιστος (sine καὶ) legit Tüs. || **21** οὕτως **M**, οὗτος Tüs. || **23** κυνευνῷ **M**, corr. Must. || **29** στρεφνὸν **M**, corr. Tüs.

καὶ περίμηκες· μόρφωσις μὲν αὕτη δρομικοῦ κυνὸς ἐλάφους τε καὶ λαγὼς μεταδιώκειν μέλλοντος.

Ἔστι δὲ καὶ ἄλλο γένος κυνῶν ἀλκιμόν τε καὶ μάχιμον, ὃ καὶ ταύροις ἐφήλατο καὶ κατὰ συὸς ἤϊξε, καὶ οὐδ' αὐτὸν ὑπέτρεσε λέοντα, ζατρεφὲς δὲ ἐκεῖνο καὶ περιττὸν εἰς μέγεθος, σιμὸν μὲν τὴν πρόσοψιν, δεινὸν δὲ τὸ ἐπισκύνιον, πυρσωπὸν τοὺς ὀφθαλμοὺς καὶ στίλβον ὥσπερ [τὴν] χαροπότητα, τὸ δέρμα λάσιον, τὸ σῶμα ἰσχυρόν, ἄλλως δὲ θυμοειδὲς καὶ ῥωμαλεώτατον. Ἀλλὰ τοῦτο μέν, ὥς μοι καὶ πρόσθεν εἴρηται, θηρσὶν ἀγρίοις ἀντίπαλον, καὶ πολύ γε μᾶλλον κνωδάλων ἀσθενεστέρων εὐχερὲς ἐλατήριον. Κάκισται δὲ κυνῶν αἱ λευκαί τε καὶ μελανόχροες μήθ' ἡλίου φλόγα μήτε χειμῶνος ψῦχος δυνάμεναι φέρειν· ἐκεῖναι δ' ἂν ἄριστα ἔχοιεν, ὅσαι τὰς μορφὰς πρὸς τὰς θῆρας ἀφωμοίωνται, λέγω δὲ λύκους καὶ τίγριδας καὶ παρδάλεις καὶ ἀλώπεκας, ἢ μὴν καὶ αἱ κατὰ χρόαν τῇ δήμητρι παρεικαζόμεναι· αἵδε γὰρ καὶ δρόμον καὶ κράτος ἔξοχοι μάλιστα.

Ὑποθήσομαι δέ σοι καὶ σκυλακοτροφίας πόρον, εἴ σοι καὶ τούτου φροντίς· σκύλακας ἁπαλοὺς αἰγῶν ἑλκύσαι καὶ προβάτων μαστοὺς ἢ κατοικιδίων κυνῶν καὶ σπάσαι γάλακτος ἐκεῖθεν μηδέποτε συγχωρήσειας· ὧδε γὰρ ἂν ἀποβαῖεν βραδυσκελεῖς καὶ νωθροὶ καὶ ἀνάλκιδες· ἀλλ' εἴπερ ἄρα λεαίνης ὑπόβαλε καὶ λυκαίνης θηλαῖς, ἐλάφων τε τιθηνοῦ καὶ δορκαλίδων τῷ γάλακτι· οὕτω γὰρ ἂν ἰσχυροὺς ἐργάσαιο καὶ ταχύποδας τῶν θρεψαμένων οὐδὲν ἀποδέοντας.

Ὀνόματά γε μὴν ἐπιτίθει νηπίοις ἔτι τοῖς σκύλαξιν, ὅσα ἀπὸ τῆς ὠκύτητος σύγκεινται, ποδηνέμους, ποδάργους, ὀξύποδας καὶ τὰ τοιαῦτα προσαγορεύων, ἵνα τούτων συχνῶς ἐπαΐοντες πρὸς τὸ τάχος δρόμου συνεθίζοιντο. Ἀγρευταὶ κύνες πρὸς ἵππους καὶ κυνηγέτας ἐκ νηπίου συνήθειαν καὶ φιλίαν ἐχέτωσαν, ἔχθραν δὲ καὶ θυμὸν πρὸς θῆρας μόνους

4 ἐφήλατο Tüs. : ἐφίλλατο **M**, ἐφείλλατο **A** ἐφήλλατο Must. || **5** ζατρυφὲς **M**, corr. Must. || **7** τὴν del. Tüs. || **10** κνωδάλω **M**, corr. Must. || **11** κάκιστα **M**, corr. Must. || **12** μελανόχροις **M**, corr. Must. || **15** ἢ μὴν Ludwich : οὐ μὴν **M**, καὶ μὴν Tüs. || **21** ὦ **M**, corr. Bussemaker || **23** θηλείας **M**, corr. Tüs. || τιθηνοῦ (imper. verbi τιθηνέομαι) **M**, def. Myer, p. 11, τιθηνῶν voluit Must. || **24** ἐργάσαι **M**, corr. Must. || **26** κύλιξιν **M**, corr. Must. || **27** ποδαργοὺς **M**, corr. Must.

τρέφειν διδασκέσθωσαν, <ὑλακτεῖν> μέντοι καὶ ἀπομανθανέτωσαν· οὐ γὰρ θεμιτὸν τοῦτο θηρατικῷ κυνί, καὶ μᾶλλον ἂν ἰχνευτὴς ὢν τυγχάνοι καὶ ῥινηλάτης ἀγαθός.

Διττὴν δὲ τὴν ἰχνηλασίαν γίνωσκε, τὴν μὲν ἀνδρῶν, τὴν δὲ κυνῶν· ἄνδρες μὲν γὰρ τὰς ἀφανεῖς τῶν κρυπτομένων ὁδοὺς ἐξ ὀμμάτων ἐτεκμήραντο, κυσὶ δ' οἱ μυξωτῆρες τῶν ἀδήλων γεγόνασιν ἄγγελοι, ἅτε πολὺ τὸ εὐαίσθητον ἔχοντες. Ἄγρα μέντοι περιδέξιος ἰχνηλατοῦσι μάλιστα γίνεται κατ' αὐτὸ τῆς ὥρας τὸ χειμέριον, ὅτε τοῖς ὀφθαλμοῖς ἄμοχθος ἡ τῶν ἰχνῶν θεωρία πρόκειται, τοῦτο μὲν τῇ χιόνι καταγεγραμμένων, τοῦτο δὲ καὶ τῷ πηλῷ διατετυπωμένων πρὸς ἀκρίβειαν, ἔαρ δὲ τοῖς εἰρημένοις ἐχθρὸν καὶ οὐ φίλον, γῆς μὲν ποητροφούσης καὶ οἰκείοις καλυπτομένης περιβλήμασι, λειμώνων δὲ πορφυρόντων τοῖς ἄνθεσι, καὶ ταῖς ἀπὸ τῶν βοτανῶν εὐπνοίαις τῆς τῶν θηρῶν ὀδμῆς διακιδναμένης εἰς τὸ ἐξίτηλον καὶ οὐ ποδηγούσης τὴν ὄσφρησιν εἰς ἀκριβεστέραν τῶν ζητουμένων ἀντίληψιν· μετοπώρου δέ τοι καιρὸς γλυκίων κυσὶ καὶ εὐπρόσδεκτος, ὅτι καὶ βοτάναι φθίνουσι καὶ γηράσκουσι καὶ τῶν κρυπτομένων ζῴων ἡ πνοὴ γυμνὴ προσβέβληται καὶ ἀνεπικάλυπτος καὶ ῥᾴστη πρὸς αἴσθησιν πέφυκεν.

Εὕρηται δέ τοι γένος ἐν κυσὶν ἰχνευταῖς βραχὺ μὲν ἰδεῖν, μεγάλων δὲ ἀντάξιον, τροφὴ Βρεττανίας οἱ σκύλακες· Ἀγρωσσαῖοι τοῖς σκύλαξι τοὔνομα. Μέγεθος οἵδε παρόμοιοι τοῖς οἰκιδίοις τούτοι<ς κυ>σίν, οὓς τὸ λίχνον καὶ βορὸν ἀμφὶ τραπέζας καὶ δεῖπνα παρεσκεύασε τρέφεσθαι, καὶ ὅτου τῶν ἐκεῖθεν ἐκπιπτόντων λάβοιεν, χανδὸν ἐκροφᾶν καὶ μὴ ἀφίστασθαι, εἰ μὴ βίᾳ τις ἀπελαύνει καὶ μάστιγι, λασιότριχες, ἄσαρκοι, νωθεῖς τὰ ὄμματα, περιφερεῖς τὰ σώματα, στερεοὶ τοὺς πόδας, καθωπλισμένοι τοῖς ὄνυξι καὶ πυκνοὺς ἐν τῷ στόματι τοὺς κυνόδοντας φέροντες· Ἀγασ-

1 ὑλακτεῖν suppl. Must. || **7** ἀδήλως **M**, corr. Must. || **10** καταγεγραμμένον **M**, corr. Must. || **11** διατετυπωμένον **M**, corr. Must. || **13** ποητροφούσης Ludwich, cl. Opp. I 460 ποιητρόφος αἶα : που τροφούσης **M** πόαν τροφούσης Tüs. || οἰκείοις **M** : ἀνθινοῖς Tüs. || **24** Ἀγρωσσαῖοι **M** : Ἀγασσαῖοι voluit Must. || **25** τούτοι<ς κυ>σὶν Tüs. || **27** ἐκροφᾶν **M**, def. Myer : ἐκροφεῖν Tüs. || **30** καθωπλισμέναι fort. **M** || τοῖς ὄνυξι **M** : ὀξυτάτοις ὄνυξι Tüs.

σεὺς δὲ ἄρα κύων ῥῖνας ἀγαθὸς καὶ ἰχνηλατεῖν ἄριστος καὶ οὐ τὸ κατὰ γῆς μόνον ἴχνος εὑρεῖν σοφός, ἀλλὰ καὶ τὴν ἐν ἀέρι πνοὴν ἐπιστήμων σημήνασθαι.

Καί πού τις τῶν κυνηγῶν πεῖραν ἐθέλων λαβεῖν τοῦ κυνὸς τοιόνδε τι μεμηχάνηται· ὁ θηρητὴρ πρὸ τῆς πόλεως γενόμενος — λαγὼς δέ οἱ ἐν ταῖν χεροῖν ἢ τ<εθνεὼς> ἢ ζωὸς — ἐπὶ τὸ πρόσω πρόεισι συρόμενος κατὰ γῆς ἴσα καὶ τῶν θηρίων τοῖς ἕρπουσι, ποιεῖται δὲ τὸν ὁλκὸν οὐκ ἐπ' εὐθείας, ἀλλὰ καμπὰς ἑλίσσει σκολιὰς ἐπὶ δεξιά τε καὶ θάτερα κλέπτων ὡς οἷόν τε τοῦ γινομένου τὴν αἴσθησιν. Ὁπότε δὲ προέλθῃ τῆς πόλεως, βόθρῳ κατορωρυχὼς τὸν λαγωὸν ἐπὶ τὸ ἄστυ παλινόρμητα στέλλεται κἄπειτα τὸν κύνα διαφίησιν εἰς εὕρεσιν τοῦ θηράματος· ἐκεῖνος δὲ τῆς λαγῴας ὀδμῆς ὀσφρανθεὶς ἰχνηλατεῖ μάλα ἐπιμελῶς, φριμώμενος, ταραττόμενος, ἀπορούμενος, οὐκ ἔχων ὅτι καὶ γένηται, τοῦ ποθουμένου μὲν ἐπιθυμῶν, ἀσχάλλων δὲ τὸ μὴ καταλαμβάνειν τὸ ζητούμενον. Εἴποις ἂν ἰδὼν αὐτὸν πάθος πάσχειν κόρης ἐπίτεκος ἄρτι γευομένης ὠδίνων καὶ ταῖς ἀλγηδόσι κεντουμένης ὡς βέλεσιν, ἣν ὑπὸ τοῦ στενοχωρεῖσθαι παντάπασι καὶ τὸ κόσμιον ἐπιλείπει καὶ εὔσχημον· ῥιπτεῖ γάρ τοι τὴν καλύπτραν τῆς κεφαλῆς καὶ λελυμένους τοὺς πλοκάμους ἀνίησι, μαζῶν δὲ ἀνεσταλμένου τοῦ χιτῶνος προβεβλημένων οὐκ ἐπιστρέφεται, νῦν μὲν ἐπὶ τὸν πρόδομον ἔξεισι, νῦν δὲ καταλαμβάνει τὸν θάλαμον, σεσοβημένη τῷ πάθει, ποτὲ δὲ καὶ εἰς τοὔδαφος πίπτει κωκύουσα καὶ παρειὰς ῥοδοχρόους ἀμύσσουσα· παρόμοιόν τι συμβαίνει καὶ τῷ κυνί, ὃς ὑπὸ τῆς ἄγαν ἀνίας ἀλγυνόμενος οὐδὲν παρῆκεν ὅτι μὴ ἐξερευνήσῃ, οὐ λόφον, οὐ λίθον, οὐ φραγμόν, οὐχ ὁδόν, οὐ δένδρον, οὐκ ἄμπελον, ἕως ἑρμηνεῖ τοῦ ἀσαφοῦς τῷ ἀέρι χρησάμενος καὶ ὑπ' ἐκείνου μηνυθεὶς τὸ ἀπόρρητον ἐπέστη τε τῷ τόπῳ, ἐν ᾧ τὸ ζητούμενον, καὶ τῆς ἀπορίας ἐπαύσατο. Ἴδοις ἂν αὐτὸν τηνικαῦτα σκιρτῶντα καὶ κνυζόμενον χαίροντα καὶ τὸ τῶν

1 ἰχνηλατεῖν **M** : ἰχνηλατῶν legerunt edd. || **4** τοι **M**, corr. Must. || ἐθέλω **M**, corr. Must. || **5** τοιόνδε τοι **M**, corr. Tüs. || **6** ἢ τ<εθνεὼς> ἢ ζωὸς Ludwich, cl. Opp. I 483 ἢ νέκυν ἢ ζώοντα : ἤτοι ζῶον **M** || **8** ποιεῖ τε δὲ **M**, ποεῖται Must. || **9** ὅλκον **M**, corr. Must. || **18** τοῖς ἀλγηδόσι **M**, corr. Must. || **23** δρόμον **M**, πρόδρομον Bussemaker δαμάλεων περὶ τὰς μητέρας πάσχοντα, τῷ χώρῳ τε περιειλούμενον τῷ φρουροῦντι τὸ τέως κρυπτόμενον, καὶ οὐκ ἂν αὐτὸν ἐκεῖθεν ἀποστήσειας, οὐδ' εἰ σφόδρα ἐκβιάζοιο, ἕως ἂν τὸν ἄθλον ἐκπεράνῃ καὶ ὄψει περιλάβῃ τὸ ἐφετόν. Εἰ δέ ποτε καὶ εἰς τοὺς οὔπω θηραθέντας τῶν λαγωῶν ὁπλίσειας αὐτόν, καταμάθοις ἂν κἀνταῦθα διαφανῶς αὐτοῦ τὸ περιδέξιον· βαίνει μὲν ἡσυχῇ κούφοις καὶ ἀψόφοις τοῖς ἴχνεσιν, ὑποτρέχει δὲ ἡμερίδας καὶ τῆς καλάμης τὸ λάσιον, ἀφανίζων τὸ σῶμα καὶ καλυπτόμενος ἐρίφων μιμεῖται ἐπίβουλον, ὃς τὸν νομέα καθεύδοντα φυλαξάμενος ἕρπει τε ἠρέμα καὶ τὴν ἄνεσιν ἐκείνου πρὸς κακουργίαν ἐφόδιον πεποίηται. Ἐπὰν δὲ τῷ θαλάμῳ πελάσειεν, ἵνα τὸν λαγωὸν πεπίστευκεν ἀτρεμεῖν, ἀθρόον ὡς ἀπὸ τόξου βέλος ἐξέθορεν ἢ καὶ τρόπον συρίττοντος ὄφεως, ὃν ἀμητὴρ ἢ βωλοστρόφος τῆς σφετέρας εὐνῆς ἐξανέσπασεν οὐκ ἐθέλοντα, παραπλήσιον δέ τι καὶ αὐτὸς ὅρμημα ποιησάμενος γηθόσυνος ἐφήλατο τῷ θηρί· κἂν τύχῃ παρευθὺ τοῦ θηράματος, ὄνυξι μὲν ἐδαμᾶτο πρότερον, ἔπειτα στόματι τὸν φόρτον ἀράμενος τῷ κυνηγέτῃ φέρει μογερὸς καὶ κατάκοπος. Οἷον δέ τι θέρους ὁρῶμεν γινόμενον κομιζούσης ἁμάξης ἐκ τοῦ ληΐου τοὺς ἀστάχυας οἴκαδε· γνόντες γὰρ ἐπέδραμον οἱ ἀγρογείτονες εὐθὺς καὶ περιστάντες ὁ μὲν πονεῖται περὶ τροχόν, ὁ δὲ περὶ ἄξονα, πλινθίδος ἄλλος ἐφάπτεται, ἵνα ῥᾷον σχοῖεν οἱ βόες καὶ ἀμῇ γέ πῃ τῆς ἀχθοφορίας ἀπαλλαγεῖεν, ἕως εἰς τὴν ἔπαυλιν φθάσαντες ὑπεξέλυσάν τε τῆς ζεύγλης καὶ ἱδροῦντας ἀνέψυξαν καὶ ὁ βουστρόφος ἀνεθεὶς καμάτου γέγηθε, ταὐτὸν ὁρᾶτε καὶ ἐπὶ κυνός· τὸν γάρ τοι λαγωὸν ἐκείνου φέροντος ἀπαντᾷ μὲν χαίρων ὁ κυνηγός, ἄμφω δὲ γῆθεν μετεωρίσας τόν τε θηρατὴν καὶ τὸ θήραμα κόλποις ἰδίοις ἐγκατέθετο.

1 δερμάλεων **M**, corr. Bussemaker || **2** φρονέοντι τὸν τέα **M**, φρουροῦντι τὸν τέως Bussemaker φρουροῦντι τὸ τέως Tüs. || **3** ἀποστήσειας **M**, ἀπονοστήσειας legit Tüs. || **4** ἐκπεράνοιε **M**, ἐκπεράνῃ edd. ; an ἐκπεράνοιο ? || **5** θηρωθέντας **M**, corr. Bussemaker || τὸν[ῶν] λαγωὸν[ῶν] **M** || **14** ὁ μητὸς **M**, ἀμητὴρ Bussemaker || βωλοτρόφος **M**, βωλοτόμος Bussemaker, βωλοστρόφος Tüs. || **15** ἐξανέσπασεν **M**, def. Myer : ἐξανέστησεν voluit Tüs. || **16** τοι **M**, τι **A** Tüs. || **17** ἐφήλλατο **M**, corr. Tüs. || θηρί **M** : θηρίῳ legerunt edd. || **19** κατάσκοπος **M**, corr. Tüs.

ΒΙΒΛΙΟΝ ΔΕΥΤΕΡΟΝ

Αὐτή μοι τοῦ λόγου τὸν δρόμον διεύθυνε, καλλίστη θεῶν, Ἄρτεμι, θύγατερ Διός, Ἀπόλλωνος σύναιμε, παρθένε χρυσόζωνε, καὶ δήλου τίς πρῶτος ἀνθρώπων τε καὶ ἡρώων κυνηγεσίας ἥψατο, σῇ χειρὶ τὸ μέγα τοῦτο κατορθῶν ἐπιτήδευμα. Φολόη τίς ἐστιν ὄρος ὑψηλὸν καὶ ἀνέμοις καταπνεόμενον· περὶ τὰς ὑπωρείας τούτου κένταυροι πρῶτοι θήραν ἐποιήσαντο· θηρομιγεῖς δὲ οἱ κένταυροι καὶ τὴν ὄψιν ἀλλόκοτοι καὶ ἐξ ἀνομοίων συγκείμενοι φύσεων, τὰ μὲν ἐξ ὀσφύος εἰς κεφαλὴν ἄνθρωποι, ἐκεῖθεν δὲ καὶ εἰς πόδας ἡμίβροτον ἵππον διαπλαττόμενοι. Ἀνθρώπων δὲ πάντων προεπενόησεν ἄγραν Περσεὺς ὁ Διός, ὃς καὶ τὴν Γοργόνα δειροτομῆσαι λέγεται· ἀλλ' οὗτος καὶ ὑπερφυές τι περὶ τὴν κυνηγεσίαν ἐπεδείκνυτο καὶ νόμων θηρατικῶν ἀλλότριον· πτεροφόροις γὰρ ποσὶ κουφιζόμενος, ὡς ὁ μῦθος βούλεται, καὶ λαγὼς ᾕρει καὶ θῶας ἀπὸ χειρὸς αἶγάς τε ἀγρίας καὶ δόρκους καὶ ὄρυγας, ἀλλὰ καὶ ἐλάφων κατεκυρίευε τάχει ποδῶν καὶ ὠκύτητι. Ἵππῳ μέντοι θηρεύειν ὀχούμενον Κάστορος εὕρημα, ὃς δὴ τοῖς μὲν τῶν ἀγρίων ἐπαφιεὶς ἀκόντιον, τοῖς δὲ ἐπελαύνων ἔφιππος οὐκ ἦν, ὅτι μὴ τούτων ἐτίθει χειρὸς οἰκείας ἀγώνισμα, μάλιστα μεσημβρίας ὥρῃ κελητίζων καὶ θηρολετῶν ἐν ταῖς διαστένοις τῶν ὁδῶν ἀπαντήσεσι. Πολυδεύκης δὲ ὁ Λακεδαιμόνιος κύνας κατὰ θηρίων πρῶτος παρώρμησε· καὶ ὥσπερ πυγμαχεῖν κράτιστος ἦν τὸν εἰς χεῖρας ἰόντα τῶν ἀντιπάλων διολλύς, οὕτω καὶ κυσὶ τοὺς ἐμπεσόντας θῆρας ἐδάμαζεν. Ἀλλ' οὗτοι μὲν οὕτως· ὁ δέ γε τοῦ Οἰνέως Μελέαγρος τὰς κατασυστάδην ἐν ὄρεσι τῶν

2 παρθένης **M**, corr. **A** || **3** δόλου **M**, δήλου corr. Tüs. || κυνηγεσίαν **M**, corr. Tüs. || **4** φιλόη **M**, corr. Tüs. || **10** ἄνθρωπον **M**, ἵππον corr. Tüs. || προεπενόησαν **M**, corr. Tüs. || **16** κατακυρίευε **M**, corr. Tüs. || **20** κελλητίζων **M**, corr. Tüs. || **21** θηρολεκτῶν **M**, corr. Tüs. || **25** ἐδάμαζον **M**, corr. Tüs. || **26** κατὰ συστάδην **M**, corr. Tüs.

θηρίων μάχας αὐτός ἐστιν ὁ πρὸ τῶν ἄλλων εὑράμενος, ὥσπερ δὴ καὶ Ἱππόλυτος τὰ διὰ βρόχων καὶ ἀρκύων παγιδεύματα, καὶ τὴν ἀπὸ τόξου θηροκτονίαν ἡ τοῦ Σχοινέως Ἀταλάντη, καὶ Ὠρίων λόχους καὶ ἐνέδρας κατὰ θηρίων νυκτερινάς. Οἱ μὲν δὴ παλαιοὶ κυνηγετικῆς ἡγεμόνες οὗτοι, χρόνῳ δ' ὕστερον πολλοὶ ταύτης ἑάλωσαν δριμυτάτῳ τῷ ἔρωτι· οὐ γάρ ἐστιν, οὐκ ἔστιν ὁ κέντρῳ τῆς θήρας νυγείς, ὃς ἑκὼν ποτ' αὐτὴν ἀπολείψειεν καὶ οὐχὶ προσμενεῖ μάλα θερμῶς καὶ προσλιπαρήσειεν ὥσπερ δεσμοῖς ἀφύκτοις ἐχόμενος. Οἷον γὰρ εἴαρος ἄνθεσιν ἐγκαθευδῆσαι καὶ γλυκέος ὕπνου μετασχεῖν, οἷον δὲ θέρους ὑποδραμεῖν σπήλαιον καὶ σχεδιάσαι χαμεύνιον καὶ ὑπὸ σκιὰν ἀναπαύσασθαι, ἡλίκη δὲ αὖ[ρα] γλυκυθυμία καὶ ἡδονὴ κυνηγέταις μετασχεῖν τροφῆς ἐν ὄρεσιν, ὅση δὲ χάρις ἄνθη τε δρέψασθαι καὶ σπάσαι ψυχροῦ καὶ καθαροῦ καὶ γλυκέος ὕδατος πέτρας ἀντρώδους ἀπορρέοντος σὺν γαληνῷ καὶ ἡδεῖ κελαρύσματι καὶ τὸν ἀπὸ τῆς θήρας παραμυθήσασθαι κάματον λουσαμένους τῷ ὕδατι· ἀλλὰ ποία αἰπολικῆς γλυκύτητος ἡδονὴ ἀγροίκων δῶρα καὶ νομέων θηραταῖς ἐπὶ ταλάρων φερόμενα.

Ἀλλὰ τούτων μὲν ἅλις· διαδεχέσθω δὲ τὸν λόγον τὸ τῶν ταύρων φιλόνεικον καὶ ὑπὲρ τοῦ θαλάμου ζηλότυπον. Τῆς ἀγέλης ὁ μείζων καὶ ἄριστος τῶν ὑποδεεστέρων καὶ θηλειῶν αὐτοχειροτόνητος προβέβληται τύραννος· πέφρικεν οὖν ἐκεῖνον καὶ ὑποπτήσσει τὸ μὲν ἄρρεν ὡς ἄνακτα, τὸ δὲ θῆλυ ὡς ὁμόζυγα σκληρὸν καὶ ἄγριον, ἀμέλει καὶ μυκησαμένου τρόμῳ συνέχονται καὶ συστέλλονται· οὐ μὴν αὐτῷ χρόνιον τὸ κατὰ τῶν ὁμοφύλων κράτος καὶ μόνιμον· ταῦρος γάρ τις ἕτερος τυραννίδος ἐγκύρσας ἔρωτι καὶ αὐτὸς τῶν συννόμων, ἀποκριθεὶς εἰς μάχην καθίσταται τῷ τῆς ἑτέρας ἀγέλης ἐξάρχοντι. Ἄμφω τοιγαροῦν ζέοντες καὶ πῦρ μὲν ὁρῶντες, πῦρ δὲ πνέοντες, ποσὶ δὲ τὴν γῆν διαμώμενοι καὶ μεγάλως

4 ὡρίαν **M**, corr. Tüs. || **7** οὐκ ἔστιν om. Tüs. || **9** ἀφίκτοις **M**, corr. Tüs. || **13** αὔρα **M**, αὖ Tüs. || **16** ἡδὺ **M**, corr. Tüs. || **18** ποία αἰπολικῆς γλυκύτητος ἡδονὴ Tüs. : ποίαν ἀπολίπης γλυκύτητος ἡδονὴν **M** || **21** τούτοις **M**, corr. Tüs. || **24** πέφρυκεν **M**, corr. **A** || **28** μόνυμον **M**, corr. Tüs. || **29** ἐγκύρσας ἔρωτι Ludwich : ἐγκύρσας ἔρωτα **M** κυρήσας ἑτέρωθι Tüs.

μυκώμενοι κέρας κέρᾳ ἐγχρίμπτουσι καὶ ἀντιμετώποις ἀραγμοῖς τὰ σώματα σφῶν ἀφειδῶς τραυματίζουσιν. Οἷα δρῶσι καὶ τριήρεις ἐν καιρῷ ναυμαχίας κροτοῦσαι πόλεμον βύθιον· κἀνταῦθα γάρ τοι δύο τῶν ἄλλων αἱ ὑπερέχουσαι, στίλβουσαι μὲν ὅπλοις μαχητῶν, πνεύματι δὲ καὶ κώπαις παρελαυνόμεναι, πρὸς ἀντίπρῳρον ἔμπτωσιν εἰς ἀλλήλας ἐμπίπτουσι καὶ κτύπος μὲν ἀνδρῶν ἐκ τοῦ χαλκοῦ γίνεται, αἱ νῆες δὲ διασπώμεναι καὶ παραθραυόμεναι κατὰ τοῦ πελάγους σκεδάννυνται καὶ θάλαττα πᾶσα στενοχωρεῖσθαι δοκεῖ καὶ βαρύνεσθαι· ὡς δὲ καὶ τῶν ταύρων συνεστώτων εἰς πόλεμον ἄνεισι τῶν κεράτων δοῦπος εἰς οὐρανὸν πληττόντων ἐν τῷ μέρει καὶ πληττομένων, ἄχρις ἂν ἕτερος θατέρου κρατήσειεν. Ὁ μέντοι τὴν ἧτταν ὑποστὰς αἰδοῖ ληφθεὶς ἐπὶ τὸ συνηρεφὲς τῆς ὕλης ἐξέδραμεν ἐπιστενάζων τῷ πάθει καὶ ἀλγυνόμενος, χρόνον δὲ συχνὸν ἐνδιατρίψας δεῦρο μονώτατος καὶ δαψιλεστέραις τροφαῖς ἑαυτὸν κρατυνόμενος καὶ πρὸς δεύτερον ἀγῶνα συγκροτηθείς, ὁπόταν ἰσχύος εὖ ἔχων αἴσθηται, σαλπίζων ὥσπερ πολεμιστήριον μέγα ἀνέκραγεν εὐθὺς καὶ ὁ δρυμὼν ἐπήχησεν ἀντιδιδοὺς ἕκαστον ἐπιφώνημα· ἔπειτα θάρσους ἐκ τῆς βοῆς ὑποπλησθεὶς κάτεισί τε τοῦ ὄρους καὶ ἐπὶ τὸν ἀνταγωνιστὴν ἔρχεται καὶ συρράξας ῥᾷον ἐτρέψατο, οὕτως εἰς γενναιότητα τὸ σῶμα θρεψάμενος καὶ λαγνείας ὑποτεμνομένης ἰσχὺν ἀποσχόμενος.

Εὕροις κἀν τοῖς ταύροις μορφὰς καὶ ἤθη παραλλάττοντα. Αὐτίκα ταῦρος Αἰγύπτιος λευκὸς τὴν χρόαν, ὑπερέχων τὸ μέγεθος, φορτίδος μεγάλης ἐν γῇ βαδιζούσης φαντασίαν τοῖς θεαταῖς παρεχόμενος· ἤπιος ἀνθρώποις καὶ χειροήθης καὶ εἰς ὅ,τι νεύσειαν ἑτοίμως ὑπείκων καὶ ἀνεχόμενος.

Φρύγιος δὲ χροιὰν μὲν ξανθός, βαθὺς δὲ τὸ ὑπαυχένιον, τὰ ὑπερκείμενα τοῦ σώματος σφαίρᾳ παρόμοιος, εἰς ὕψος ἀνεστηκὼς τὴν κεφαλὴν μετέωρος, τῶν κεράτων τὴν φύσιν ἀλλόκοτος· οὐ γὰρ πέπηγεν αὐτῷ ταῦτα κατὰ κεφαλῆς καὶ ἐρρίζωται, ἀλλὰ κινεῖται τῇδε κἀκεῖσε καὶ περιφέρεται.

5 μαχιτῶν **M**, corr. Tüs. || **6** κώποις **M**, corr. Tüs. || **22** ἐθρέψατο **M**, corr. Tüs. || **23** τὸ σῶμα **M**, καὶ τὸ σῶμα leg. Tüs. || **27** φροντίδος **M**, corr. Tüs. || **33** ἀνεστηκὸς **M**, corr. **A**

Φέρει καὶ Βοιωτία ταύρους στικτοὺς καὶ μονοκέρωτας ναὶ μὴν καὶ μονώνυχας· τὸ κέρας δὲ αὐτῶν ὑπανατέλλον ἐκ μετώπου ἀπὸ ῥίζης μιᾶς εἰς δύο κλάδους διέσχισται, ἔπειτα καμπτόμενον εἰς δεξιὰ καὶ εὐώνυμα τέτραπται καὶ ὀξυνόμενον παρὰ τὰ ἄκρα ὡς αἰχμὰς τὰς ἀκμὰς προβέβληται.

Ὅσοι δὲ Πέλλαν αὐχοῦσι μητέρα καὶ Χερρόνησον, πᾶσαν ἀρετὴν ταύρῳ προσήκουσαν ἔχουσι διάπυροι ὄντες καὶ ἰσχυροὶ καὶ μεγαλόψυχοι, στερεοὶ τὰ κέρατα, πλατεῖς τὰ μέτωπα, τὸν θυμὸν ἄγριοι, φοβεροὶ τὸ μύκημα, καταπληκτικοὶ καὶ ζηλότυποι, οὔτε πάντῃ κατασεσαρκωμένοι καὶ πίονες, οὔτε ἰσχνόσωμοι καὶ λιπόσαρκες τέλεον, ἀλλὰ τὴν ἀμετρίαν ἀμφοτέρων τῶν ἄκρων ἐκφεύγοντες εἰς μεσότητα συγκέκρανται, ὡς καὶ τὸν δρόμον ὀξεῖς εἶναι <καὶ> εὐσθενεῖς τὴν δύναμιν. Τοιούτους εἶναί φασι καὶ οὓς Ἡρακλῆς ἀθλῶν πρότερον ἐξ Ἐρυθείας ἐκόμισε τὸν Γηρυόνην ἀνελών, ὅτε δὴ καὶ Ἀρχίππῳ Πέλλης ἡγεμόνι — φίλος δὲ ἄρα οἱ καὶ συνήθης ὁ Ἄρχιππος — ἆθλον ἐκτελεῖν ἔμελλεν, οὐδὲν ἀτιμότερον ἢ Εὐρυσθεὺς ὁ τοῦ Ἄργους δυνάστης κατὰ χόλον Ἥρας ἐπέταττεν. Ὁ γάρ τοι τὴν Ἀντιόχου παραρρέων Ὀρόντης λίμνην προσεκκαυθεὶς καὶ μεθύων τῆς Νύμφης τῷ ἔρωτι — Μελίβοια τῇ Νύμφῃ τὸ ὄνομα, Ὠκεανὸς τῇ λίμνῃ πατήρ — τῆς ἐπὶ θάλατταν μὲν πορείας ἐξελάθετο, ὄρεσι δὲ καὶ πεδίοις περιελίμναζε νῦν μὲν τὸν Ἔμβλωνόν — ὄρος δὲ οὗτος — καὶ τοὺς αὐτοῦ καταιγίζων πρόποδας, ἄρτι δὲ πρὸς γῆν ἐκτρεπόμενος καὶ ταύτην

2 μονόνυχας **M**, corr. Tüs. || **3** διέσχιται **M**, corr. Tüs. || **4** καμπτόμενα **M**, corr. Tüs. || **7** πέλαν **M**, corr. Tüs. || **13** τ' ἀμφοτέρων **M**, corr. Tüs. || **15** καὶ suppl. Tüs. || καὶ οὓς — **187,6** τῷ ὕδατι ap. Bussemaker (**b**), Scholia in Opp. Cyn. p. 250 || **17** γυριόνην **M**, γηρυόνα Bussemaker, corr. Tüs. || ὅτε δὴ schol. Paris 2723 : ὅτε δὲ **M** ὅτε legit Tüs. || τέλος **M**, πέλας **A**, Πέλλης Paris. 2723 || **18** φίλης **M**, corr. **b** || **19** ἢ Ludwich secutus Bussemaker : ὃν **M** ὧν Tüs. (ἢ ?) ὁ **b** || Ἄργου **M**, corr. Tüs. || **20** Ἥρας schol. Paris. 2723 : ἥρης **M**, Tüs. || **22** μελιβοία **M**, corr. Tüs. || **23** λίμνῃ **M** : (νύμφῃ ?) **b**, rec. Tüs. || **24** ἐξελάθετο **M** : ἐπελάθετο Bussem. ἐπεξελάθετο Paris. 2723 || εἰς post νῦν μὲν fort. addendum censet Ludwich || **25** καταιγίζων **M**, def. Ludwich, cl. Opp. II 125 ἐπαιγίζων et Eust. p. 193, 38 ἐπαιγίζειν ... τὸ δ' αὐτὸ καὶ καταιγίζειν λέγεται : κατακλύζων Tüs.

ἐπικαλύπτων τῷ ῥεύματι, ἐνίοτε δὲ καὶ μέσος τῶν ὀρέων συρόμενος ἀμφοῖν Ἐμβλωνοῦ καὶ Διοκλείου τῶν ἐξ ἑῴας καὶ δυσμῶν ἐπικεκυφότων ἀλλήλοις, καὶ παντοῖος διὰ τὴν ἐρωμένην γινόμενος ἀνοιδαίνων τε καὶ ἀνακαχλάζων καὶ πελάζων τοῖς τείχεσι, καὶ τὴν εἰς χερρόνησον διεσχηματισμένην πόλιν ἐμὴν περικλύζων τῷ ὕδατι. Οὕτω τοιγαροῦν ἐπιμεμηνότος τοῦ ποταμοῦ τῷ λιμναίῳ ῥεύματι διάκρισιν ὁ Ἡρακλῆς τῶν ναμάτων ἐργάζεται στερεοῖς τοῖς βραχίοσι καὶ τὸν ἀλάστορα ἐραστὴν σωφρονεῖν διδάσκει καὶ μὴ ἐρᾶν ὑπερόρια, ἀλλὰ θαλάττῃ μέν, ὡς νόμος ποταμοῖς, ἐπιμίγνυσθαι, γῆν δὲ μὴ βαρύνειν καρποφόρον <προλιπόντα> ἐπιθυμίαν ἀλλόκοτον, ἀμέλει τὴν ἀπότομον στεφάνην διακεκοφὼς ὧν εἶπον ὀρέων καὶ ὥσπερ λιθίνων δεσμῶν τὸν ποταμὸν ἑλκυσάμενος, ἰθύνει τε αὐτοῦ τὴν ὁδὸν καὶ πορεύεσθαι πείθει πρὸς θάλασσαν σὺν φοβερῷ τῷ μυκήματι καὶ ἀσχέτῳ τῷ κύματι. Οὐδὲν πρὸς ἐκεῖνον τὸν ἦχον καὶ τὸ σφοδρὸν τοῦ ὁρμήματος δυοῖν ἀντιπόρων ποταμῶν λάβρον ὕδωρ ἀφ' ἑκατέρου συνεισβάλλον εἰς θάλασσαν, λέγει δὲ Ἴστρου τοῦ Σκυθικοῦ καὶ Αἰγύπτου τοῦ Λίβυος, οἳ τὸν βόρειον πάγον χαλινῶν δίκην ἀποτεμόντες καὶ εἰς τὸ ἄφετον τῆς ὁρμῆς ἐλευθεριάσαντες ἐξ ἄκρων τε καὶ κρημνῶν κατασύρονται καὶ εἰς πόντον ἐμπίπτουσι μεγάλως κράζοντες. Οὕτως Ὀρόντης βίᾳ τῆς ἐρωμένης ἀποκοπτόμενος καὶ <εἰς> θάλασσαν ἐλαυνόμενος ἐξαίσιον καὶ καταπληκτικὸν ἐμυκᾶτό τε καὶ ἀνέστενεν· ἡ μέντοι γῆ τὸ ἄχθος ἀποσεισαμένη καὶ ἀναπνεύσασα λιπαρὰ κατέστη καὶ τρόφιμος καὶ πρὸς καρπογονίαν ἐπέδωκεν καὶ εἰσέτι σταχυοφορεῖ καὶ τοῖς ἑαυτῆς βρίθει βλαστήμασιν Ἡρακλέους αὐτὴν οὕτω φιλεργήσαντος. Ἐκεῖ καὶ Μέμνονος ἱερόν ἐστιν, ὃν Ἠοῦς παῖδα γενόμενον καὶ Ἰλιεῦσιν ἀφικόμενον σύμμαχον Ἀχιλλεὺς ἀνεῖλε μαχόμενος· θρηνοῦσιν οὖν Ἀσσύριοι τὸν

1 τῶν ὀρέων post μέσος add. Paris. 2723 || **2** ἐμβλωνᾶ **M**, corr. Tüs. || **12** ἀπόταμον **M**, corr. **A** || **15** μηκήματι **M**, corr. Tüs. || **16** κύματι conieci (cf. Opp. II 135 κυμαίνοντα) : ἅλματι **M** || **17** ἀντιπέρων **M**, corr. Tüs. || **19** ἣ **M**, corr. Tüs. || **23** Ὀρρόντης **M**, corr. Tüs. || **25** ἡ μέντοι — τελευτήσαντα Bussem. l.l. || **27** ἐπέδοκεν **M**, corr. Tüs. || **28** ἑαυτοῖς **M**, corr. Tüs. || ἡρακλέος **M**, corr. Tüs. || **30** ἰοῦς **M** || παῖδαι γινόμενον **M**, παῖδα γενόμενον Tüs. παῖδα γινόμενον || **31** οὖν **M** : γοῦν Paris. 2723 ἐκείνου θάνατον καὶ ὡς θεὸν τιμῶσι τὸν τελευτήσαντα. Ἀλλὰ γὰρ τῆς πατρίδος ἐγκώμιον προεστησάμεθα· τοιγάρτοι τοὺς τελεωτέρους ἐκείνης ἐπαίνους εἰς ἄλλον ἀναβαλλόμενοι καιρὸν τῶν προκειμένων ἐχώμεθα.

Ἐν Βιστονίδι τῆς Θρᾴκης γένος ταύρων ἐστὶ φόνιον καὶ ἀπρόσμαχον, βίσωνας αὐτοὺς ἐκ τῆς ἐνεγκάσης ἐπονομάζουσιν· ἔχουσι δὲ οὕτω μορφῆς· χαίτην [δὲ] ἐπ' ὤμου καὶ αὐχένος φέρουσι φρίσσουσαν, λάχνη δὲ αὐτοῖς ἐν τῇ γένυϊ, τὸ εἶδος ἐκπρεπεῖς, τὴν κόμην ξανθοί, βλοσυροὶ τὰ ὄμματα καὶ ὡς ἂν φαίη τις λέοντες θηρῶν βασιλεύοντες· περὶ δὲ τὰς τῶν κεράτων καμπὰς ἀκμὰς ὀξείας προβάλλονται ταῖς τῶν ἀγκίστρων παραπλησίας μάλιστα· οὐ μὴν ἐπινεύουσιν ἀλλήλοις τὰ κέρατα πρὸς ἔγκλισιν ἐπικάρσιον, οἷα τοὺς πολλοὺς τῶν ταύρων ὁρῶμεν ἔχοντας, ἀλλ' εἰς τοὔπισθεν ὑπτιάζοντα τείνει τὰ κέντρα πρὸς μετέωρον, καὶ εἴ πού τις θὴρ ἢ ἄνθρωπος τούτοις τύχοι περιπαρείς, ἀέριος αὐτίκα ἐπαίρεται. Ἔστι δὲ αὐτοῖς ἡ γλῶττα τραχεῖα καὶ στενὴ ῥίνης ἀποσῴζουσα σιδηροβρώτιδος μίμημα, δι' ἧς ἀμύσσοντες τὴν σάρκα περιλιχμάζουσιν.

Οὐκ ἀγαθὴ μέντοι <μόνον> ταύρους ἐνεγκεῖν ἡ εἰρημένη γῆ, ἀλλ' ἦν ἄρα καὶ ἐλάφων οὐ φαύλη τροφός. Εὐκέρωτες οἱ ἔλαφοι, διαπρεπεῖς, μεγάλα ἔχοντες ὄμματα, στικτοὶ τὰ νῶτα καὶ κατάγραφοι, ποταμηπόροι καὶ ὑψικάρηνοι καὶ τἄλλα παχεῖς τε καὶ πίονες ὅτι μὴ τὰ κῶλα λεπτοὶ καὶ τὸν τράχηλον καὶ ὀλίγοι τὴν οὐράν· μυκτῆρες γὰρ ἐν τοῖς ζῴοις τετράδυμοι, τετραχῇ δισσὰς θύρας ταῖς ἀναπνοαῖς ἐξανοίγοντες· <θυμὸς> ἀγενὴς καὶ ἄναλκις, ἀσθενῆ τὰ κέρα καὶ ἀνίσχυρα καὶ θῆρας ἀμύνασθαι καὶ κύνας ἐχθροὺς ἀποσοβῆσαι κάκιστα καὶ οὐδ' αὐτὸν οἷά τε τὸν δειλὸν φυγαδεῦσαι δασύποδα.

Πολὺ δὲ καὶ τούτοις τὸ πρὸς ἀφροδίτην ἐπικαὲς καὶ φιλόθηλυ· θυμοῦνται γοῦν ὁπόσαι ἡμέραι, καὶ ἀναφλέ-

6 βίσσονας **M**, corr. Tüs. || **7** δὲ del. Tüs. || **8** γενύϊ **M**, corr. Tüs. || **9** βλοσσυροὶ **M**, corr. Tüs. || **15** ὑπτιάζονται **M**, corr. Tüs. || **16** τύχει **M**, corr. Tüs. || **17** τραχὴ **M**, corr. Tüs. || **18** ῥίνου **M**, corr. Tüs. || **23** ὑψίκρανοι **M**, corr. Tüs. || **25** γὰρ **M** : δὲ leg. Tüs. || **26** παχεῖας τὰς θῆρας **M**, τετραχῇ δισσὰς θύρας corr. Tüs. || **27** θυμὸς suppl. Tüs. || ἀσθενὴς **M**, ἀσθενῆ corr. Tüs.

γονται πρὸς ἐπιθυμίαν μίξεως κατὰ τοὺς φιλομάχους ἀλεκτρυόνας ἢ τοὺς ἀνθοβαφεῖς ὄρνιθας. Εἰσὶ δὲ αὐτοῖς πόροι σπέρματος ὑπὸ τὴν νηδὺν εἴσω κατὰ τὰς λαγόνας κρυπτόμενοι, οὓς εἰ ἀποκόψειέ τις, ἐξ ἄρρενος αὐτίκα τὸν ἔλαφον θῆλυν πεποίηκε καὶ τὴν κεφαλὴν ἀπεκόσμησε τῶν κεράτων ἀπορρευσάντων αἰφνίδιον. Γάμου γε μὴν ἐλάφοις ξένος καὶ ἀσυνήθης θεσμὸς καὶ θηρίων τῶν ἄλλων ἀλλότριος· οὔτε γὰρ ἑστῶτες ἐν τέμπεσιν οὔτ' ἐν ἄνθεσιν ἀνακλινόμενοι συνευνάζονται ἀλλὰ θέουσαν θέων καταλαμβάνων καὶ διώκων ἀποδιδράσκουσαν τοῖς προσθίοις μὲν τῶν ποδῶν τὴν ἐρωμένην ὥσπερ ἐναγκαλίζεται, τοῖς ἑτέροις δὲ ἀκρατῶς τρεχούσῃ συνεφεπόμενος οὐ μεθίησιν ἄλλως, ἕως ἂν τὸν γάμον τελέσειεν. Ἡ μέντοι θήλεια δεῆσαν τεκεῖν φεύγει μὲν ὁδὸν ἀνθρώποις βατήν, ὑποτρέχει δὲ δρυμὸν τὸ ἀσφαλὲς αὐτῇ παρεχόμενον.

Ἄρρεσι δὲ ἐλάφοις κόσμος τὸ κέρας καὶ ἄγαλμα· φρονοῦσι γοῦν ἐπ' αὐτῷ καὶ σεμνύνονται κἂν τῷ χρόνῳ πεσὸν γῇ κατορύττουσιν ἀφανίζοντες μὴ ἀνελέσθαι τὸν εὑρόντα καὶ τῆς αὐτῶν ἀγλαΐας ἀπόνασθαι· ἐκεῖνοι μέντοι αἰσχυνόμενοι τοῖς ὁμογενέσι φανῆναι γυμνοὶ τὰς κεφαλὰς καὶ ἀκόσμητοι τῶν θάμνων ταῖς λασίαις ἐναποκρύπτονται.

Ἔστι δὲ καὶ ἀμφίβιον γῆν τε πεζεῦον καὶ θάλασσαν τέμνον καὶ πλοῦν τὸν αὐτόστολον ναυτιλλόμενον· δεῆσαν γὰρ τὸ πέλαγος διανήξασθαι εἷς μὲν καθηγεῖται τοῦ πλοῦ κυβερνήτην μιμούμενος νεὼς οἴακας μεταχειριζόμενον, οἱ δὲ λοιποὶ ἅτερος θατέρῳ ἐπερειδόμενοι τοῦ πρώτου πάντες ἐξέχονται καὶ οὕτω στιχηδὸν ὁδὸν στέλλονται διαπόντιον. Κεκμηκότος δὲ τοῦ προηγουμένου καὶ ἀπαυδήσαντος τὴν ἡγεμονίαν ἕτερος διαδέχεται, ὁ δὲ ὑπεκστὰς κατ' οὐρὰν τῆς φάλαγγος γίνεται καὶ ἄλλῳ ἐπικλινόμενος βραχὺ τοῦ καμάτου διαναπαύεται· οὕτω κἀκεῖνος ἔδρασε καμὼν ὁμοῦ καὶ ἀναπαυόμενος καὶ πάλιν ἄλλος καὶ αὖθις ἕτερος [καὶ] τοῦ εἰς πάντας συμμερίζεσθαι κατ' ἶσον πόνον τε καὶ

2 ἐστὶ δὲ **M**, corr. Tüs. || **3** καὶ τὰς λαγόνας **M**, corr. Tüs. || **9** καταλαβὼν **M**, corr. Tüs. || **12** μεθίυισιν **M**, corr. **A** || **15** αὐτὸ **M**, corr. Tüs. || **17** ἐπ' **M**, corr. Tüs. || σεμνύνονται Myer : σεμνύονται **M** || **23** πλοῦτον **M**, πλοῦν τὸν corr. **A** || **25** μιμούμενον **M**, corr. Tüs. || **32** καὶ[4] del. Tüs. || **33** εἰ **M**, corr. Tüs. || συμμεριζομένους **M**, corr. Tüs.

ἀνάπαυλαν· καὶ ποσὶ μὲν ὅσα καὶ κώπαις χρώμενοι, ὑφ' ὧν αὐτοῖς τῶν ὑδάτων τὸ πυκνὸν διασχίζεται, ὑψοῦ δὲ ἀνέχοντες ὥσπερ ὀθόνας τὰ κέρατα καὶ τοῖς πνεύμασιν εἰς εὔπλοιαν ἐπιτρέψαντες οὕτω περαίνουσιν.

Ὅτι δὲ ὄφεσιν ἐχθαίρουσιν ἔλαφοι καὶ ὄφεις ἐλάφοις, ἐκ τῶν ῥηθησομένων κατάδηλον· ἐπιστὰς γὰρ ἐν ὄρεσιν ἔλαφος ἕρποντος φωλεῷ καὶ τὸν ἐχθρὸν οἰκουρεῖν ἔνδον αἰσθόμενος τὰς ῥῖνας εὖ μάλα καὶ προσεχῶς τῷ στομίῳ ἐναρμοσάμενος βιαίῳ τῷ ἄσθματι καὶ ὁλκῷ τῷ πνεύματι τοῦ χηραμοῦ τὸν κρυπτόμενον ἐξέλκει καὶ οὐκ ἐθέλοντα· ὁ δὲ τῆς φίλης ἐκσπασθεὶς διατριβῆς καὶ τὸν πολέμιον θεασάμενος ἐπῆρε μὲν ἑαυτὸν εἰς τὸ ὀρθόν, ἐπεκρότησε δὲ τὴν γένυν καὶ ὀδόντας ὀξεῖς καὶ φαρμακώδεις παρέφηνεν ὑπὸ σεσηρότι τῷ στόματι καὶ καταπληκτικῷ τῷ συρίγματι· ἐκεῖνος δὲ παρ' οὐδὲν ταῦτα θέμενος ὡς ἀγεννῶν φόβητρα ἀτρέμας καὶ οὕτως μειδιῶν ὡς εἰπεῖν τοῦ ὄφεως λαβόμενος συγκόπτει τῷ στόματι τοῖς αὐτοῦ ποσὶν ἀνήνυτα περιελιττόμενον· ἴδοις ἂν κατὰ γῆν ἐρριμμένα τῶν βεβρωμένων ἄθλια λείψανα ἀσπαίροντα μὲν καὶ ἀνορθοῦσθαι πειρώμενα, πίπτοντα δ' αὖτις κατὰ τοὔδαφος δι' ἀπορίαν τοῦ δύνασθαι. Καὶ ἰδὼν οἰκτείραις ἂν τὸν πάσχοντα τῆς εἰς μέρη πολυειδοῦς κατατομῆς. Οὕτω μὲν οὖν ἐδείχθη δυσμενὴς ὄφει ἔλαφος.

Ὅρα δὲ καὶ τοὐναντίον· τῆς Λιβύης τὰ ἔσχατα πολὺν τῶν ὀλεθρίων τούτων τρέφει τὸν ὅμιλον· τηρήσαντες οὖν ὁπότε μόνον ἔχει τὸν ἔλαφον ἡ ψάμμος κατακείμενον, ἐφέρπουσί τε πανταχόθεν πολλοὶ καθ' ἑνὸς καὶ περιστάντες ἔπειτα καὶ ἐμφύντες αὐτῷ τῷ στόματι ἄλλος ἄλλο τῶν μελῶν ὀδοῦσι διαπρίουσιν. Ὁ δὲ τῶν ὀδυνῶν αἰσθόμενος πρῶτα μὲν διανίσταται φεύγειν ποσὶ πιστεύων τὴν σωτηρίαν, ἀμηχανῶν δὲ καὶ οὐχ οἷός τε ὢν ἀνύειν οὐδὲν ὑπ' ἀνάγκης βαρυνόμενος

1 κώποις χρώμενος **M**, corr. Tüs. || **4** ἐπιστρέψαντες **M** (ἐπιτρέψαντες Opp. codd. **A²yKM** : ἐπιστρέψαντες **A¹**), corr. Tüs. || **7** ἕρποντος **M** : ἑρπετοῦ Tüs. || **9** χειραμοῦ **M**, corr. Tüs. || **10** ἐξέλκει **M** : ἐξελκύει legit Tüs. || **14** καταπληκτικῷ **M** : κατακληκτικῷ legit Tüs. || **17** αὐτοῦ **M**, corr. Tüs. || **18** κατὰ Ludwich : καὶ **M** εἰς Tüs. || **20** ἀπορίας **M**, corr. Tüs. || **21** οἰκτείρας **M**, corr. Tüs. || μέρους **M**, corr. Tüs. || **22** Οὕτω — **23** τοὐναντίον add. **Π** || **27** αὐτῶν **M**, corr. Tüs. || **30** ἐπ' **M**, ὑπ' corr. Tüs.

ἵσταται καὶ τὴν ἄμυναν ἐπιτρέπει τῷ στόματι καὶ πολέμιον
γένος κεραΐζει τῇ γένυϊ καὶ διόλλυσιν ἑκατέρωθεν ἐπι- 260
στρεφόμενος. Ἀλλὰ καίπερ οὕτω πικρῶς ἐκεῖνοι διολλύ-
μενοι μεθιᾶσιν ἥκιστα, οὕτως ἄτρομος αὐτοῖς ἡ ψυχὴ καὶ
ἀναιδείας ἀνάμεστος· οἱ πολλοὶ δὲ αὐτῶν καὶ συμπατού-
μενοι διαφθείρονται καὶ ἄλλα μὲν τῶν μελῶν ἡμίβρωτα
φέρει [δὲ] τὸ ἔδαφος εἰσέτι ζῶντα καὶ ἀναπαλλόμενα, τὰ δέ
τινα καὶ ἐν χρῷ τῶν πλευρῶν ἐχόμενα τῆς ἀπεχθοῦς αἰω-
ρεῖται σαρκὸς ἡμισπάρακτα καὶ οὐδὲ θνῄσκοντα μεθίησι 280
τὸ μὴ οὐ προσπεφυκέναι τῷ δέρματι. Ὁ μέντοι πάσχων ἀπο-
ρούμενος πάντοθεν φυσικόν τι καὶ ἄτεχνον ἑαυτῷ κεράν-
νυσι φάρμακον· ποταμὸν γὰρ καταλαβὼν καὶ καρκίνους
ἐκεῖθεν ἀναλεξάμενος καὶ εἰς κόρον ἐμφαγὼν αὐτομαθῆ τὴν
θεραπείαν εὕρατο τοῦ πιέζοντος, ὡς ἐπιμύειν μὲν αὐτῷ καὶ
ἀπόλλυσθαι τὰς ἐκ τῶν δηγμάτων πληγάς, εἴ τι δέ που περι-
λέλειπται ταῖς σαρξὶν ὀδὰξ ἐμφυόμενον, χαμαὶ πίπτειν 290
εὐθὺς αὐτοκύλιστον.

Μακρόβιον δὲ ἄρα καὶ πολυχρόνιον ἔλαφος· ταῦτά τοι
καὶ τετρακόρωνον ὁ παλαιὸς λόγος αὐτὸν διεθρύλησεν.

Ἔστι δὲ καὶ ἄλλο γένος ἐλάφων· εὐρυκέρωτας αὐτοὺς
ἐπονομάζουσιν ἄνθρωποι· κατηγορεῖ δὲ ἡ κλῆσις τὴν φύσιν·
ὑπερτέλλει γὰρ τῆς κεφαλῆς τὸ κέρας αὐτοῖς εὐρυνόμενον.

Ἔχει καὶ ἰορκούς τινας οὕτω καλουμένους τὸ τοῦ δρυ-
μῶνος ἀμφιλαφές τε καὶ σύσκιον, τἆλλα μὲν ἐλάφους ὄντας
ἀκριβῶς, δέρμα δὲ μόνον σφραγῖσι πυκναῖς κατάστικτον
ἔχοντας, οἷον ὁρῶμεν τὸ τῶν παρδάλεων.

Ἀπόχρη τὰ εἰρημένα περὶ ἐλάφων, ἤδη δὲ ἐπὶ τὸν βούβα- 300
λον ὁ λόγος μεταβαινέτω. Μέγεθος οὗτος εὐρυκέρωτος μείων,
δόρκου μείζων καὶ ὑπέρτερος· λαμπρὸς τὰ ὄμματα, φαιδρὸς
ἰδεῖν καὶ ἐπέραστος· ὀρθοὶ μὲν αὐτῷ καὶ προτενεῖς ἀπὸ κε-
φαλῆς οἱ τῶν κεράτων ἀκρεμόνες ἄχρι τινός, μετὰ δὲ
ἐκεῖθεν καμπτόμενοι νεύουσι κατόπιν ἐπὶ τὰ νῶτα τοῦ φέ-

2 γενύϊ **M**, corr. Tüs. || **4** μεθίασιν **M**, corr. Tüs. || οἴκιστα **M**, corr. Tüs. || **7** del. Tüs. || **8** αἰωρᾶται **M**, αἰωρεῖται vel αἰωροῦνται Myer αἰωρεῖται Ludwich || **19** Ei **M**, ὁ corr. Tüs. || διεθρύλλησεν **M** || **31** ἀκρέμονες **M**, ἀκρεμόνες Tüs. || **32** καμπτόμενον **M**, corr. Tüs.

ροντος. Ἐξαίρετον δὲ τὸ φίλτρον ἔχει περὶ τὸ οἶκημα καὶ τῆς εὐνῆς ὑπερπίμπραται καὶ τῶν ἐθάδων διατριβῶν, ἀμέλει καὶ εἴ ποτε βρόχοις ἁλῷ καὶ εἰς χῶρον ἕτερον ἀπενεχθῇ πρὸς τῶν ἀγρευτῶν, εἰ μόνον ἐλευθερίας λάβοιτο, κἂν πόρρω που τύχῃ τῶν φιλτάτων ὤν, ἄσμενος ὅτι μάλιστα καὶ σὺν πολλῇ τῇ ῥᾳότητι τὰ συνήθη κατέλαβεν, οὐκ ἐνεγκὼν ξένος ἐπὶ ξένοις ἀλᾶσθαι καὶ τρύχεσθαι. Οὐκ ἦν ἄρα μούνοις ἀνθρώποις φίλον ἡ πατρὶς καὶ ἐράσμιον, ἀλλὰ καὶ θηρσὶν αὐτοῖς πόθος δριμὺς τῶν οἰκείων ἐντέτηκεν.

Δόρκων γε μὴν τὸ γένος δῆλον καθέστηκεν ἅπασιν, ὅπως τε ἔχουσι καὶ ἀλκῆς καὶ μορφῆς καὶ μεγέθους, ἴσασιν ἄνθρωποι. Τούτοις οἱ πέρδικες φίλα σπεισάμενοι σύννομοί τε καὶ συνήθεις καὶ ὁμόσκηνοι διαμένουσιν. Ἀλλ' ἔμαθον οὐκ εἰς μακρὰν τῆς ἑταιρείας τὸ ἀσύμφορον καὶ πικρῶς τῆς συνηθείας ἀπώναντο, ἀντὶ φίλων καὶ συνήθων ἀλλήλοις καταστάντες ἐχθροὶ καὶ ἐπίβουλοι· κυνηγῶν γὰρ ἐπιφροσύναις καὶ μηχανήμασι δόρκοι τε περδίκων ψευδέσιν ἑάλωσαν ἀπατηθέντες ἰνδάλμασι καὶ δόρκων ἔμπαλιν πέρδικες.

Ἔστι καὶ αἰγῶν ἀλλὰ δὴ καὶ προβάτων ἄγριον γένος ἐν ὄρεσιν οὐ πολλῷ τῶν παρ ἡμῖν τουτωνὶ καὶ συνήθων μεῖζον τὸ μέγεθος, τρέχειν δὲ καὶ μάλα ὀξὺ καὶ ἰσχυρὸν τοῖς κέρασι μάχεσθαι. Πολλάκις γοῦν ὁρμηθὲν καὶ πρὸς διάπυρον σῦν τὴν τοῦ μετώπου παρέβαλλε δύναμιν καὶ νικῆσαν κατέρραξεν εἰς γῆν. Ἄλλοτε δὲ καὶ ἀλλήλοις τὰ ζῷα πρὸς ἔριν συμπλέγνυνται καὶ συρραγέντων δεινὸς οἷος ἀποτελεῖται τῶν κεράτων πάταγος, καὶ οὐ πρότερον ἀπαλλάττει τὸ καθ' ἑκάτερον νεῖκος διαλυσαμένους, πρὶν ἂν θατέρου κρατήσειε θάτερον <καὶ> τὸ μὲν πέσοι νεκρόν, τὸ δὲ τὴν νίκην ἄροιτο. Αἰγῶν ἀγρίων καὶ τοῦτο ἴδιον γνώρισμα· τρῆμα διάκενον αὐταῖς οἷον αὐλός· πόρος τοῦτο ἀναπνευστικός· τὸ τρῆμα δὲ ἐξ ὀδόντων εἰς μέσα διικνεῖται τὰ

1 γέννημα **M**, οἶκημα voluit Tüs. (vel γόνον pro δόμον legisse vel ad tautologiam cum μέλαθρον (v. 307) vitandam sua sponte scripsisse scriptorem Paraphraseos censet Ludwich) || **2** ὑπερπίμπραται **M** : ὑπεμπίμπραται Tüs. || **4** ἀγορευτῶν **M**, corr. Tüs. || **26-27** ἀπαλλάττεται καθ' ἑαυτὸν τὸ νεῖκος διαλυσάμενα **M**, corr. Tüs. || **28** καὶ suppl. Tüs. || **29** τούτων **M**, corr. Tüs. || **31** μέσον **M**, corr. Tüs.

κέρατα, εἶτα ἐκεῖθεν ἐξανοιγόμενον εἰς καρδίαν ἐκδιδοῖ 340
καὶ παρ' αὐτὸν εἰσπέμπει τὸ πνεῦμα τὸν πνεύμονα· δῆλον
δέ· εἰ γάρ τις τοῦ ζῴου τοῖς κέρασι κηρὸν περιχύσειεν, ἡ
τελευτὴ παρὰ πόδας ἀπήντησεν, ἅτε τῶν διόδων τῆς
ἀναπνοῆς ἐκκλεισθεισῶν καὶ σφηνωθέντος τοῦ πνεύματος
ἔνδοθεν.

Φιλόστοργον δὲ εἰς ὑπερβολὴν γένος· ἥ τε γὰρ μήτηρ
ἁπαλοὺς ἔτι καὶ νηπίους τοὺς παῖδας κομιδῆς μάλα
ἐπιμελοῦς ἀξιοῖ, κἀκεῖνοι τὴν μητέρα τὰ ὅμοια δρῶσι
γηράσκουσαν. Ὥσπερ δὲ παῖδες φιλοπάτορες τὸν τεκόντα 350
περιέπουσι πρὸς ἔσχατον ἤδη γῆρας ἐλάσαντα ὡς ῥικνω-
θῆναι μὲν τὰ μέλη, βαρυνθῆναι δὲ τοὺς πόδας καὶ ἀμαυρω-
θῆναι τὰ ὄμματα καὶ σύμπαν τὸ σῶμα τῷ κλόνῳ κραδαί-
νεσθαι, γηροβοσκοῦσί τε καλῶς παιδοτροφίας ἐπαχθοῦς
ἀποτιννύντες χάριτας, τὸν αὐτὸν τρόπον καὶ τὰ τῶν αἰγῶν
γεννήματα περὶ τοὺς τοκέας ποιεῖ γήρᾳ πεδηθέντας καὶ
ἀσθενήσαντας· στόμασί τε γὰρ ἀναιρούμενα πόαν δροσε-
ρὰν εἰς βρῶσιν αὐτοῖς κομίζουσι καὶ ποτὸν ὀρέγουσιν ἐκ
ποταμοῦ χείλεσιν ἄκροις ἀπαρυόμενα καὶ γλώσσαις περι-
λιχμώμενα διακαθαίρουσιν αὐτοῖς τὸ σωμάτιον. Ἂν δέ ποτε
συμπεσὸν ἡ τεκοῦσα μόνη παγιδευθῇ, καὶ οἱ παῖδες ἂν
ἁλῷεν εὐχερῶς πόθῳ νυσσόμενοι φιλομήτορι· ὅπερ ἐκείνη
φοβουμένη μὴ πάθοιεν φεύγειν ὅτι πορρωτάτω κατεγγυᾷ, 360
καθάπερ ἀνθρωπίνῳ χρωμένη φωνῇ τῷ βληχήματι, μήπου
καὶ αὐτοὶ περιπέσωσι λαθόντες ταῖς ἄρκυσιν· οἱ δὲ ὑπ'
ὄψιν ἑστῶτες τῆς μητρὸς οἱονεὶ καὶ αὐτοὶ κατ' ἀνθρώπους
ἐλεεινολογοῦνται παθαινόμενοι καὶ λιτανεύουσιν ὅμοιοι
πρὸς θεοῦ ἀσήμως ὑποφθέγγονται· εἴ τινά που καὶ παρ' ἡμῖν
λύτρα, ταῦτα λαβόντες τοῦ δεσμοῦ τὴν τεκοῦσαν ἐκλύσατε,
τράπητε πρὸς ἔλεον, κάμφθητε τὴν ψυχήν, αἰδέσθητε θεόν, 370
οἰκτείρατε γῆρας ὑμετέρου γεννήτορος, ὃς δήπου τρυχόμενος
καὶ ἀλγῶν τῷ δωματίῳ καταλέλειπται. Τοιαῦτα ἄττα λιτα-
νεύειν ἄν τις ὑποτοπάσειε τὰ τῆς ἑαλωκυίας κυήματα.
Ἐπειδὰν οὖν αἴσθηται οὐκ ἀνύοντα οὐδὲν οὐδὲ καρ<δίαν>

4 ἐκλεισθεισῶν M, corr. A || 9 ἑκόντα M, τεκόντα corr. Tüs. || 10 ῥυκνωθῆναι M : νεκρωθῆναι A, corr. Tüs. || 12 κλώνῳ M, corr. Tüs. || 13 γηρωβοσκοῦσί M || 21 ἐκεῖνοι M, corr. A || 26 ὁμοια M, corr. Tüs. || 30 ἡμετέρου M, corr. Tüs. || 33 δίαν suppl. Tüs.

μαλάττοντα σκληρὰν καὶ ἀμείλικτον, ὦ γονέων αἰδοῦς, ὦ πόθου τυραννικοῦ, αὐτόματα ταῖς πάγαις ἐμπίπτουσι καὶ αὐτομολοῦσι πρὸς κίνδυνον, ἵν', εἰ τύχῃ, καὶ θνησκούσῃ τῇ τεκούσῃ συναποθάνοιεν.

Φέρει καὶ Γόρτυνα περὶ τὰς ἐσχατιὰς τῆς Κρήτης πρόβατα τετρακέρατα, ξανθὰ τὴν λάχνην καὶ πορφυρίζοντα δασύτριχά τε καὶ οὐχ ἁπαλότριχα, αἰγῶν προσόμοια τῇ τραχύτητι.

Ξανθὸς καὶ σοῦβος τὴν χροιάν, οὐ μέντοι δασύς, οὐδὲ τέτταρσιν ὁπλιζόμενος κέρασιν, ἀλλὰ δύο τοῦ μετώπου ταυτὶ προβαλλόμενος. Ἀμφίβιος δὲ οὗτος, θαλαττοπορῶν ὁμοῦ καὶ ποσὶ τρίβων τὸ ἔδαφος· πλέοντι δὲ τὸ πέλαγος σύμπλους αὐτῷ πολὺς ἰχθύων ὅμιλος καὶ παρομαρτῶν περιλιχμάζεται ἁπαλῷ χρωτὶ τοῦ φίλου τερπόμενος. Μάλιστα δὲ σούβῳ συνήθεις τε καὶ ὁμόστολοι φάγροι καὶ μελάνουροι οὐ μὴν δ' ἀλλὰ καὶ ῥαφίδες καὶ τρίγλαι καὶ ἀστακὸς μαλακόστρακος. Θαῦμα τοίνυν εἰ καὶ τῶν ζῴων τὰ ἑτερόφυλα τῷ πρὸς ἄλληλα πόθῳ συνδεῖται καὶ ἔρωτι καὶ τυραννεῖ καὶ ταῦτα φίλτρον ἀλλότριον (ἤρκει μὲν γὰρ εἰς ἔκπληξιν καὶ ἡ τοῖς ὁμογενέσιν ἐκ θεοῦ δοθεῖσα φιλία τε καὶ συμπάθεια τεκνοτροφία τε καὶ διαμονῆς τοῦ γένους ἐπιμέλεια, ὅτι ζῷα λόγου καὶ φρονήσεως ἄμοιρα τὴν φύσιν ἔσχε πόθου διδάσκαλον καὶ συνεκράθη πρὸς φιλίαν αὐτομαθῶς ἔρωτος δεσμοῖς ἀδαμαντίνοις περιισχόμενα, ὅπερ ἀνθρώποις ἐκ νοῦ προσεγένετο καὶ φρονήσεως λογισαμένοις πρῶτον, εἶτα δι' ὀφθαλμῶν ἔνδον εἰσδεξαμένοις τὸν ἔρωτα)· τὸ δὲ καὶ φίλτροις ἀλλοδαποῖς ἐπιμαίνεσθαι καὶ εἰς πόθον ἐμπίπτειν ζῴου μὴ κατὰ γένος προσήκοντος, τοῦτο ξενίζον, τοῦτο θαύματος ἄξιον· σκόπει γάρ· ὁ ἀτταγᾶς ὄρνις δριμὺν ἑαυτοῦ πόθον τοῖς ἐλάφοις ἐνέσταξε· συνοῦσαι εἰ γοῦν ἐκείνῳ τῷ ὄρνιθι χαίρουσι, τοῦτο καὶ δόρκοι πάσχουσιν ἐπὶ πέρδιξιν· ἀλλὰ μὴν καὶ ἵπποις ὠτίδες ἐπιγεγήθασιν, αἷς ἀεὶ τὸ οὖς ὑπὸ δασεῖ τῷ πτίλῳ κομᾷ τε καὶ

5 γόρτινα **M**, corr. Tüs. || **7** ὁλότριχα **M**, ἁπαλότριχα Tüs. || **10** τέτρασιν **M** : τέτταρσιν Tüs. || **11** τουτὶ **M**, corr. Tüs. || **14** παιπάλῳ **M**, ἁπαλῷ corr. Tüs. || χροτὶ **M**, corr. **A** || **17** μαλακόστροφος **M**, corr. Tüs. || **22** ἐπιμένεια **M**, ἐπιμέλεια corr. Tüs. || **24** περιισχόμενα **M**[pc] : περιισχόμενος **M**[ac] || **26** ἔνθον **M**, corr. **A** || **33** δασύ τε κατέθηλε **M**, corr. Tüs.

τέθηλε· ψιττακὸς δὲ καὶ λύκος ἀλλήλοις συναγελάζονται καὶ σύννομοι καθεστᾶσι δι' ἔρωτα, καὶ λύκοις ἀεὶ ποθεινὸς ὁ ὄρνις εὐανθὴς καὶ πολύχρους. Ἧς ἄρα τὴν φύσιν, ὦ Ἔρως, παγκρατὴς καὶ ἀπρόσμαχος, τίνος γὰρ οὐ κυριεύεις, τί δ' οὐχ ἡττᾶταί σου τῆς δυνάμεως. Τὴν σταθηρὰν γῆν καὶ ἀτίνακτον τοῖς σοῖς διέσεισας βέλεσι· τὴν κινουμένην καὶ ἄστατον θάλασσαν γάμῳ καὶ φιλίᾳ πεπηγυῖαν εἰργάσω καὶ στάσιμον· εἰς αἰθέρα διέπτης, εἰς οὐρανὸν ἀνελήλυθας· γῆς ἐπιβέβηκας ἢ γῆν ὑποβέβηκας, φοβοῦνταί σε καὶ τελευτήσαντες ἄνθρωποι καὶ εἰ τὸ τῆς Λήθης ὕδωρ πεπώκασι καὶ τῶν ἀλγεινῶν ἐξελάθοντο· οἶδας γὰρ καὶ νεκροῖς ἐπιτοξάζεσθαι καὶ ψυχὰς ἐξ ᾅδου τοῖς ἐρασταῖς ἀναπομπίμους χαρίζεσθαι καὶ πείθεις γαμήλια ἐνιέναι καὶ θνῄσκουσι καὶ τῶν λεγομένων μάρτυρες Ἀχιλλεὺς καὶ Μήδεια, Ἄδμητος καὶ Ἄλκηστις, Λαοδάμεια καὶ Πρωτεσίλαος· εἴκει σοι καὶ ἡμέρας φῶς καὶ παμφαὴς ἥλιος· καὶ ταῦτα γὰρ αὐτονομία ποιητῶν ὑποκλίνει τῷ ἔρωτι· σὺ κεραυνίου πυρὸς ἐπικρατέστερος γέγονας τὸν κεραυνοφόρον θεὸν τῷ σῷ πρηστῆρι βαλὼν καὶ πόθῳ κόρης Σεμέλης δουλωσάμενος. Τοιαῦτά σου τὰ βέλη καυστικά τε καὶ πολυώδινα, δι' ὧν καὶ θῆρας ἐξοίστρησας καὶ πρὸς πόθον ἀλλογενῶν ζῴων ἐξέκαυσας, ὥς μοι καὶ πρόσθεν εἴρηται. Τίνα γὰρ οὐκ ἂν ἐκθαμβήσειεν ὁρῶντα πρὸς τοῖς εἰρημένοις καὶ σαργοὺς εἰς αἰπόλια θέοντας, ἵνα τοῖς ποθουμένοις συγγένοιντο· ὃ δὴ καὶ τῶν ἰχθύων πολλοὺς περὶ τὸν σοῦβον πάσχειν ἐλέγομεν· ὅτε γοῦν ἐκεῖνος ἐπολισθαίνει τοῖς κύμασιν, ἄλλος ἀλλαχόθεν περινήχονται χαίροντες καὶ τῇ τῶν πτερῶν εἰρεσίᾳ πληροῦσιν ἀφροῦ τὴν θάλατταν· ὁ δὲ θὴρ ἀτεράμων καὶ χάριτος ἀγνώμων περὶ τὸ φίλιον ἀναπέφανται καὶ ἄλλον ἐπ' ἄλλῳ διόλλυσι φονίῳ τῷ στόματι· οἱ δὲ καίτοι πρὸ ὀφθαλμῶν ὁρῶντες τὸν ὄλεθρον οὐδ' οὕτω τὸν ἐχθρὸν ἀπολείπουσι φεύγοντες. Ἀλλ' ἔμελλες καὶ αὐτὸς οὐκ εἰς

3 εὐανθεῖς **M**, corr. **A** || **7** ἄστατον καὶ ἄ... θάλασσαν **M** || **8** οὐρανὸν **M** : Ὄλυμπον legit Tüs. || **10** τὸ τῆς Λήθης **M**, corr. Tüs. || **14** Ἄβητος **M**, corr. Tüs. || **17** κεραυνία **M**, corr. Tüs. || **19** ἀπειλῆς **M**, Σεμέλης corr. Tüs. || **22** ἐξέκασας **M**, corr. Tüs. || **29** χάριτος dubit. Ludwich : ἀέριος **M** ἀερσίνοος coni. Tüs. || **30** φωνίῳ **M**, corr. Tüs. || καί τι **M**, corr. Tüs.

μακράν, ἄθλιε, τῆς παρανομίας κομίσασθαι τὰ ἐπίχειρα οὕτω σοι τῆς δίκης ὀξὺν ἐπιβαλλούσης ὀφθαλμὸν καὶ χερσὶ παραδούσης ἀγρευτῶν ἀνθ' ὧν εἰς οὐδὲν ἀδικοῦντας ἰχθῦς ἐξημάρτανες.

Ἑξῆς τρεπτέον ἐπὶ ἐλέφαντας καὶ ῥητέον καὶ περὶ αὐτῶν οἷα δὴ κερασφόρων, ὥστε ἡμῖν νενόμισται· τὰ γάρ τοι προφαινόμενα δύο τῆς τῶν ἐλεφάντων γένυος, ἃ δὴ προσέοικε χαυλιόδουσιν εἰς ὕψος ἀπονεύοντα, πολλοὶ μὲν ἐσφαλμέναις ὑπονοίαις κατακολουθήσαντες καὶ τῆς ἀκριβοῦς ἀποπλανηθέντες ὀδόντας εἶναι ὑπέλαβον καὶ εἶπον, ἡμῖν δὲ μᾶλλον κέρατα τυγχάνειν ἤρεσε· ταύτην γὰρ εἶναι φύσιν κεράτων τὴν ἐπὶ τὰ ἄνω ῥοπήν· εἰ δέ τί που κατάρροπον εἴη καὶ ἀπονενευκός, τοῦτο σημεῖον ὀδόντων οὐκ ἀσαφές. Τὰ κέρατα δὲ τοῖς ἐλέφασι ῥιζοῦται μὲν ἀπὸ κεφαλῆς, ἐκεῖθεν δὲ διὰ τῶν κροτάφων περιφερόμενα τῷ δέρματι ἐξωθεῖται εἰς γένυν, εἶτα ἀπογυμνωθέντα τῆς γένυος δόξαν παρέσχε τοῖς πολλοῖς ὀδόντων οὐκ ἀληθεύουσαν. Ἔστι καὶ ἄλλο τοῦ λεγομένου τεκμήριον πρόδηλον· οὐδέποτε γὰρ οὐδενὸς ὀδόντα θηρὸς κερατογλύφων τέχνη καὶ τοξοποιῶν τῷ ἑαυτοῦ ἔσχεν εἴκοντα σκοπῷ καὶ πειθόμενον πρὸς τὸ ἔργον εὐμεταχείριστον· ἀλλ' εἴπερ τις τοῦτον καὶ περιαγαγεῖν εἰς τόξου ποίησιν <ἐθελήσει>, οὐκ ἐπαΐει τὸ παράπαν οὐδὲ ἐνδίδωσιν· ἣν δὲ βιάζηται, κατακλᾶται καὶ θραύεται καὶ ἀνήνυτον αὐτῷ τὸν πόνον τίθησιν· ἀλλ' οὐχὶ καὶ ἐπὶ τῶν κεράτων τοῦτο ἔστιν ἰδεῖν· τοὐναντίον μὲν οὖν εὐπειθεῖ ταῦτα χερσὶ τεχνιτῶν εὐεργά τε καὶ ἐπιτήδεια ποιεῖν, ὅ,τι καὶ θέλοιεν, ὥσπερ δὴ καὶ τὰ τῶν ἐλεφάντων, ἃ τοῖς μὲν ἄλλοις ὀδόντες, ἡμῖν δὲ κέρατα ἔδοξεν, ἐλεφαντουργῶν παραλαβοῦσαι χεῖρες ηὔρυναν, ἔγναμψαν, ὤξυναν, παντοῖα μετεσχημάτισαν.

Τῶν δὲ θηρῶν τούτων ὑπερφυὲς τὸ μέγεθος καὶ ὅσον οὐκ

8 ἀπονεύοντα **M** : ἀνανεύοντα voluit Tüs. || **9** ἀκριβῶς **M**, ἀκριβοῦς Tüs. || **12** κατόρροπον **M**, corr. Tüs. || **13** ἐπινενευκὸς **M**, ἀπονενευκὸς Tüs. || **14** ἐλάφοισι **M**, corr. Tüs. || **19** τὸ ἑαυτοῦ **M**, corr. Tüs. || **22** ἐθελήσει supplevi : ἐθέλοι voluit Tüs. || ἐπαΐει **M** : ἐπιείκει voluit Tüs. || **24** πόντιον **M**, πόνον Tüs. || **27** ἐλεφαντίνων **M**, ἐλεφάντων Tüs. || **29** ἔγναψαν **M**, corr. Tüs. || παντοῖα scripsi : παντια **M** πάντια Tüs. πάντα Myerl ἄλλο τῶν κατὰ γῆς· εἴποις ἂν ἐλέφαντα θεασάμενος ἢ κορυφὴν ὄρους ὁρᾶν ἢ νέφος ὑπερμέγεθες χειμῶνος ἀνθρώποις προάγγελον. Κεφαλὴ δὲ αὐτοῦ ἰσχυρὰ καὶ μείζων ἐπὶ μικροτέροις ὠσὶ κοίλοις τε καὶ ξεστοῖς, ὄμματα μέντοι μεγάλα μὲν πρὸς τὰ τῶν ἄλλων ζῴων συγκρινόμενα, μείω δὲ ἢ κατὰ τηλικοῦτον ὄγκον σώματος. Ἐκ μέσου δὲ τῶν ὀφθαλμῶν ῥὶς ὑποτρέχει μακρὰ λεπτή τε καὶ σκολιά· προβοσκίδα ταύτην οἱ πλείους ἐπονομάζουσιν. Ἀντὶ χειρὸς ἥδε καθέστηκε τῷ ἐλέφαντι καὶ πρὸς πάντα τὰ κατὰ θέλησιν ὑπηρέτης γίνεται· τά γε μὴν τῶν ποδῶν οὐκ ἴσον ἀποφέρεται μέτρον, ἀλλ' ὕψει πλεονεκτοῦσιν οἱ πρόσθιοι καὶ τῶν κατόπιν ἐπαίρονται. Δέρμα μέντοι τῷ σώματι σχιστὸν καὶ τραχύτατον ἐς τοσοῦτον καρτερὸν ὡς καὶ πρὸς αὐτὸν ἀντέχειν τὸν πανδαμάτορα σίδηρον. Θυμὸς τῷ θηρὶ πολὺς καὶ ἀνυπόστατος, ἕως ἂν αὐτὸν ἔχῃ τῆς ὕλης τὸ σύσκιον, καὶ μέγα οἱ τῆς ψυχῆς τὸ ἄγριον καὶ μαινόμενον· ἐπειδὰν δὲ συνήθης ἀνθρώποις γένηται τῇ συναναστροφῇ, μεταβάλλει τῆς φύσεως τὸ θυμούμενον εἰς τὸ τιθασὸν καὶ χειρόηθες καὶ ὑπὸ ζεύγλην τε γίνεται καὶ χαλινὸν τῷ στόματι δέχεται, φέρει καὶ παῖδας ἐπὶ νώτου σημάντορας, ὅπῃ καὶ βουλομένοις ἐστὶν ἄγοντάς τε καὶ περιάγοντας καὶ τῆς σφετέρας χειρὸς τῷ νεύματι τὸν τηλικοῦτον ἔχοντας ἑφεπόμενον· οὐ μὴν ὅτε ἀγρονόμος ὑπῆρχε καὶ ὀρεσιτρόφος καὶ τῆς ὕλης τὸ λάσιον ἐπεποίητο δίαιταν, οὕτω δοῦλον ἐφρόνει καὶ ὑποχείριον καὶ τηλικαύτης ἀλκῆς καὶ μεγέθους ἀνάξιον, ἀλλὰ καὶ αὐτοῖς πολλάκις περιβαλλόμενος τοῖς ἰσχυροτάτοις δένδρεσι πρόρριζά τε ἀνέσπα καὶ εἰς ἔδαφος ἐξέταμεν.

Διατεθρύληται δέ τισιν, ὡς ἄρα ἐλέφαντες καὶ φθόγγον ἀπὸ στομάτων προπέμπουσιν· ὁ δὲ φθόγγος τονθορυσμός ἐστιν ἄναρθρος, ἐκεῖνος μόνοις ἀκουστὸς καὶ μυούμενος, ὅσοι τὸ γένος ἡμεροῦσι καὶ τιθασεύουσιν. Ἤκουσα δὲ καὶ ἄλλο θαυμαστὸν οἷον τοῦ ἐλέφαντος, ὡς μαντικὸν δήπου τὸ ζῷον καὶ τὸν ἑαυτοῦ προγινώσκον θάνατον ἐπιέναι μέλ-

17 συνήθεις **M**, corr. Tüs. || **28** ἐξέταμε **M** : ἐξέτεινεν voluit Tüs. || **29** διατεθρύλληται **M**, correxi || **30** τὸν θορυσμὸν **M**, corr. Tüs. || **32** τιθανεύουσιν **M**, corr. Myer || **34** προγινώσκων **M**, corr. Myer λοντα. Καὶ ὡς ἐν ὄρνισι κύκνοι τῆς σφετέρας προάγγελοι τῆς τελευτῆς μέλος ἐπιθανάτιον ᾄδοντες, οὕτω καὶ ἐν θηρσὶν ἐλέφαντες τὸν θάνατον αἰσθόμενοι προσεγγίζοντα θρῆνον ὥσπερ ἐξυφαίνουσιν ἐπιτάφιον. Ἔχει μὲν οὕτω ταῦτα τὰ κατὰ τοὺς ἐλέφαντας.

Ῥινόκερως δέ, καὶ τοῦτον γὰρ εἰς τὸν λόγον παραληπτέον, μείζων μὲν ὀλίγον ὄρυγος, βραχὺ δὲ κέρας αὐτῷ τῆς ῥινὸς ἄκρας ὑπανατέλλον οὕτως ἀκμῆς ἔχει καὶ στερρότητος, ὡς καὶ χαλκοῦ περιγίνεσθαι καὶ πέτρας καθικνεῖσθαι καὶ θραύειν τὸν ταύτης ἀντίτυπον. Οὗτος καὶ αὐτὸς πρὸς μάχην συνενεχθεὶς τῷ ἐλέφαντι κατέβαλέ τε πολλάκις τὸν τοσοῦτον καὶ νεκρὸν ἀπειργάσατο· ἔχει δὲ τὰ νῶτα καὶ τὸ μέτωπον ἠρέμα πορφύροντα φυσικαῖς τισι χάρισι· φαίης ἂν τὸ δροσερὸν καὶ χλοάζον ἰδὼν τοῦ θηρὸς ῥανίδας ἔχειν ἐπικειμένας τῷ σώματι. Σύμπαντες δὲ ῥινοκέρωτες ἄρρενες καὶ οὐδεμίαν ἐν τούτοις εὑρήσεις θήλειαν· τὴν αἰτίαν δὲ τοῦ παραδόξου συμβαλεῖν οὐκ ἔχω· σκοπούμενος ἀμέλει καὶ τὴν ἄνοιαν ὀλιγῶν ἐν θαύματος μοίρᾳ τὸ πρᾶγμα τίθεμαι· εἰκασίαις μέντοι διδοὺς ἐμαυτὸν ἄλλῃ ἄλλως τοπάζω συνιστάνειν τὸν λόγον ἁμῇ γέ πῃ πειρώμενος. Φημὶ τοίνυν ὡς ἀπὸ γῆς τάχα τόδε τὸ φῦλον ἀνεβλάστησεν, ὡς ὁ μῦθος ποιεῖ τοὺς αὐτόχθονας γίγαντας ἢ καὶ πέτραν αἰτίαν ἔσχε τῆς γενέσεως ἢ καὶ ἐξ ἀλληλογονίας ἐκφύει καὶ εἰς φῶς προελήλυθε τέρας ξενίζον καὶ ἀλλόκοτον μήτε προμνηστευσαμένου <μηδενὸς> τὴν συζυγίαν, μήτε γάμου μεσολαβήσαντος καὶ τόκου τελευταῖον ἐπακολουθήσαντος. Οἷα δὴ καὶ θάλαττα φύει τὰ ὄστρεα καὶ ἄλλ' ἄττα παρόμοια, κόχλους καὶ στρόμβους καὶ ἀφύας καὶ ὄστρακα, γόνον αὐτοφυῆ καὶ ἀμήτορα.

Μέχρι μὲν δὴ τούτων οὕτως ἡμῖν ὁ λόγος διεξώδευται·

6 γὰρ **M**, δὲ Tüs. || **10** τὸν ταύτης ἀντίτυπον **M** : τὸ ταύτης ἀντίτυπον voluit Tüs. || **19** ἄλλην **M**, corr. Tüs. || συνιστάνειν **M**, def. Myer : συνιστάναι voluit Tüs. || **20** ἀμηγέπη **M**, ἄλλῃ γέ πῃ voluit Tüs. || **21** φίλο$^{\tau\rho}$ον **M**, φῦλον corr. Tüs. || ἀνεβλάστησεν **M** : ἀνέβλαστεν legit Tüs. || **23** ἐφύει **M**, corr. Tüs. || **24** ἀλλόκοτον scripsi : ἀλλότοκον **M**, Tüs. || **25** μηδενὸς suppl. Tüs. || **27** ἄλλάτα **M**, ἄλλ' ἄττα Bussemaker || **28** καὶ — **30** διεξώδευται apud Bussemaker, scholia p. 252 || **30** Μέχρι **M** : καὶ μέχρι **b**

ὡρμημένον δέ με ἤδη καὶ τὰ φαῦλα καὶ ἀσθενῆ τῶν ζῴων 570
ἀξιοῦν λόγου καὶ ἀφηγήσεως ἐπέσχεν ἡ καλλίτοξος Ἄρτε-
μις, μὴ δεῖν φάσκειν περὶ αὐτῶν ἐπισκήπτουσα· ταῦτ᾽ ἄρα
αἰλούρους καὶ πάνθηρας ὁ παρὼν οὐχ ἕξει λόγος, ναὶ μὴν
καὶ μυωξῶν τοσοῦτον ἐπιμνησθήσεται, ὅσον γνωρίσαι τὸ
συμβαῖνον αὐτοῖς πάθος διὰ φυσικὴν ἀσθένειαν· χειμῶνος
γὰρ ἐφιστάντος εἴσω τῶν φωλεῶν καταδύντες ἀκίνητοι
μένουσιν ὥσπερ καρωθέντες τὰ σώματα καὶ βαθὺ τῷ ὕπνῳ
μεθύοντες οὔτε φωτὸς ἀπολαύοντες ἄθλιοι οὔτε μεμνημένοι
τὸ παράπαν τροφῆς, ἀλλὰ χειμερινὸν ὥσπερ ἀποθνήσκοντες
θάνατον καὶ νεκρῶν οὐδὲν ἄμεινον ἔχοντες. Ἄρτι δὲ δια-
γελῶντος ἔαρος καὶ λειμώνων στεφομένων τοῖς ἄνθεσιν ὡς 580
ἐκ τάφων ἀναστάντες τῶν αὐτοῦ καταδύσεων καὶ ἀναπε-
τάσαντες [εἰς] τὰ βλέφαρα φῶς τε εἶδον καὶ τροφῆς ἐγεύ-
σαντο πρὸς παλινζωίαν ὥσπερ μεταβάντες ἀπὸ νεκρότητος.

Οὐδὲ σκιούρου λόγον ποιήσομαι, παραιτητέος γάρ μοι
καὶ οὗτος διὰ φαυλότητα, ὅτι μὴ μόνον αἰτιολογήσομαι
τοὔνομα· σκίουρος γάρ, ὅτι περὶ τὰς ἀκμὰς τοῦ θέρους ἡλίου
φλέγοντος ἐπαίρων τὴν οὐρὰν τὴν ἐκεῖθεν παρυφισταμένην
ὑποτρέχει τὴν σκιάν, καὶ τὴν ἀπὸ τῆς ἀκτῖνος διαδι-
δράσκει κάκωσιν ἐν αὐτοφόρῳ σκεπόμενος καλύμματι.
Οἷόν τι ποιεῖ καὶ ταὼς ὄρνις φιλόκαλος πάσας ὑπερβάλλων
ὄρνεις τῇ ἀγλαΐᾳ τῶν πτερῶν· σκέπην γὰρ κἀκεῖνος ἑαυτῷ
διανίστησι ποικίλην τε καὶ πολύχροον ἐν χρυσέῳ τῷ ὄμματι 590
καὶ σμαραγδίνῳ πορφυρίζουσαν.

Καὶ ὁ τραχὺς ἐχῖνος ἀπόβλητος τῷ λόγῳ καὶ ἀποτρόπαιος,
εἰ μή τι ἐπισημήνασθαι χρὴ δίδυμον εἶναι τὸ γένος διά-
φορον καὶ μορφὴν καὶ τραχύτητα, μεῖζον γάρ τοι καὶ μεῖον, 600
καὶ πρὸς τὸν ὄγκον ἀνάλογος ἐπιφρίσσει καὶ ἄκανθα.

Εἰ δὲ τῶν ἀνωτέρω ζῴων οὐκ ἀξίων λόγου δι᾽ οὐθένειαν
κατεφρόνησα, σχολῇ ἂν ἐπιμνησθείην πιθήκων οὐκ αἰσχί-
στων μόνον καὶ εἰδεχθῶν, ἀλλὰ καὶ στυγητῶν διὰ τὸ
μισότεκνον· δύο γὰρ τεκόντες οὐ παρὰ τὴν ὁμοίαν φύσιν καὶ

14 εἰς del. Tüs. || **19** παριφισταμένην **M**, corr. **A** || **21** αὐτοφόρῳ **M** : αὐτορόφῳ legit Tüs. || καλύμματι scripsi : καύματι **M** δώματι Tüs. οἰκήματι Ludwich || **23** ὥρας **M**, ὄρνεις corr. Tüs. || **24** τε om. Tüs. || **26** ἐκεῖνος **M**, ἐχῖνος Tüs. || **31** καταφρονήσασα σχολῆς **M**, corr. Tüs. || **32** στυγητὸν **M**, corr. Tüs.

τὸν αὐτὸν τόκον καὶ τὸ φίλτρον διασῴζουσιν ὅμοιον, ἀλλὰ θάτερον μὲν στέργουσι καὶ ἀσπάζονται, θάτερον δὲ ὁμοῦ τε εἰς φῶς προήνεγκαν καὶ τοῦ φωτὸς ἀπεστέρησαν κτείναντες.

'Ασπαλάκων δὲ πέρι γράφειν μὴ καὶ γελοῖον ᾖ, οὐχ ὅτι μόνον τυφλοὶ καὶ γηγενεῖς, ἀλλ' ὅτι καὶ βορώτατοι καὶ ἀνθρώποις πολέμιοι ζημιοῦντες αὐτοὺς περὶ τὰ τῆς γῆς σπέρματα καὶ μοχθεῖν πολλάκις μάτην παρασκευάζοντες. 'Ιστορίαν μέντοι περὶ αὐτῶν ξενίζουσαν οὐκ ἄξιον σιγῇ παρελθεῖν· φήμη γὰρ εἰς ἀνθρώπους πεφοίτηκεν, ὡς ἄρα ἀσπάλαξ ἄνθρωπος πάλαι ἦν τὴν διαδοχὴν ἔχων τοῦ γένους ἐκ βασιλείου τοῦ αἵματος· ὁ γάρ τοι Φινεὺς ἐκεῖνος ὁ Θρᾷξ εἰς ἀμφισβήτησιν ἐλθὼν περὶ μαντικῆς τῷ 'Απόλλωνι τῇ τέχνῃ τε ὑπερέβαλλε καὶ νίκην ἀπηνέγκατο. Θυμὸς ἐπὶ τούτῳ λαμβάνει Φαέθοντα — παῖς Φαέθων 'Απόλλωνος — καὶ τυφλοῖ μὲν Φινεῖ τοὺς ὀφθαλμούς, πέμπει δὲ τῷ ταλαιπώρῳ καὶ φῦλον εἰς τιμωρίαν δαιμόνιον· Ἁρπυίας καλοῦσι τὰς δαίμονας Ἕλληνες, αἳ τῇ τραπέζῃ παρακαθήμεναι τοῦ ἀνδρὸς τῶν παρατιθεμένων εἰς βρῶσιν ἀφῃροῦντο ἡδύ τε καὶ νόστιμον, φθορὰν ἐνιεῖσαι καὶ ἀηδίαν τοῖς βρώμασιν, ὡς ἀμβλύνεσθαί τε αὐτῷ τὴν ὄρεξιν καὶ ἀποσιτοῦντα λιμῷ πολυχρονίῳ κάμνειν τὸν δείλαιον. Χρόνῳ δὲ ὕστερον οἱ τοῦ Βορέου παῖδες Ζήτης καὶ Κάλαϊς 'Ιάσονι καὶ τοῖς 'Αργοναύταις ἐπὶ τὸ χρύσεον δέρας συμπλέοντες, ἐπεὶ κατ' ἐκεῖνον γένοιντο καὶ τὴν συμφορὰν ἐπιγνοῖεν, οἰκτείρουσι καὶ τὸν γέροντα τοῦ πάθους καὶ τάς τε δαίμονας κτείνουσι καὶ τὴν ἐπιθυμίαν αὐτῷ διερεθίζουσι τοῦ φαγεῖν. 'Αλλὰ καὶ οὕτως οὐχ ὑπενδίδωσι τοῦ θυμοῦ Φαέθων, ἀλλὰ τρέφων ἔτι τὸν χόλον ἀκμάζοντα τὸν Φινέα τίθησιν ἐξ ἀνθρώπων σπάλακα· διὰ τοῦτο νῦν ἀσπάλαξ καὶ λάβρος φαγεῖν καὶ τυφλὸς τὰ ὄμματα.

4 'Ασπαλάκων — **11** αἵματος apud Bussemaker, scholia p. 252 || **6** lacuna ± 8 litterarum post γῆς M, γῆς σπέρματα b || **16** φίλον M, corr. Tüs. || **17** τοὺς δαίμονας M, corr. Tüs. || **19** ἀφήρουντο M, corr. V || **20** τῷ M, αὐτῷ corr. Tüs. || **22** ζήτις M, corr. Tüs. || **24** γένοιτο M, corr. Tüs. || **29** ἀνθρώπων M : ἀνθρώπου voluit Tüs. || σπάλακα M, corr. Tüs. || ἀσπάλαγξ M, corr. Tüs.

ΒΙΒΛΙΟΝ ΤΡΙΤΟΝ

Ἐπεὶ οὖν ἡμῖν καὶ περὶ τῶν κερασφόρων ὁ λόγος διήνυσται, καιρὸς διαγράψαι καρχαρόδοντάς τε θῆρας καὶ χαυλιόδοντας.

Γινέσθω δὲ ἡμῖν ὁ λέων τοῦ περὶ αὐτῶν λόγου προοίμιον. Ἄρτι τοῦ Διὸς μητρικὰς ὠδῖνας λύσαντος καὶ προελθόντος εἰς φῶς κλέπτει μὲν αὐτὸν ἡ μήτηρ τὸν παιδοβόρον λαθοῦσα γεννήτορα δέει τοῦ μὴ καὶ τοῦτον τοῦ Κρόνου γενέσθαι κατάβρωμα, ἐν Κρήτῃ δὲ ὑπεκτίθησι φέρουσα, Κούρητες δὲ τὸ κλέμμα παραλαβόντες ἐκτρέφουσιν. Ἐπεὶ οὖν ἡβήσειεν ὁ παῖς καὶ εἰς ὄψιν τῷ Κρόνῳ γένοιτο, κατὰ τῶν Κουρήτων αὐτῶν ἐκμαίνεται δεινῶς καὶ τοὺς τὸν πολέμιον αὐτῷ ζωογονήσαντας ἀμύνεται καὶ θηριοῖ μὲν αὐτίκα τοὺς ἄνδρας καὶ εἰς λεόντων μεταβάλλει μορφήν. Ζεὺς δὲ τῆς παιδοποιΐας αὐτοὺς ἀμειβόμενος καὶ σῶστρα ἐκτιννὺς τὸ κατὰ πάντων θηρίων κράτος αὐτοῖς ἐχαρίσατο καὶ βασιλέας τῶν ἄλλων ἐχειροτόνησεν, οἳ καὶ τὴν Ῥέαν ἐφ' ἅρματος ὀχουμένην ἄγουσι τῇ ζεύγλῃ τοὺς αὐχένας ὑποθέμενοι.

Ἔστι καὶ ἐν λέουσι μορφὴ καὶ χρόα διάφορος. Πάρθοι τε καὶ Ἀρμένιοι λέοντες τὴν κόμην ξανθοὶ καὶ οὐ λίαν ἄλκιμοι, εὐτραφὴς δὲ ὁ τράχηλος κεφαλὴν ἀνέχων μείζονα, ὄμματα λαμπρά, βαθεῖα καὶ σκυθρωπὸς ὀφρύς, ἡ ἐπαυχένιος κόμη περιττὴ καὶ δαψιλὴς παρ' ἑκάτερα.

Ἐρεμβῶν δὲ ἡ χώρα, τὴν εὐδαίμονα καλουμένην φημί, τρέφει λέοντας τὸ στῆθος δασεῖς καὶ τὸν τράχηλον, πῦρ ἐξ ὀμμάτων ἀστράπτοντας· ἄριστοι πάντων οἵδε λεόντων καὶ ὑπερέχοντες, ἀλλ' ὀλίγοι καὶ σπάνιοι.

Πολὺς ἐν Λιβύῃ λεόντων ὅμιλος, ὀλίγος μὲν τὴν τρίχα, καταπληκτικὸς δὲ τὸ πρόσωπον καὶ ἠρέμα μελαινόμενος

4 αὐτὸν **M**, corr. Tüs. || **7** γεννη^τρ **M**, γεννήτορα scripsi : γεννητῆρα voluit Tüs. || τὸν χρόνον **M**, τοῦ Κρόνου corr. Tüs. || **11** ἐκμαίνει **M**, corr. Tüs. || **17** ἄλγουσι **M**, corr. Tüs. || **22** κώμη **M**, corr. Myer || **25** οἳ δὲ **M**, corr. Tüs.

καὶ περιττὸς τὴν ἀλκήν, ὡς εἶναι τοὺς Λιβυκοὺς λέοντας 40
πολλῷ τῶν ἄλλων ὑπερφέροντας.

Ἐπεδήμησέ ποτε εἰς Λιβύην ἐξ Αἰθιοπίας λέων ἰδεῖν θαυμαστός, μέλας τὴν χρόα, κατάκομος, εὐρυκάρηνος, διάπυρος τὰ ὄμματα, τὰ περὶ τὸ στόμα ξανθός. Οὐκ ἀκοῇ τὸ λεγόμενον, ἀλλ' ὀφθαλμοῖς παρέλαβον καὶ εἶδον τὸν θῆρα βασιλεῖ κομιζόμενον διαπόμπιμον.

Οὐχ ἥττηται λέων γαστρός, ὡς πάντα τὸν χρόνον διδόναι τροφῇ, ἀλλὰ πόνοις καὶ σιτίοις κατανέμει τὴν ζωήν· καὶ ὑπνοῦν δέον οὐ μυχοὺς ὕπεισι πέτρας οἷα ψεφῶδες κνώ- 50
δαλον, ἀλλ' ἀναφανδὸν καθεύδει, δεδιὼς οὐδέν, οὐκ ἀφώρισται δέ οἱ τόπος ἀναπαύλης, ἀλλ' ἐκεῖ καταδαρθάνων ἀτρεμεῖ, ὅπηπερ ἂν αὐτὸν καταλάβῃ ἡ νύξ.

Κἀκεῖνό μοι πέπτωκεν εἰς ἀκοὰς λεοντοκόμων εἰρηκότων, ὅτι δήπου λέων νάρκην ἐνίησι καὶ ἀνθρωπίνῃ δεξιᾷ καὶ θηρίων μέλεσιν, ὡς ἀκινησίαν ἐγγίνεσθαι καὶ νέκρωσιν οἷς ἂν τὸ πάθος ἐνιζήσειεν.

Ἡ θήλεια δὲ πεντάκις τεκοῦσα παύεται τοῦ παιδοποιεῖν· τὸ δὲ παρὰ πολλῶν θρυλούμενον, ὡς ἄρα λέαινα σκύμνου γίνεται μήτηρ ἑνός, μάταιος λόγος καὶ ψευδής. Ὁ μὲν γὰρ πρῶτος αὐτῇ τοκετὸς ἐκ πολυγονίας ἄρχεται, καὶ πέντε τῆς γαστρὸς ἐξάγει γεννήματα· τοῦ δὲ τίκτειν ἐπιδιδόντος τῶν τικτομένων ὁ ἀριθμὸς ὑπενδίδωσι, καὶ ἡ δευτέρα γαστὴρ σκύμνους ἐνέγκατο τέτταρας· ἐγκυμονούσης δὲ τὸ τρίτον ὁ τόκος τρίδυμος, ἑξῆς δὲ τὰς τεταρταίας ὠδῖνας δύο παῖδες 60
ἐλύσαντο, καὶ ἡ πέμπτη καὶ τελευταία σύλληψις ἕνα τὸν ἄριστον ἐξέφυσε καὶ βασιλικώτατον λέοντα. Τὰ μὲν οὖν κατὰ τοὺς λέοντας ὧδέ πῃ λέλεκται.

Λύγγες δὲ γένος καὶ αὐταὶ διφυές, μέγα τε καὶ μικρόν· καὶ τὸ μὲν ἧττον λαγωοῖς δυσμενές, τὸ δὲ μεῖζον ἐλάφοις πολέμιον. Ἄμφω γε μὴν τὼ θῆρε πανομοίω τὴν μορφήν· ἴσαι μὲν αὐτοῖν αἱ τῶν ὀμμάτων μαρμαρυγαί, ἴσον δὲ τὸ φαιδρὸν 90
τοῦ προσώπου καὶ χάριεν, τὸ κάρα βραχύ, καμπύλον τὸ οὖς,

4 εὐρύκρανος **M** : εὐρυκάρηνος Tüs. || διάπειρος **M**, corr. Tüs. || **10** πέρας **M**, corr. Tüs. || φεφῶδες vel ψεφοειδὲς Ludwich : ψηφῶδες M^{ac} ψιφῶδες M^{pc} ψοφοδεὲς Tüs. || **25** παῖδας **M**, corr. Tüs. || **33** χάριεν **M**, χαρίεν legit Tüs.

ὅτι μὴ μόνον κατὰ χρόαν διενηνόχατον· τῇ βραχυτέρᾳ μὲν γὰρ τῶν λυγγῶν ἐρυθρὸν τὸ δέρμα, κροκωτὸν δὲ τῇ μείζονι. Ἔχουσι περὶ τὰ τέκνα τὸ φίλτρον αἱ λύγγες διάπυρον ὥσπερ δὲ καὶ λέαιναι καὶ τίγρεις καὶ παρδάλεις. Ὧν εἴ ποτέ τις ἀκατάπληκτος θηρατὴς τὰ νεογνὰ συλήσειε λάθρᾳ παρεισπεσὼν καὶ τῆς εὐνῆς ἀποσπάσειεν, αἱ δὲ ἐπὶ τὸν φωλεὸν ἑκάστη παλινδρομήσασαι καὶ κενωθέντα τῶν φιλτάτων καταλαβοῦσαι τὰ δώματα καὶ ἐπὶ τῇ τῶν βρεφῶν ἀπαγωγῇ δεινοπαθήσασαι πικρόν τε ἀναστενάζουσι καὶ ἐλεεινὸν ὀλολύζουσιν, οἷόν τι πάσχουσι γυναῖκες πατρίδος αὐτῶν ἑαλωκυίας πολεμίων χερσὶ καὶ λάβρῳ πιμπραμένης πυρὶ τέκνοις ἐνορῶσαι παντὶ τῷ βλέμματι καὶ εἰς δουλείαν ἀπαγομένοις οὐκ ἔχουσαι βοηθεῖν καὶ διὰ τοῦτο θερμὸν ἀπὸ τῶν ὀφθαλμῶν ἀφιεῖσαι τὸ δάκρυον.

Οὕτως οὐκ ἀνθρώποις μόνον, ἀλλὰ καὶ ἀλόγοις ἅπασι τῶν ἐγγόνων φίλτρον οἷον δριμύτατον εἰς καρδίαν ἡ φύσις ἐντέθεικεν καὶ ἑρπετοῖς καὶ ἰχθῦσι καὶ ὀρνέοις καὶ θηρσὶ τὸν πόθον καταμερίσασα. Καὶ δῆλον ἀπὸ τῆς κατοικιδίου ταυτησὶ καὶ ἡμῖν ὁμεστίου καὶ συνήθους ὄρνιθος· ἄρτι γὰρ τὰ κελύφη τῶν ᾠῶν τοῖς νεοττοῖς περιθραύσασα καὶ ἀμυδρὸν ὑποτρύζοντας ἀποβλέψασα περισκαίρει μὲν αὐτοῖς· ἐπίβουλον δὲ ὄρνιν τοῦ τέγους καταπτάμενον ἰδοῦσα ὀξύ τε καὶ ἀνέκλαγξε καὶ ἀνέθορεν ὑψοῦ μετεωρίσασα τὸν αὐχένα καὶ περικυρτώσασα καὶ θριξὶ μὲν ἁπάσαις φρίξασα, τὰ πτερὰ δὲ τεῖχος ὀχυρὸν τοῖς ἀπτέροις χαλάσασα καὶ ταύτῃ τὸν ἀναιδῆ καὶ θρασὺν ἐκεῖνον ἀπελάσασα πολέμιον καὶ τέκνοις περιποιησαμένη τὸ ἀσφαλὲς ἔτι νηπιάζουσι καὶ οὔπω δυναμένοις πτερύσσεσθαι διὰ τὸ νεωστὶ γυμνά τε καὶ ἄπτιλα τῶν φυσικῶν θαλάμων προελθεῖν. Ἴδοις δ' ἂν τὰ ὅμοια καὶ λεαίνας ποιούσας καὶ παρδάλεις καὶ τίγριδας

4 εἰποτέ τι ὡς κατάπληκτος **M**, εἰποτέ τις ἀκατάπληκτος corr. Tüs. || **10** πάσχουσαι **M**, corr. **A** || **11** πιπραμένης **M**, corr. Tüs. || **12** ἐνοροῦσι παντὶ **M**, ἐνορῶσαι παντὶ corr. Ludwich ἐνορῶσι πενθοῦντι Tüs. || **17** ἐν ἰχθύσι — ἐν θηρσὶ **M**, καὶ ἰχθύσι — καὶ θηρσὶ corr. Tüs. || **22** ὀξύ τε καὶ **M** : ὀξύ τε Tüs. || **23** ἀνέκλαγξε scripsi : ἀνέκλαξε (?) **M**, corr. Tüs. || μετωρίσασα **M**, corr. **A** || **24** θρηξὶ **M**, corr. Tüs. || **27** περιποιησαμένη Ludwich : περιησαμένη **M** ποιησαμένη Tüs. || **28** καὶ μνά **M**, γυμνά corr. Tüs.

καὶ ὑπὲρ σωτηρίας τῶν τέκνων τοὺς ἐπιόντας ἀμυνομένας καί, ὡς ἂν ἐκεῖνα περιεῖεν καὶ ἀκινδύνως διάγοιεν, αἱρουμένας καὶ τελευτᾶν· παραβάλλονται γάρ τοι καὶ πρὸς χαλκὸν καὶ πρὸς σίδηρον, λίθων ἀφέσεις καὶ τὰς ἀπὸ τόξου βολὰς οὐχ ὑπέτρεσαν, ὁπλοφόρων ἐπιόντων καὶ ἀκοντιστῶν κατεφρόνησαν.

Οὐδὲ τὸν ὄναγρον σιωπῇ παρελθεῖν εὐπρεπὲς ὡς ἀρετῆς προσηκούσης ἀγρίοις οὐκ ἄμοιρον· ἔστι γὰρ ἰδεῖν τε εὐρὺς καὶ μέγιστος καὶ χρόαν λαμπρός, στερρὸς τὰ σφυρά, τοὺς ὄνυχας κρατερός, δολιχὸς τὰ ὦτα, θέειν ὠκύτατος· κύκλῳ δὲ αὐτὸν ἡ φύσις περὶ μέσην ῥάχιν κατέγραψε μέλανι λευκῶν ἐξ ἑκατέρου παραθεόντων τὸν μέλανα. Τροφὴ μὲν αὐτῷ χόρτος καὶ πόα γῆς ἐξανθήματα, τροφὴ δὲ πάλιν αὐτὸς τοῖς 190 ἀλκιμωτέροις τῶν ζῴων κἀξ δαψιλοῦς ποηφαγίας ὀγκούμενός τε καὶ πιαινόμενος.

Νύσσει καὶ ταυτὶ τὰ θηρία ζήλου τι κέντρον ὀξύτατον· καθότι πολλαῖς ὁ ἄρρην θηλείαις ἐπιμέμηνε καὶ τῶν γάμων κλοπὴν ὑφορώμενος καὶ μοιχὸν δεδοικὼς ἐπίβουλον πάθος ὑποτρέφει ζηλότυπον ἀμέλει καὶ οὐκ ἂν ποτε ἴδοις αὐτὸν τῶν ὁμολέκτρων χωρίς, ἀλλ' ἐπισύρεται ταύτας ἑκάστοτε συνομαρτούσας ἔχων ἐπὶ νομάς, ἐπὶ πηγάς, ἐπὶ σύμπασαν ἔξοδον.

Εἰς τοσοῦτον δὲ τὸν ὄναγρον ὁ ζῆλος ἐξέκαυσεν, ὡς καὶ ἐπὶ τὴν ἑαυτοῦ γονὴν ἐκτείνειν τὸ κακόν· τῆς γάρ τοι θηλείας ἐπαγομένης τεκεῖν, ὁ δεινὸς ἐκεῖνος ἀγχοῦ μάλα παρακαθήμενος ἐπισκοπεῖ τὸν τόκον ἀτενεῖ τῷ βλέμματι, 200 κἂν μὲν θῆλυ τῆς γαστρὸς διολισθήσειε, προσίεται καὶ ἀσπάζεται, εἰ δὲ τοὐναντίον ἄρρεν, ἀγριαίνει καὶ μέμηνε καὶ τοῦ παιδὸς ἀποκόπτειν ὥρμηται τὰ αἰδοῖα τῷ στόματι, μήποτε καὶ ἡβήσας ἐς τὸν γάμον αὐτὸν ἀδικήσειεν. Ἡ μήτηρ δὲ σπαράττεται μὲν τὰ σπλάγχνα καὶ διαπονεῖται περὶ τοῦ παιδός, οὐκ ἔχει δὲ ἀμύνειν τῷ τέκνῳ διὰ τὴν ἐκ τοῦ τόκου ταλαιπωρίαν καὶ ἀσθένειαν. Οἷόν τι καὶ κατ' ἀνθρώπους

1 ἀμυνομένας Myer : ἀμυνομένους M || **9** στερρά M, corr. Tüs. || **14** κἀξ δαψιλοῦς ποηφαγίας Ludwich : καὶ δαψιλοῦς ποηφαγίας M τῇ δαψιλεῖ ποηφαγίᾳ Tüs. || **19** αὐτῶν M, corr. Tüs. || **21** ἐπινομάς M, corr. Tüs. || **25** ἐπαγομένης M : ἀναγομένης voluit Tüs. || **31** διαπονεῖ τὰ M, corr. διαπονεῖται Tüs.

ἐν καιρῷ πολέμου μητέρες ἄθλιαι πάσχουσι περιβάλλουσαι τὰ τέκνα χερσὶ βαρβάρων κτεινόμενα καὶ δρυπτόμεναι μὲν παρειάς, ἀφιεῖσαι δὲ στεναγμὸν καὶ μέγα κωκύουσαι, ψυχὴν μέντοι μιαιφόνον οὐ κάμπτουσαι, ἀλλὰ καὶ αὐταὶ πρὸς δουλείαν ἑλκόμεναι δορυάλωτοι· παραπλήσιόν τι καὶ θήλεια ὄναγρος ἐπὶ τῷ παιδὶ πάσχειν ἔοικεν. Ἱκετεύειν γοῦν δοκεῖ περιστᾶσα τὸν παῖδα καὶ περιπαθῶς ταῦτα φθέγγεσθαι πρὸς τὸν σύνοικον· τί σου τὸ πρόσωπον, ἄνερ, πρὸς τὸ τραχὺ καὶ ἀμειδὲς μετεμόρφωσας, τί δέ σοι τὸ λαμπρὸν καὶ χάριεν πρότερον καθημάτωται καὶ ἠγρίωται; οὐ Γοργόνος βλέπεις πρόσωπον, οὐ σκύμνον λεαίνης, οὐ δρακαίνης γέννημα. Τὸν εὐκταῖον ἡμῖν παῖδα διασπαράττεις καὶ τριπόθητον τὸ κοινὸν σοῦ κἀμοῦ τῆς ταλαίνης κύημα, τούτου τὰ παιδοποιὰ κατατέμνεις τῷ στόματι μόρια καὶ τὸν ἐκ φύσεως ἄρρενα ζημιοῖς τὸ τοῦ ἄρρενος ὄνομα. Τί πέπραχας; ἐπίσχες· ἐξετέλεσας ἔργον ἀνόσιον, ὅλον ἐπήρωσας τὸ σῶμα τῷ παιδὶ τῶν ἀναγκαίων ἀποστερήσας. Δείλαιοι, τέκνον, ἄμφω σύ τε κἀγὼ τῆς κοινωνίας τῶν συμφορῶν· ἐμοί τε γὰρ ὁ τόκος ἄωρος καὶ αἱ ὠδῖνες ἐπικενῆς καί σοι τὸ προελθεῖν εἰς φῶς θανάτου βαρύτερον οὐ διασπαραχθέντι λεόντων ὄνυξιν, ἀλλὰ μισοτέκνου γονέως ἀποτμηθέντι φονίῳ στόματι. Τοιαῦτα ἄν τις ἐκεῖνον λέγειν εἰκάσειεν· ἀλλ' ὁ δεινὸς ἐκεῖνος καὶ ἀμείλικτος θὴρ ἀνεπικλινὴς μένων πρὸς τὸ ἥμερον τὸ μιαρὸν ἐκεῖνο δεῖπνον καὶ ἄθεσμον ἀφειδῶς παραπέμπει τῷ στόματι. Τοσοῦτον ἄρα ζήλου τὸ ἄγριον, ὃν καὶ πυρὸς ἰσχὺν εἴποιμ' ἂν ἔγωγε καὶ ἀδάμαντος ἔχειν στερρότητα. Ἠγνόησεν γοῦν ἐκ φύσεως οἰκειότητα, παίδων οὐκ ἔθετο φειδώ, τὸ δυσμενὲς καὶ τὸ φίλιον οὐ διέκρινεν οὗτος καὶ αὐτοῖς ἡμιθέοις πρότερον κατὰ τῶν ἰδίων τέκνων ἐξήγειρε πόλεμον, καὶ μαρτυροῦσιν Ἀθάμας τε καὶ Θησεύς, ἀλλὰ δὴ καὶ Φιλομήλα καὶ Πρόκνη Θεμιστώ τε καὶ Μήδεια. Οὗτος καὶ Θυέστῃ τὴν ἐξάγιστον ἐκείνην παρέθηκε τράπεζαν καὶ ὡς θηρίον σαρκοβόρον τῶν

3 ἀφυεῖσαι **M**, corr. Tüs. || **4** κωκύουσα **M**, corr. Tüs. || **8** τὸ σύνοικον **M**, corr. **A** || **9** βραχὺ **M**, τραχὺ corr. Tüs. || **10** χάριεν **M** : χαρίεν legit Tüs. || **19-20** καὶ το σοὶ προελθεῖν **M**, καὶ σοι τὸ προελθεῖν corr. Tüs. || **23** ἀνεπικλινὴς **M** : ἀκλινὴς voluit Tüs. || **31** ἀδάμας **M**, Ἀθάμας corr. Tüs.

ἑαυτοῦ παίδων γεύσασθαι παρεσκεύασεν.

Σὺ δέ μοι σκόπει καὶ λύκον καὶ ὕαιναν, τὸν μὲν διὰ γαστρὸς λύσσης ἄσχετον ἐρίφων τε καὶ ἀρνῶν ἅρπαγα καὶ ποιμνίων ἐπίβουλον σκότιον, τὴν δὲ νυκτιπόρον μὲν καὶ αὐτὴν καὶ σκότος ποιουμένην τῆς ἀδικίας ἐπικάλυμμα καὶ ταύτῃ πρὸς τὸν λύκον ἔχουσαν τὴν ὁμοίωσιν, τὴν δέ γε μορφὴν ἀλλοίαν καὶ διάφορον ἥπερ ἐκεῖνος διαπέπλασται· ὁ μὲν γὰρ μετὰ τοῦ λασίου τῆς οὐρᾶς καὶ κυσὶ πάντῃ προσέοικε καὶ μᾶλλον τοῖς στρεφομένοις ἀμφὶ ποιμένας καὶ ποίμνια, τῇ δὲ καὶ ἡ ῥάχις κυρτὴ καὶ ἡ λάχνη πυκνή, νῶτα καὶ οὐρὰ στενὰ καὶ μακρά, κύκλοις κυανοῖς καὶ πυκνοῖς τὸ σῶμα κατάστικτον. Φασὶ δέ τινες τῶν παλαιῶν καὶ ἀμφοτέρων τῶν ζῴων τοῖς δέρμασιν ἐνεῖναί τι, φόβον ὁμοῦ καὶ κατάπληξιν· εἰ γὰρ ὑαίνης ἀποδείραις δέρας, ὑποδήματα δὲ αὐτοῦ τοῖς ποσὶ τεκτήναις, οὔποτ' ἂν δείσειας κυνῶν ἀπειλήν, ἀλλ' ὑλακήν τε ἐκείνων θρασεῖαν κατασιγάσειας, καὶ φρίξουσιν αὐτίκα καὶ συσταλήσονται ἐπὶ τοιούτοις ὑποδήμασιν αἰσθόμενοι βαίνοντα. Ὡσαύτως δὲ καὶ εἰ ἀπὸ λύκου δορᾶς τύμπανον ἐργάσαιο, μᾶλλον μὲν ἐκεῖνο ἔσται ἠχητικόν· εἰ δέ που ἄλλα τύχοιεν ἐκεῖσε φερόμενα τύμπανα τὴν κατασκευὴν ἐκ προβατείων δερμάτων ἔχοντα, εἰ καὶ πάνυ πλήττοις, σιγῶντα μενεῖ καὶ κωφὰ καὶ τὰ εὔηχα πρόσθεν καὶ φωνητικὰ σιγηλὰ τότε καὶ ἄφθογγα γίνεται. Οὕτω καὶ φθαρέντα λύκον τεθνηκότες δεδοίκασιν ὄϊες φόβου τινὸς ἀπορρήτου κατὰ τὸ ἀφανὲς αὐτοὺς ὑποτρέχοντος. Ἠνώτισμαι δὲ καὶ ἄλλο θαύματός τε καὶ ἀφηγήσεως ἄξιον, τὴν ὕαιναν εἰς τὸ ἄρρεν μεταβάλλειν ἐκ θήλεως καὶ ἔμπαλιν ἐξ ἄρρενος γίνεσθαι καὶ θήλειαν καὶ κατὰ τὸν αὐτὸν ἐνιαυτὸν μὴ ἐν ταὐτῷ μένειν τῆς φύσεως, ἀλλὰ νῦν μὲν καὶ νυμφίον καὶ πατέρα γνωρίζεσθαι, νῦν δὲ μητέρα καθορᾶσθαι καὶ λοχεύτριαν.

Ἦσαν δὲ ἄρα καὶ λύκοι ποτὲ πολυειδεῖς καὶ πολύχροοι·

7 ἧπερ **M**, ἥπερ corr. Tüs. || **8** τοῦ λασίου **M** : λασίου legit Tüs. || **11** μακρά **M** (ἐκτάδιος Opp. III 276) : μικρά voluit Tüs. || **12** κατάστυκτον **M**, corr. Tüs. || **14** ἀποδείραις (vel δὲ delendum) Myer : ἀποδείρας **M**, Tüs. || **15** δήσειας **M**, corr. **A** || **17** ὑπὸ **M**, ἐπὶ corr. Tüs. || **18** βαίνονται. ὡς δὲ **M**, βαίνοντα. Ὡσαύτως δὲ corr. Tüs. || **29** ἐν τῷ αὐτῷ **M**, ἐν ταὐτῷ corr. Tüs.

πέντε τούτων γένη θηρατῶν περιφροσύνη διετεκμήρατο. Καὶ
τὸν μὲν τοξευτῆρα κέκληκεν· ξουθὸν ἐκείνῳ τὸ εἶδος, περι-
φερῆ τὰ μέλη, τὰ κῶλα εὐκίνητα, γαστὴρ λευκή, κεφαλὴ
περιττή, φώνημα καταπληκτικόν, ὅρμημα μετέωρον, ἀεὶ δὲ 300
τὴν κεφαλὴν ἐπισείων καὶ πυρῶδες δέδορκεν.

Ὁ δεύτερος δὲ τοῦ προτέρου καὶ μείζων ἰδεῖν καὶ λύκων
ἁπάντων ὀξύτερος, ἔνθεν τοι καὶ κίρκος αὐτῷ καὶ ἅρπαξ τὸ
ἐπώνυμον. Ὥρμηται γοῦν ὑπ' αὐτὸ τὸ λυκαυγὲς ἐπὶ τὴν
ἄγραν ὄρθριος σὺν πολλῷ τῷ ῥοιζήματι διὰ τὸ βορώτατον.
Ἀστράπτει δέ οἱ οὐρὰ καὶ πλευραὶ τῷ λευκῷ τοῦ χρώματος·
διατριβὴν μέντοι ποιεῖται τῶν ὀρέων τὰ ὑψηλότατα, ὧν
χιόνι κατανιφομένων ὥρᾳ χειμῶνος εἰς ἄστυ κάτεισι καὶ 310
λάθρᾳ πελάσας ἀτρέμας μένει καὶ ἤρεμος, ἔστ' ἂν ἀγρεύ-
σειέ τι λυσσώσης γαστρὸς χόρτασμα καὶ ὀνύχων εἴσω ποι-
ήσαιτο.

Ῥητέον δέ τοι καὶ περὶ τίγριδος, ἣν ἡ φύσις ἐμοὶ δοκεῖν 340
ἐν ζῴοις ἐμόρφωσεν ἄγαλμα καὶ κόσμον θηρῶν προηγάγετο.
Οὕτως ἐστὶ τὸ ζῷον τουτὶ περικαλλὲς καὶ ἐπίχαρι καὶ τοῦτο
ἐν θήρεσσιν, ὅπερ ταὼς ἐν ὄρνεσι. Τἄλλα μὲν ἀτεχνῶς
λεαίνῃ προσόμοιον, μόνον δὲ τὸ δέρμα ποικίλον τε καὶ
πολύχροον ἐν ἀνθοβαφεῖ τῷ κάλλει καὶ πορφυρίζοντι. Πυ-
ρῶδες μὲν αὐτὸ τὸ ὄμμα καὶ στιλβηδόνα μαρμαρύσσον
ἀστράπτον τε· τὸ σῶμα δὲ καρτερόν τε καὶ εὔσαρκον, δολι- 350
χεῦον τὸ οὐραῖον, λάμπει τὸ πρόσωπον, νεῦον τὸ ἐπισκύνιον,
ὀδόντες λευκοὶ καὶ καθαρώτατοι, σκελῶν ὠκύτης ὑπερβάλ-
λουσα καὶ πρὸς αὐτὸν συγκρινομένη τὸν ζέφυρον, ὃν οἱ πολ-
λοὶ τίγριδος ἔφασαν γεννήτορα μάτην διαφημίσαντες, ὡς
οὐκ ἔστιν ἄρρεν ἐν τίγρισιν, ἀλλὰ θήλειαι σύμπασαι καὶ
ἄρσενος εὐνῆς ἀκοινώνητοι. Ἔψευσται δὲ ὁ λόγος· οὐ γὰρ
ἄν ποτε οὔτε ἀὴρ νυμφοστόλος οὔτε νύμφιος ἄνεμος γένοιτο·
ἴδοις δ' ἂν πολλάκις καὶ τὸν ἄρρενα καὶ τοῦ κάλλους καὶ
τῆς ἀγλαΐας ἀγάσαιο, ἀλλ' ἐπεὶ μὴ ῥᾳδίως πάγαις ἁλίσκε- 360
ται, φεύγων δὲ θηρατάς τε καὶ θήρατρα νάπαις προβαίνει

2 ξουθῶν ἐκεῖνο **M**, ξουθὸν ἐκείνῳ corr. Tüs. || **4** μετεστέωρον **M**, corr. A || **7** κύρκος **M**, corr. Tüs. || **8** ὅρμηται **M**, corr. Tüs. || **9** ὀρρότατον **M**, βορώτατον corr. Tüs. || **11** ὠ **M**, ὧν corr. A || **16** δοκεῖ **M**, corr. Tüs. || **23** ἀστράπτοντα **M**, ἀστράπτον τε corr. Tüs. || **27** γεννήτορα scripsi : γεννή^τρ **M**, γεννητῆρα coni. Tüs. || **30** νυμφίος **M**, corr. Tüs.

καὶ ὄρεσι καὶ μόνην μετὰ τέκνων καταλιμπάνει τὴν θήλειαν, παρέσχε τισὶ τῶν ἀπερισκέπτων ὑπονοεῖν, ὡς ἄρα ἄρσενος ἀμοιρεῖ τὸ γένος παντάπασιν· ἡ θήλεια μέντοι μονωθεῖσα καὶ ἀνιωμένη διὰ τὸν σύνοικον τῷ πάθει καθάπερ τυφλώττουσα ῥᾳδίως ἐμπίπτει ταῖς ἄρκυσι καὶ ἀγρευταῖς ἐπίχαρτον γίνεται θήραμα.

Ὕστριγγες δὲ θηρία φοβερὰ καὶ δυσάντητα, κατὰ λύκους 390
τὸ μέγεθος, καρτεροὶ τὰ σώματα, τραχεῖς τὴν τρίχωσιν, ὥσπερ ἄρα καὶ τοὺς ἐχίνους ἡ φύσις ἐδημιούργησεν. Ὁππότε γοῦν αἴσθοιντο πρὸς τῶν ἀλκιμωτέρων θηρῶν διωκόμενοι, μηχανῶνται τοιάδε· τὰς τρίχας ἐς τὸ κατόπιν φρίξαντες βελῶν δίκην ὀρθίους προβάλλονται, δι' ὧν ἀμυνόμενοι τοὺς 400
διώκοντας τὴν ἀπ' αὐτῶν βλάβην διαφυγγάνουσιν. Ἐνίοτε δὲ καὶ τὸν πολέμιον κύνα νεκρὸν ἀπέδειξαν· ἰδὼν ἂν φαίης ὡς ἀπὸ τόξου βέλη πέμποντας ἀμύνασθαι τὸν ἀντίπαλον. Ἀλλ' οἵ γε θηραταὶ τοῦτο εἰδότες ἐπέχουσι μὲν τοὺς κύνας καὶ οὐκ ἐπαφιᾶσιν ἐκείνοις, ἐπιτεχνῶνται δὲ δόλον, ὃν ἔπειτα φράσω τὰς τῶν κυνηγετῶν ὀλεθρίας κατὰ θηρῶν ἐπιβουλὰς ἀφηγούμενος.

Τοιαῦτα ἄττα καὶ περὶ ἀλώπεκος ἔχειν λέγομεν· πολὺ γὰρ καὶ αὐτῇ τοῦ ἤθους δολερὸν καὶ ἐπίκλοπον, ἡνίκα 450
χειμῶνος ἐνστάντος ἀπορίᾳ τροφῆς κνωδάλοις καὶ πετεινοῖς ἐξαρτύει τὸν ὄλεθρον καὶ λανθανόντως ἐπισπᾶται τῷ δήματι. Ἤδη δὲ καὶ θηρατῶν τέχνας ματαίας ἀπήλεγξεν ἐπιφροσύναις φυσικαῖς· τὴν γὰρ καλιὰν οὐχ ἑνὶ διανοίγνυσι τρήματι, πολλοῖς δὲ καὶ ἀφεστῶσιν ἀλλήλων οὐ μετρίῳ τῷ διαστήματι, ἵν' εἴπερ περὶ μίαν τῶν θυρῶν βρόχοι διατεθῶσι καὶ δίκτυα, μὴ ἁλῶναι ταύτῃ γένοιτο, ἀλλ' ἔχει τὰς ἄλλας διεξόδους ἀρκούσαις πρὸς ἀποφυγήν.

Ἴδοις δὲ καὶ πτηνὸν διφυές τε καὶ σύνθετον τὴν ἐν στρουθῷ κάμηλον τὴν ἐν εἴδει τετραπόδων ὁμοῦ καὶ ἀεροπόρων πτερώματι. Ἣν οὔτ' ἰξὸς εἷλεν, οὔτε πάγαι καὶ δόνακες ἴσα καὶ στρουθόν, ἀλλ' ἵππων καὶ σκυλάκων

12 ὀρθίους **M** : ὀρθίας voluit Tüs. || **21** αὐτὴ **M**, corr. Tüs. || **25** φυσικαῖς ex φυτικαῖς **M**, probavit Ludwich : φυλακτικαῖς Tüs. || διανοίγνυσι **M** : διοίγνυσι legit Tüs. || **26** μετρίων **M**, corr. Tüs. || **27** θηρῶν **M**, corr. Tüs.

ἀγώνισμα γέγονε καὶ δεσμῶν ἀρραγεστέρων θήραμα· ταῦτ' ἄρα καὶ εἰς μνήμην ἡμῖν ὡς κυνηγετούντων ἆθλον παρείληπται καὶ οὐκ ἀπᾷδον ἀφήγημα θηρατικῆς ἧς λόγον ποιούμεθα. Ταύτῃ μέγεθος μὲν ὅσον καὶ παῖδα νεοθαλῆ τοῖς ὤμοις ἀναφέρειν δύνασθαι, πόδες ὑψιτενεῖς τοῖς τῶν καμήλων παρεμφερεῖς ἄχρι καὶ εἰς ἐπιγουνίδα σκληρῷ τῷ δέρματι τραχυνόμενοι, κεφαλὴ βραχεῖα ἐν αὐχένι περιττῷ καὶ τετανότριχι· ποιεῖται δὲ τὴν πτῆσιν οὐ πρὸς πνέοντα τὸν ἄνεμον δέει τοῦ μὴ ταῖς ἀντιπνοίαις δονουμένην κάμνειν τε καὶ βαρύνεσθαι, ἀλλὰ νότου μὲν ἐπαυρίζοντος πρὸς βορρᾶν ἵεται τῶν πτερῶν τῷ ῥοιζήματι, βορρᾶ δὲ ἐπαιγίζοντος πρὸς νότον ἔμπαλιν, ὡς δὲ καὶ ζεφύρου μὲν πρὸς εὗρον, εὔρου δὲ ἐπὶ ζέφυρον. Καίτοι δὲ ὀξέως τὸν ἀέρα τῷ πτερῷ τέμνουσα οὐδὲ ποδῶν ταχυτῆτος ἀμοιρεῖ, ἀλλὰ καὶ γῆν οἷά τε διαδραμεῖν κούφῳ τῶν σκελῶν καὶ ὀξεῖ τῷ πηδήματι. Ἡ μέντοι συνουσία τῷ ὄρνιθι οὐ κατὰ νόμους οἰωνῶν, οὐδὲ γὰρ ὁ ἄρρην ὡς ἔθος ἀναβαίνει τὴν θήλειαν, ἀλλ' ἐξοπισθίαν ποιεῖται καὶ ἀπόστροφον τὴν συνέλευσιν, ὁποῖα δὴ καὶ αἱ παρὰ Βακτρίοις κάμηλοι. Τὸ δὲ τικτόμενον ᾠὸν τοσοῦτον τὸ μέγεθος καὶ λίθων ἀντιτυπίαν ἀπεσκληρυμμένον τὸ κέλυφος, ὅσον τηλικοῦτον ὄρνιν χωρῆσαι καὶ ὑποδέξασθαι.

Ὡς ἐν τέλει καὶ λαγωῶν μνημονεῦσαι δίκαιον· οὗτοι γὰρ μάλιστα κυνηγετικῆς ἐπιμελέστατον φρόντισμα. Βραχεῖς οἵδε τὰ σώματα, τὰ ὦτα λάσιοι, μικροὶ τὰς κεφαλάς, ὀλίγοι τοὺς πόδας, οὐκ ἴσοι τὰ κῶλα, τὴν χροιὰν ἀνόμοιοι καὶ μᾶλλόν τι πρὸς τὴν γῆν ἐξεικαζόμενοι, παρ' ᾗ τρέφονται· κυανῆ μὲν γὰρ οὖσα μέλανας ἐξήνεγκεν· εἰ μέντοι μιλτόχρους εἴη, ξανθοὺς προηγάγετο· χαροποὶ πάντες ὁμοῦ καὶ εὐόμματοι, ἀνύστακτοι καὶ φιλάγρυπνοι διὰ τὴν θηρῶν βίαν καὶ ἀνθρώπων ἐπιβουλάς· ἡ τῆς νυκτὸς δὲ αὐτοῖς ἐγρήγορσις πρὸς φίλτρα καὶ γάμους ἐκδεδαπάνηται· λάγνον γὰρ τὸ φῦλον καὶ συνουσιαστικὸν ἐς τὰ μάλιστα καὶ κατ'

4 αὔτη **M**, corr. Tüs. || **5** τῆς τῶν **M**, corr. Tüs. || **6** ἄχρι καὶ **M** : καὶ ἄχρι voluit Tüs. || **8** πτῶσιν **M**[ac], πτῆσιν **M**[pc] || **9** δονουμένη **M**, corr. Tüs. || **11** βορὰν **M**, corr. Tüs. || **14** ταχυτῆτος **M** : ταχύτητος legit Tüs. || **15** οἷα **M**, corr. Tüs. || **19** βακτηρίοις **M**, corr. **A** || **20** ἀπεσκληρυμμένον scripsi : ἀπεσκληρημένον **M** ἀπεσκληρωμένον voluit Tüs.

οὐδένα καιρὸν ἀκρατοῦς ἀπεχόμενον μίξεως, οὐδ᾽ ὁπόταν ἐγκυμονεῖ καὶ τῇ ἐγγαστρίῳ φόρτῳ βαρύνεται. Ἔστι δὲ καὶ ζῴων ἁπάντων πολυγονώτατον· τὸ μὲν γὰρ ἄρτι τῆς γαστρὸς 520 ἐξώλισθεν, τὸ δ᾽ εἴσω μένει ψιλὸν τριχός, τὸ δ᾽ ἡμιτέλεστον αὔξεται καὶ ἄλλος θορός ἐστιν ἄναρθρος εἰσέτι καὶ ἀκατέργαστος· τίκτει δὲ ἀδιαλείπτως ἡ θήλεια καὶ οὔποτε πάθους μαχλῴδους ἀφέστηκεν, ἀλλὰ καὶ ὠδίνουσα καὶ ἐπιτεκοῦσα τὴν τοῦ ἄρρενος εὐνὴν <οὐκ> ἀπαναίνεται.

2 ἐγκαστρίῳ M, corr. A || 4 ἐξώλισθαι M, corr. Tüs. || 5 ἄλλως M, corr. Tüs. || 6 θείλεια M, corr. V || 7 μαχλωδους M, corr. Tüs. || 8 ἄρρενον M, corr. Tüs.

ΒΙΒΛΙΟΝ ΤΕΤΑΡΤΟΝ

Τοιαῦτα μὲν ἡμῖν περί τε εἴδους θηρῶν καὶ γάμου συνηθείας ἔχθρας τε καὶ φιλίας, τοὐντεῦθεν δὲ ἐπὶ τοὺς ἄνδρας μεταβαίνωμεν, ἰσχύν τε αὐτῶν καὶ φρόνησιν καὶ ὅσα μηχανῶνται κατὰ θηρίων ἐν δόλοις, ἐν ἐπιβουλαῖς καταλέγοντες. Ἀλλὰ τίς ἂν πάντα τὰ κυνηγετικῆς μεγαλουργήματα πρὸς ἀκρίβειαν θεωρήσειεν ἢ φράσειεν ἀσφαλῶς ἄνθρωπος ὢν καὶ μικρὰ καὶ φρονῶν, εἰ μή τις εἴη θεός, ᾧ πάντα θεωρητὰ καὶ εὐκατάληπτα; Ἐγὼ δὲ ἐκεῖνα ἕν γε τῷ παρόντι λέγειν πειράσομαι, ὅσα τε εἶδον αὐτὸς καὶ ὅσα παρὰ θηρατῶν ἀκήκοα, δῆλα ταῦτα ποιῆσαι τῷ κρατοῦντι προθυμούμενος· ἀλλ' ἐνηχοίης, ὦ βασίλεια φίλαγρε θεά, βασιλικαῖς ἀκοαῖς τὰ λεγόμενα καὶ [εἰ] τούτων διδάσκαλος γένοιο, ἵν' ὑποθήκαις σαῖς καὶ ἡμετέραις φωναῖς μαθὼν θηροφονεῖν μακαριστὸς φανείη κυνηγέτης καὶ διαβόητος.

Τῶν θηρῶν ἄλλοι ἄλλως ἔχουσι καὶ μεγέθους καὶ τάχους καὶ ἀλκῆς καὶ φρονήσεως· εὕροις οὖν τὸν μικρὸν τὸ σῶμα τὴν γνώμην περιττὸν καὶ τὸ ἦθος ποικιλώτατον· καὶ τὸ ἔμπαλιν τὸν ἰσχυρὸν καὶ μέγιστον τὸ φαινόμενον ἀσθενῆ τὴν ψυχὴν καὶ ὀλιγογνώμονα· καὶ τὸν μὲν σῶμά τε ἀνίσχυρον καὶ καρδίαν δειλόν, ταχύποδα μέντοι καὶ θέειν ὠκύτατον· καὶ ἑτέρους δὲ κατὰ πάντα πλεονεκτοῦντας καὶ βουλὴν καὶ ἰσχὺν καὶ ὠκύτητα. Πλὴν ἀκριβῶς οἶδεν ἕκαστος τὸ δωρηθὲν αὐτῷ παρὰ τῆς φύσεως, καί που μὲν αὐτῷ τὸ πλεονέκτημα, ποῦ δὲ τὸ ὑστέρημα. Ἔλαφος γοῦν οὐκ ἄν ποτε θαρρήσειε κέρασι, ταῦρος δέ· καὶ πάνυ τῷ λέοντι θράσος ἐνεποίησε γένυς εὔστομος, οὐ μὴν ὄρυγι· τῷ θ' ἡ φύσις ἐχαρίσατο λαγωῷ πόδας ὅπλον σωτήριον, ἥκιστα δὲ

1 εἰρήσθω post ἡμῖν add. Tüs. || **2** τοὐντεῦθεν δὲ **M** : τοὐντεῦθεν (δὲ om.) Tüs. || **6** ἢ φράσειεν **M** : καὶ φράσειεν legit Tüs. || **7** καὶ ante φρονῶν del. Tüs. || **21** ἑτρ **M** (non ἑτέρως), ἑτέρους Tüs. || πλεονεκτοῦντα **M**, corr. Tüs. || **23** καί που **M** : καὶ ποῦ legit Tüs. || **26** τῷ θ' Ludwich : τόθ' **M** τοῦτο δὲ Tüs. || **27** λαγωῶν πόδες **M**, corr. Tüs.

ῥινοκέρωτι· πάρδαλις ἐν ἀκμαῖς ὀνύχων ἔχει τὸ ἰσχυρόν, ἀλλὰ κάπρος ἐν ὀδόντι, καὶ ἐπὶ τοῦ μετώπου κριός.

Εἰσὶ μὲν οὖν καὶ κοιναὶ καὶ ἰδιάζουσαι κατὰ θηρίων ἐπίνοιαι κυνηγῶν· ἡμῖν δὲ οὐ φύρδην οὐδὲ ἀναμὶξ ἡ τούτων ἔσται διήγησις· ἀλλ' ὅσα μὲν ἐπιτεχνῶνται μεμονωμένως τῶν ἀγρίων τισὶν ἐν σκοπέλοις καὶ ὄρεσι, διακριδὸν ἐροῦμεν καὶ ἡμεῖς. Τὰ δὲ κοινὰ τῆς θήρας μηχανήματα, λέγω δὴ τὰ ἐν λίνοις καὶ πάγαις μεθ' ἵππων καὶ κυνῶν, κοινῆς ἀφηγήσεως ἀξιώσομεν· καὶ εἴ που καὶ κυνῶν ἄνευ ἵπποις μόνοις μεταθέοιεν τοὺς θῆρας ὁ τῶν κυνηγῶν ὅμιλος, οὐδὲ τοῦτο παρήσομεν· ὃ δὴ ποιοῦσιν οἱ τοὺς Λιβυκοὺς ἵππους ἀναβαίνοντες τοὺς περὶ τὴν Μαυρίδα γῆν, οἵτινες οὐ δυνάμει πείθονται χειρὸς οὔτε μὴν βίᾳ κατάγχονται χαλινοῦ, ἀλλ' οὕτως εἰσὶν εὐάγωγοί τε καὶ ἥμεροι, ὡς καὶ λύγῳ λεπτῷ πρὸς ἣν ἂν ὁδὸν ὁ ἀναβάτης ἐθέλῃ φέρεσθαι. Ἱππηλάται τοίνυν ἐκεῖνοι τοὺς κύνας μεθιέντες ἵπποις μόνοις ἐξίασι πρὸς τὰ κυνηγέσια, τὸ τούτων εὐπειθὲς ἱκανὸν τοῦ θαρρεῖν ἐνέχυρον ἔχοντες. Φέρουσι δὲ ὁμοῦ τόξα τε καὶ ἀκόντια, ὡς ἂν δι' ἀμφοτέρων πολεμίους θῆρας ἔχοιεν ἀποτρέπεσθαι.

Χρὴ τοιγαροῦν πάντα τὸν περὶ ἄρκυς καὶ λίνα στρεφόμενον τὰ πρὸς τὸ ἔργον ἐπιτήδεια παρασκευάζεσθαι, φεύγειν δὲ ὁμοῦ μάλιστα τὰς τῶν ἀνέμων πνοὰς καὶ τὸν ἀέρα πάντοθεν ἐπιτηρεῖν, οἷα δὴ κυβερνήτην νεῶν, μήπου τὰ λίνα καὶ τοὺς βρόχους λάθῃ πηξάμενος ἐναντίον τοῦ πνέοντος κἀντεῦθεν πόνον κενὸν διαθλήσειεν· δεινοὶ γὰρ οἱ θῆρες ἀντιλαβέσθαι δικτύων καὶ παγίδων ὀσμῆς καὶ τὰς αἰσθήσεις εὐόσφρητοι· καὶ εἴ πού τις αὐτοῖς ἀπὸ τῶν ῥινῶν ἀγγελία δόλου φοιτήσειε, φεύξαιντ' ἂν αὐτίκα καὶ τὰς χεῖρας τῶν κυνηγῶν ἀκερδεῖς καταλίποιεν. Ἀλλ' ὅ γε εὔστοχος θηρατὴς βορέου μὲν ἐπιπνέοντος ἐς νότον ἱστάτω τὰ θήρατρα· τούτου δ' ἐγειρομένου πρὸς ἠρεμοῦντα τὸν βορρᾶν ἐνεργείτω τὰ τῆς τέχνης αὐτός· ταὐτὰ δὲ ταῦτα καὶ εὔρου κινουμένου ποιείτω καὶ πνοῆς ζεφυρίτιδος.

Ἀλλ' ἐπεὶ περὶ κοινῆς θήρας διὰ βραχέων ἡμῖν εἴρηται,

3 κονναὶ M, corr. A || **10** θήρας M, corr. Tüs. || **16** μεθιάντες M, corr. Tüs. || **28** φεύξαντ' M, corr. Tüs. || **31** διεγειρομένου M, δ' ἐγειρομένου Tüs. || **32** ταῦτα δὲ M, ταὐτὰ δὲ Tüs.

λέγωμεν ἤδη πρότερον ἀρξάμενοι περὶ λεόντων ἄγρας καὶ τῶν τούτους θηρευόντων θράσους τε καὶ δυνάμεως. Πρῶτα μὲν ἐπισκοποῦσι τὸν χῶρον ἀφικόμενοι, ὅστις ἄρα τῷ θηρίῳ πέφυκεν ἐνδιαίτημα· ἔπειτα δὲ τὰς ἀπὸ τῆς εὐνῆς ἐπὶ τὸν ποταμὸν αὐτοῦ τρίβους διοπτεύσαντες, εἰς ὃν εἴωθε πορεύεσθαι πιόμενος, καὶ βόθρον ἐκεῖ μέγιστον ὀρυξάμενοι καὶ βαθύτατον ῥιζοῦσι μὲν ὄρθιον καὶ μετέωρον ἐν μέσῳ τῷ βόθρῳ κίονα· ἄκρου δὲ τοῦ κίονος ἀρνὸν ἀπαιωροῦσιν ἀρτίτοκον· λίθων δὲ πυκνῶν διατειχίσματι τὸ χάσμα τοῦ ὀρύγματος κύκλῳ περιλαμβάνουσι, τοῦ μὴ καταφανῆ τὸν δόλον γενέσθαι τῷ θηρίῳ πελάσαντι. Βοᾷ μὲν ὡσανεὶ θρηνῶν [μὴ] συμφορὰν κρεμάμενος ὁ ἀρνός· ἡ βοὴ δὲ τὴν καρδίαν ἐπάταξε πεινῶντος τοῦ λέοντος· ἵεται τοιγαροῦν ὧδε κἀκεῖσε περιβλεπόμενος καὶ ἀνιχνεύων τὸ ποθούμενον· ἀγχοῦ δὲ τοῦ μηχανήματος γεγονὼς πυκνὰ περιδινεῖται τῷ λιμῷ τυραννούμενος. Καὶ τέλος ὑπερήλατό τε καὶ εἰς ἀθρόον ἐμπέπτωκε βάραθρον· ἐκεῖ δὲ κρημνισθεὶς πειρᾶται μὲν ὑπεκδῦναι καὶ διαφυγεῖν, οὐκ ἔχει δὲ τοῦ κακοῦ διέξοδον. Οἱ γάρ τοι θηραταὶ τὸ πραχθὲν ἀθρήσαντες ἀπὸ σκοπιᾶς ὑψηλῆς κατίασιν ὅτι τάχιστα καὶ τὸ θηρίον στερεοῖς ἱμᾶσι περιδεσμήσαντες ἀνάγουσι μὲν ἐκεῖθεν, εἰς ἕτερον δὲ κατάγουσιν οἶκον ἀσκητὸν ὀπτῷ κἀκεῖ <ἐκεῖ>νον πρότερον δολώσαντες κρέατι, ἵν' ἐλπίδι τροφῆς μὴ παρέχοι σφίσιν ὁ λέων περὶ τὴν κάθοδον πράγματα· ἐνέθορε γοῦν εἰς τὸν βόθρον πρόθυμος εὐθύς, τοῦτο μὲν ἐξαπατηθεὶς τῷ κρυπτομένῳ βρώματι, τοῦτο δὲ καὶ τὴν ἀπὸ τοῦ βόθρου πάλιν ὀνειροπολήσας ἄνοδον· καὶ ἦν δυσχερὲς αὐτῷ τὸ προσδοκηθὲν καὶ οὐ ῥᾴδιον.

Τοιάδε μὲν ἄγρα λεόντων περὶ τῇ ξηρᾷ Λιβύῃ γίνεται. Οἱ δὲ τὸν Εὐφράτην περιοικοῦντες χαροποὺς ἵππους ποιοῦνται

1 λέγομεν **M**, corr. Tüs. || πρότερον **M**, cl. Opp. IV 77 πρώτιστα : πρῶτον voluit Tüs. || **3** χορὸν **M**, corr. Tüs. || **7** ὄρθριον **M**, corr. Tüs. || **9** ἀρτύτοκον **M**, corr. Tüs. || **12** μὴ del. Tüs. || **13** ἐπέταξεν **M**, corr. Tüs. || **22** ἀσκητῶν **M**, corr. Tüs. || κἀκεῖ <ἐκεῖνον> Tüs. : κἀκεῖνον **M** || **26** τὸν ἀπὸ **M**, corr. Tüs. || **27** καὶ ἦν Ludwich : καὶ ὧν **M** καίτοι Tüs. || **29** περὶ τῇ ξηρᾷ Λιβύῃ Ludwich : περὶ τῇ διερᾷ Λιβύῃ **M**, περὶ τὴν διψήρη Λιβύην coni.Tüs. || **30** ἵππους dubit. Ludwich : τοὺς **M** πάνυ Tüs.

συλλήπτορας τοῦ κατὰ τῶν θηρῶν ἀγωνίσματος· τοὺς γὰρ τοιούτους καὶ πρόσθεν ἔφην τρέχειν ἵππους ὀξεῖς καὶ ἀναιδεῖς μάχεσθαι καὶ τῶν ἄλλων μᾶλλον ἀκαταπλήκτους καὶ οἵους ἐνεγκεῖν λεόντειον βρύχημα. Πεζοὶ δὲ ἑκατέρωθεν ξύλων ἐκδειμάμενοι δίκτυα νευόντων εἰς τὸ ἔμπροσθεν ἠρέμα, καθάπερ ἄν τις ἀρτιφαοῦς σελήνης κέρας θεάσαιτο, χῶρον ἱκανὸν ἐν κύκλῳ διαλαμβάνουσι. Τρεῖς δὲ θηραταὶ τὸ λίνον ὥσπερ λοχῶσι περικαθίζοντες ἐκ διαστήματος, τοσοῦτον ἀλλήλων ἀπέχοντες, ὅσον βοῶντα τὸν μέσον ἀμφοτέροις τοῖς ἄκροις εὐσύνετα καὶ ἀκουστὰ φθέγγεσθαι. Οἱ δ' ἄλλοι πολέμου νόμῳ περιτετάχαται, πυριλαμπέσι φρυκτοῖς τὰς χεῖρας ὁπλίζοντες, ἐνίων μέντοι καὶ θυρεοὺς αἱ εὐώνυμοι φέρουσι λαμπάδα πυρὸς προβεβλημένης ἑκάστῳ τῆς δεξιᾶς· πέφρικε γὰρ ὁ λέων τὸ πῦρ ἐς τὰ μάλιστα καὶ οὐδ' ἂν ἀσκαρδαμύκτως αὐτῷ ποτ' ἐνατενίσειεν. Ὁπότε γοῦν τοὺς λέοντας ἐπιόντας θεάσαιντο, συνεξώρμηνται πάντες ὁμοῦ καὶ πεζοὶ καὶ ἱππεῖς, τὰς ἀσπίδας τε παταγοῦντες καὶ τὸ πῦρ προβαλλόμενοι. Οἱ δὲ τῷ πατάγῳ διαπτοηθέντες καὶ τὴν φλόγα τοῦ πυρὸς ὑποτρέσαντες ἀμύνεσθαι μὲν οὐκ ἐθέλουσι, τὸν θυμὸν δὲ ὥσπερ κατασχόντες ἐς τὸ κατόπιν ἐπιστρέφουσιν. Οἷον δέ τι πάσχουσιν ἰχθύες νυκτὸς ὑποκαιομέναις δᾳσὶν ἐπὶ τὰ δίκτυα πρὸς τῶν ἁλιέων συνελαυνόμενοι δεδοίκασί τε καὶ τὴν φλόγα καὶ οὐδὲ πρὸς αὐτὴν καρτεροῦσι τὴν αὐγήν, παρόμοιόν τι καὶ λέουσι δέος ἐγγίνεται. Πρὸς γὰρ τὸ πῦρ ἐκπληττόμενοι καὶ τοὺς ὀφθαλμοὺς ἐπιμύοντες καὶ κτύπῳ τῶν ἀσπίδων τὰς ψυχὰς κραδαινόμενοι τῷ κακῷ περιπίπτουσιν αὐτόματοι καὶ ταῖς τοῦ δικτύου λαγόσιν ἀπροόπτως ἐναπολαμβάνονται.

Ἔχομέν τι καὶ τρίτον εἶδος εἰπεῖν θήρας λεόντων, Αἰθιόπων μηχάνημα. Οὗτοι δυνάμει θαρροῦντες σώματος πλεκτὰς μὲν ἀσπίδας προβάλλονται βύρσῃ βοὸς κεκαλυμμένας τὴν ἐπιφάνειαν ὄνυξι λεόντων καὶ ὀδοῦσι καρτερὸν ἐπιτεί-

4 ἑτέρωθεν **M**, corr. Tüs. || **6** καὶ ῥέας **M**, κέρας corr. Tüs. || **9** ἐπέχοντες **M**, corr. **A** || **12** θηραιοὺς **M**, corr. Tüs. || **15** ἐνατενίσειεν **M** (non ἐναντενίσειεν), def. Myer, cl. Opp. IV 134 ἐσιδεῖν : ὑπαντιάσειεν coni. Tüs. || **16** θεάσαιτο **M**, corr. Tüs. || **20** κατάσχοντες **M**, corr. Tüs. || **22** δασὺν **M**, corr. Tüs. || **30** πεκτὰς **M**, corr. **A** || **31** βυρσῆ **M**, corr. Tüs.

χισμα· αὐτοὶ δὲ προβάτου φραξάμενοι δέρματι καὶ τελαμῶσι περισφιγξάμενοι πάντοθεν κράνεσί τε χαλκοῖς τὰς κεφαλὰς καλυψάμενοι, χείλη δὲ μόνα ῥῖνας καὶ ὄμματα καταλελοιπότες ἐλεύθερα προσβάλλουσι τῷ λέοντι μαστίγων ἤχῳ καὶ ἀερίοις τοῖς ἅλμασιν· ἐκεῖνος δὲ ἄτρομος τοῦ φωλεοῦ προελθὼν ὑπαντιάζει τοῖς θηραταῖς βρυχήματι χρώμενος, βλέπων δεινόν τε καὶ φόνιον, παφλάζων τῷ θυμῷ καὶ ὡς πῦρ ὁρώμενος. Οὐδὲ Γάγγη τῷ παρ' Ἰνδοῖς ποταμῷ τοσοῦτον βρύχημα, ὃς ἐξ ἀποτόμων καταρρέων πετρῶν ἐστι μὲν καθ' ἑαυτὸν πολύς, μείζων δὲ γίνεται ποταμῶν ἐπιμιγνυμένων ἄλλων καὶ συνεισβαλλόντων ἐκείνῳ τὰ ῥεύματα, ὑφ' ὧν εἰς τὸ μετέωρον κυρτούμενος πλάτει μὲν καὶ μεγέθει χώρας καλύπτει τὰς παραιγιαλίτιδας· οὕτως ὁ αἰθὴρ ἐπιβρέμεται τῷ φοβερῷ τοῦ βρυχήματος, καὶ ἀπὸ τῶν ὀρέων ἦχον προκαλούμενος ὥρμηται κατὰ τῶν ἀνδρῶν σαρκῶν ἀνθρωπείων ἐμφορηθῆναι διψῶν· οἱ δὲ ὑπομένουσι τὴν ὁρμὴν ἑστῶτες ἀμεταστρεφεῖς καὶ ἀτίνακτοι. Ἐκεῖνος μέντοι στόματι καὶ ὄνυξι πεποιθὼς ἐφορμῶν διασπαράττει τὸν ἐμπεσόντα. Καί τις τῶν θηρατῶν ὄπισθεν ἑστὼς πατάγῳ καὶ βοῇ πρὸς ἑαυτὸν ἐκκαλεῖται τὸν λέοντα. Κἀκεῖνος πρὸς τὸν ψόφον ἐπιστραφεὶς εἰς ἐκεῖνον οἴχεται καταλιμπάνων τὸν πρότερον· τοῦτο καὶ ἄλλος ποιεῖ καὶ ἄλλος αὖθις, ἕως ταῖς συχναῖς ἐπιστροφαῖς τε καὶ κατακλήσεσι χαλάσῃ τὸ ἔντονον ὁ θὴρ καὶ τῆς ὁρμῆς ἀμαλδύνῃ τὸ ἄσχετον. Καὶ καθάπερ τις δεινὸς πολεμιστὴς ῥωμαλέως μὲν ἀμυνόμενος καὶ διωθούμενος τὸν ἀντίπαλον, κυκλωθεὶς δὲ ὑπὸ τῶν ἐχθρῶν πάντοθεν καὶ τῷ καμάτῳ τεταλαιπωρηκώς, εἶτα καὶ πυκνὰ πρὸς τῶν πολεμίων βαλλόμενος ὤκλασέ τε κατὰ γῆς καὶ τῆς πρὶν ἀλκῆς ἐξελάθετο· παραπλησίως καὶ λέων ἐκεῖνος ἀπαυδήσας τῷ καμάτῳ ἔδωκε τοῖς ἀνδράσι τῆς ἀγωνίας τὰ ἔπαθλα, καὶ τὴν

2 κάνεσι **M**, corr. **A** || **4** προβάλλουσι **M**, corr. Tüs. || **5** ἦχων **M**, corr. Tüs. || **9** ἐξατόμων **M**, corr. Tüs. || ἔτι μὲν **M**, ἔστι μὲν corr. Tüs. || καὶ ante καθ' ἑαυτὸν add. Tüs. || **10** ἐμαυτὸν **M**, corr. Tüs. || δὲ **M** : δὴ legit Tüs. || **11** συνεισβαλόντων **M**, corr. **A** || **13** ὁ θὴρ **M**, correxi cl. Cyn. IV 171 || **17** ἀμεταστρεμφεῖς **M**, corr. Tüs. || **20** ἐκαλεῖται **M**, corr. **A** || **21** οἴεται **M**, corr. Tüs. || τοῦ καὶ ἄλλος **M**, corr. Tüs. || **22** ἕως **M** : ἕως τὸ legit Tüs. || **23** κατακλίσεσι **M**, corr. **A** || χαλάσης τότο **M**, corr. Tüs. || **24** ἀμαλύνει **M**, corr. Tüs. || **25** ῥωμαλέος **M**, corr. Tüs. || **27** πρὸ **M**, corr. Tüs.

ἥτταν ὡς εἰπεῖν αἰσχυνόμενος ἐρείδει μὲν εἰς γῆν τὸν
ὀφθαλμόν, ἀφρὸν δὲ ἀποβλύζει τοῦ στόματος. Αἱματόφυρτον
ἔχει τοίνυν αὐτὸν ἡπλωμένον τὸ ἔδαφος ὥσπερ τινὰ πύκτην
γενναῖον πολλοὺς μὲν στεφάνους ἀναδησάμενον, τελευ- 200
ταῖον δὲ καὶ αὐτὸν ὑπενδόντα τῷ συνεχεῖ τῶν πληγῶν καὶ
οἱονεὶ μεθύοντα τῇ χύσει τοῦ αἵματος καὶ εἰς γῆν προπετῆ
καταβαλλόμενον. Οὕτως οὖν οἱ πάντα δεινοὶ θηραταὶ
κατεργασάμενοι τὸν λέοντα δεσμά τε περιβάλλουσι καὶ ὡς
κριὸν περιέλκουσι τὸν μέγαν ἐκεῖνον καὶ ἀνυπότακτον. 210

Βόθρων ὀρύγματα καὶ ἐπὶ θῶας καὶ παρδάλεις τεχνά-
ζουσιν, εὖρος μέντοι καὶ βάθος μείονα· καὶ κίων ἐξανίσχει
τῆς τάφρου πεποιημένος ἀπὸ δρυός, φέρων ἀπαιωρούμενον
οὐκ ἀρνὸν ἢ χίμαρον, ἀλλὰ κύνα λεπτοῖς ἱμᾶσι τοὺς διδύ-
μους σφιγγόμενον, ὃς ὑψικρεμὴς προσδεδεμένος τῷ κίονι
καὶ ταῖς ἀπὸ τῶν δεσμῶν <ὀδύναις> ὀξύτατα βαλλόμενος
ὑλακτεῖ μάλα τραχὺ καὶ ὠρύεται· ἡ πάρδαλις δὲ τῆς ὑλα-
κῆς διακούσασα γέγηθε καὶ σπεύδει πρὸς τὴν βοήν. Καὶ 220
πάσχει τὸ τῶν ἰχθύων ἐκείνων ἀτεχνῶς, οἳ τὸν ἐγκρυπτόμε-
νον τῷ κύρτῳ δόλον ἀγνοήσαντες ὄλεθρον αὑτοῖς διὰ τὸ
λίχνον ἐκ τῆς ὀδμῆς ἐπεσπάσαντο· ὥσπερ δὴ κἀκείνη διὰ τὸ
τῆς γαστρὸς ἄπληστον εἰς βόθρον ἀνέκβατον ὑπὸ τῆς τοῦ
κυνὸς ὑλακῆς καταπέπτωκεν.

Ἐγένοντο παρδάλεις καὶ οἴνου θήραμα δόλῳ μεθυσθεῖ- 230
σαι κυνηγῶν καὶ οἰνοποσίας παγιδευθεῖσαι δελεάσματι,
οὐδὲν αὐταῖς ἐπαρκέσαν τὸ Διονύσου πάλαι γενέσθαι τρο-
φούς τε καὶ φύλακας. Οἱ γὰρ νῦν θῆρες γυναῖκες ἀρχῆθεν
ἐτύγχανον, θρέπτειραι τοῦ Βάκχου θεοῦ, οἴνου πνέουσαι,
θυρσοφοροῦσαι, κεφαλὰς ἐστεμμέναι τοῖς ἄνθεσι καὶ τῷ
φοιταλέῳ δαίμονι πανηγύρεις τριετηρίδας ἄγουσαι. Τὸν
γάρ τοι Διόνυσον νήπιον ὄντα τρέφει μὲν Ἰνὼ θηλὰς ὑπο-
σχοῦσα καὶ μεταδοῦσα γάλακτος· κοινωνοῦσι δὲ οἱ τῆς

3 ἡπλωμένον **M**, def. Myer, cl. Opp. IV 206 γυῖα τάνυσσεν : ἡττώ-μενον voluit Tüs. || **7** κατωβαλλόμενον **M**, corr. Tüs. || **10** θύνας **M**, θῶας corr. Tüs. || **11** κύων **M**, corr. Tüs. || **13** χείμαρον **M**, corr. Tüs. || **14** ὑψικρεμνὴς **M**, corr. Tüs. || **15** ὀδύναις suppl. Tüs. || **19** αὐτοῖς **M**, corr. Tüs. || **20** κἀκείνη **M**pc : κἀκεῖνοι **M**ac || **21** ἄπλαστον **M**, corr. Tüs. || **29** φίλῳ **M**, φοιταλέῳ corr. Tüs. ex. Opp. IV 236 || **30** θηλυὰ **M**, corr. Tüs.

παιδοτροφίας Αὐτονόη τε καὶ Ἀγαύη· οὐ μὴν οἴκοι ἐν Ἀθάμαντος ὁ νηπιάζων ἐτέθραπτο θεός, ἀλλ' ἐν ἐρήμοις καὶ ὄρεσι δυεῖν ἕνεκεν· ὅτι τε Πενθεὺς ὁ τύραννος ἐπεβούλευε τῷ παιδὶ καὶ ὅτι Ἥρα ἡ Διὸς σύνοικος ἐχαλέπαινε κατ' αὐτοῦ καὶ ἠγρίαινε ζηλοτύπως ἔχουσα διὰ τὸ περὶ τὴν εὐνὴν ἀδικεῖσθαι μάλιστα· ταῦτά τοι καὶ ἐν ξυλίνῳ λάρνακι τὸν παῖδα κατακρυψάμεναι καὶ κλάδοις καὶ νεβρίσι περιβαλοῦσαι τὴν λάρνακα κτύπῳ τυμπάνων, ἤχῳ κυμβάλων, ὀρχήματι καὶ ψοφήμασι τὸν κλαυθμὸν τοῦ παιδὸς ἠφάνιζον τοῦ μὴ κατάδηλον γενέσθαι τοῖς ἐπιβουλεύουσιν· συνωργίαζον δὲ ταύταις καὶ συνεβάκχευον καὶ γυναῖκες Ἀόνιαι καὶ οὕτως εἰς ἄκραν ἐκείναις φιλίαν ἀνεκράθησαν, ὡς καὶ τῆς Βοιωτίας ἐκτὸς ἀπιέναι λάθρᾳ, καὶ εἴ τί που κατὰ τοῦ παιδὸς φέρον κίνδυνον πύθοιντο καταμηνύειν αὐτίκα ταῖς ἑτέραις καὶ παρασκευάζειν φυλάσσεσθαι· ἀλλ' οὐ γὰρ ἔμελλεν ἐπὶ πολὺ κατασείειν τὰς γυναῖκας τὰ τοιαῦτα δέη καὶ φόβητρα, ἤδη γὰρ ὑπεκφαίνεσθαι κατὰ μικρὸν ἤρχετο τὰ Διονύσου τεράστια. Ταῦτ' ἄρα καὶ ὁ τῶν γυναικῶν χορὸς τὴν θεοφόρον ἀράμεναι λάρνακα καὶ ὄνῳ ἐπιθέμεναι τὸν αἰγιαλὸν καταλαμβάνουσι καὶ θαλαττοπόνῳ πρεσβύτῃ σὺν ἅμα τέκνοις περιτυχοῦσαι σῴζειν ἱκέτευον καὶ τῷ ἀκατίῳ διαβιβάζειν εἰς τὴν ἀντιπέραν ἤπειρον· ἐκεῖνος δὲ τῶν γυναικῶν αἰδεσθεὶς τὸ σεμνοπρεπὲς καὶ ἱερὸν ὑποδέχεται ἄσμενος. Ἤδη δὲ ἀναγομένων αἱ Διονύσου δυνάμεις περιφανῶς διεδείκνυντο, χλωρά τε σμίλαξ τῆς νεὼς ἀνεφύετο καὶ ἡ πρύμνα σελίνῳ καὶ κιττῷ κατέστεπτο πάντοθεν· ὅμιλος δὲ ἁλιέων ἔκφρονες γενόμενοι τῷ δαιμονίῳ δείματι ἐκ τῶν πλοίων ἀπροαιρέτως ὠθοῦντο πρὸς θάλατταν καὶ διεκυβίστων οὐκ ἐθέλοντες. Τὰ μὲν οὖν ἀμφὶ τὸν πλοῦν τοιάδε· ὡς δὲ προσέσχον αἱ γυναῖκες τῇ γῇ καὶ κατήχθησαν εἰς Εὔβοιαν, ξενίζονται μὲν ὑπὸ Ποιμενίωνος,

1 ἀγαυή **M**, corr. Tüs. || **3** διεῖν **M**, δυοῖν **A**, δυεῖν corr. Tüs. || **5** lacuna trium litterarum post διὰ τὸ **M** || **7** νεβροῖς **M**, corr. Tüs. || **9** ψοφίσμασι **M**, corr. Tüs. || **12** σιδόνιαι **M**, Ἀόνιαι corr. Tüs. || **14** πίθοιντο **M**, corr. Tüs. || **21** σὺν ἅμα **M** : σύναμα (sic) voluit Tüs. || **22** ἀντίπεραν **M**, corr. Tüs. || **25** χλωρά τε καὶ σμίλαγξ **M**, corr. Tüs. || **26** ἀνεφύετο **M**pc : ἀνεφθέτο **M**ac || **28** πρὸς **M** : εἰς voluit Tüs. || **31** εὔοιαν **M**, corr. **A** || Ποιμενίωνος Ludwich : ποιμνίωνος **M** ποιμένος τινὸς Tüs.

ὃς καὶ Διόνυσον ἐκ τοῦ κιβωτίου δεξάμενος ἀνεθρέψατο κόραις Εὐβοΐσι καὶ Νύμφαις Δρυάσι συναγελαζόμενον· ἀμείβονται δὲ τὸν ξενοδόχον τοῖς παρ' ἑαυτῶν ἀγαθοῖς, ὅπως δεῖ σκευάζειν ἐκ τῆς ἐλαίας διδαξάμεναι τοὔλαιον, καὶ μελισσῶν αὐτῷ θήκας καὶ μέλιτος γένεσιν ὑποθέμεναι· ἀπ' ἐκείνου δὲ πρώτου καὶ εἰς ἀγροίκους ἅπαντας τὰ τοιάδε διεδόθη ἐπιτηδεύματα. Ἄρτι δὲ ἥβης ἀπτόμενος ὁ Διόνυσος θαυματοποιΐας ἐπεδείκνυτο μείζονας· νάρθηκα γὰρ ἀποτεμὼν καὶ πέτρας πλήττων τῷ νάρθηκι παρεσκεύαζεν ἐκβλύζειν οἶνον γλυκάζοντα. Ξίφει τε κατατέμνων ἀρνοὺς ἔρριπτε νεκροὺς κατὰ γῆς, ἔπειτα ζῶντας ἐτίθει καὶ νεμομένους ὥσπερ καὶ πρότερον. Εἶδες δ' ἂν αὐτὸν ἐνίοτε καὶ χορεύοντα καὶ σύμπασαν γῆν ἐμπιπλῶντα τῶν ἀγαθῶν καὶ τῆς ἑαυτοῦ δυνάμεως αἴσθησιν ἀνθρώποις παρεχόμενον. Ἐπεὶ δέ ποτε καὶ Θηβῶν ἐπέβη, πάντες μὲν ὑπηντίαζον καὶ σὺν ἡδονῇ τὸν θεὸν ἐδέχοντο· μόνος δὲ Πενθεύς, ἀσεβὴς καὶ ἀντίθεος ἄνθρωπος, ἀπονοηθεὶς τὸν ἀνάλωτον δεσμοῖς ἐπεχείρει δεσμεῖν, καὶ σφάττειν ἠπείλει αὐτὸς ταῖς αὑτοῦ χερσὶ τὸν σφαγῆς ἀνώτερον, οὔτε Κάδμοιο δυναστείαν δυσωπηθείς, οὔτε λιταῖς Ἀγαύης ἐπικαμφθείς, γυναικὸς ἱερᾶς καὶ θρεψαμένης τὸν θεὸν νηπιάζοντα, ἀλλὰ θεομισὴς ἄντικρυς καὶ πολὺ τρέφων τὸ δυσσεβὲς τοῖς ἀμφ' αὐτὸν ἐνεκελεύετο σύρειν αἰσχρῶς κατὰ γῆς τὸν Διόνυσον. Οἱ μὲν οὖν καταστάντες παρὰ Πενθέα φύλακες ἐφ' ᾧ συλλαβέσθαι καὶ δοῦναι δεσμῷ τὸν θεὸν ἐπειρῶντο μὲν ἐκεῖνον δεσμεῖν· ὁ δ' ἀνάλωτος ἔμενε καὶ δεσμοῖς ἀκατάσχετος· δεινοπαθοῦσιν αἱ Βάκχου θιασώτιδες ἐπὶ τῇ Πενθέως ἀπονοίᾳ, τοὺς ἐν ταῖς κεφαλαῖς ῥιπτοῦσι στεφάνους, τοὺς ἐν ταῖν χεροῖν κλάδους εἰς ἔδαφος καταβάλλουσιν, ὠχρὰς πληροῦνται τὰς παρειὰς δακρύων, [τοὺς ὀφθαλμοὺς] περιπαθέστερον ἀνα-

3-4 ὅπως δὴ **M**, corr. Tüs. || **8** θαυματοποιΐας **M** : θαυματοπολίας legit Tüs. || μείζονος **M**, corr. Tüs. || **13** ἐμπιπλῶντα **M** : ἐμπιπλάντα legit Tüs. || **16** Πυρσεὺς **M**, corr. **A** || **18** ταῖς αὐτὸς αὑτοῦ **M**, αὐτὸς ταῖς αὑτοῦ Tüs. || **20** ἀγαυῆς **M**, corr. Tüs. || **21** θεομισὴς scripsi : θεόμισον **M** θεόμισος Tüs. || **22** ἀφ' αὐτὸν **M**, corr. Tüs. || **24** παραπάνθεα **M**, corr. Tüs. || **27** πένθεα **M**, corr. Tüs. || **28** τοῖς κεφαλαῖς **M**, corr. Tüs. || **29** ὦχνας **M**, corr. Tüs. || **30** τοὺς ὀφθαλμοὺς del. Tüs.

κεκράγασι· πίμπρα, κατάσπα γῆν, ὦ Διόνυσε, κακῶς κακὸν διόλλυ τὸν τύραννον, διάσπα τὸν βλάσφημον, εἰς ταῦρον ἄμειβε τὸν ἀπάνθρωπον, ἡμᾶς θηρίου καὶ εἰς παρδάλεις μετάβαλλε, ἵνα στόμασι καὶ ὄνυξι μερισώμεθα τὸν κατάρατον. Πείθεται ταῖς ὀπαδοῖς ὁ Διόνυσος, κάμπτεται τοῖς αὐτῶν ὀδυρμοῖς καὶ δάκρυσι· ταῦρον τὸν Πενθέα ποιεῖ, κέρας ἐκφύει περὶ τὸ μέτωπον· εἶδος καὶ χρῶμα παρδάλεων αἱ γυναῖκες ἀμπίσχονται ἀποθηριωθεῖσαι. Διασπαράττουσιν ὡς ταῦρον τὸν ἄθλιον. Ταυτὶ μὲν οὖν περὶ Πενθέως ἀληθῆ διηγήματα· τὰ δ' ἄλλως ἱστορούμενα περὶ αὐτοῦ ποιητῶν ψευδηγορίαι καὶ πλάσματα.

Ἡ μέντοι κατὰ τῶν φιλοίνων παρδάλεων, ὅπερ ἐλέγομεν, ἐπινενοημένη θήρα τοῖς ταῦτα ἐπιτηδεύουσιν αὕτη· βραχεῖαν ὕδατος κατασκεψάμενοι πηγὴν ἀνὰ τῆς Λιβύης τὸ αὐχμηρόν τε καὶ ἄνυδρον, οὐ λάβρον ἀνιεῖσαν ἐκ βάθους τὸ ὕδωρ καὶ ἄφθονον, ἀλλ' ὅσον προφανῆναι μικρὸν καὶ αὖθις ὑπὸ τῆς ἄμμου καταποθῆναι, ὅπουπερ ἐξ ἔθους αἱ παρδάλεις ἑσπέριοι φοιτῶσι πιόμεναι· τοῦτο ἐκεῖνοι θεωρήσαντες τὸν δόλον ἀρτύνουσιν εὐθύς· οἴνου γὰρ ἀμφορέας πλείους πλησάμενοι καὶ τῷ ὕδατι κερασάμενοι ἔπειτα ἐκεῖθεν ἀφίστανται καὶ οὐ μακρὰν ἀφικόμενοι μένουσιν ἀτρέμα καὶ κατακαλυψάμενοι σισύραις <ἢ> δέρμασιν, ὅτι μὴ ἔστιν ἄλλως ἀποκρύψασθαι ἢ πέτρας ὀπὴν ὑπελθόντα ἢ δένδρον ποιησάμενον πρόβλημα διὰ τὸ ψαφαρὸν τῆς χώρας καὶ ἄξυλον. Ἐφίει τοίνυν τὰ θηρία πρὸς τὴν πηγὴν ἥ τε τοῦ πόματος ὀδμὴ καὶ ἡ τοῦ δίψους ἀκμὴ ἐκ τοῦ καύματος μάλιστα λαμβάνουσα τὴν ἐπίτασιν· πελάσαντα γοῦν τῷ τόπῳ καὶ πλησθέντα τοῦ κράματος σκιρτῶσι πρῶτον ὥσπερ χορεύοντα, εἶτα καρηβαρήσαντα νεύει πρὸς γῆν, τελευτῶντα δὲ ῥιπτοῦνται χαμαὶ ὑπ' ἀκινησίας πεδούμενα καὶ

1 κατάσπα γῆν Tüs. : κατάσφαγα γῆν **M** || **3** θηρίου (v. θηριόω) **M**, def. Myer : θηρία **A**, rec. Tüs. || **5** κάμπεται **M**, corr. **A** || **7** παρδαλέων **M**, corr. Tüs. || **8** ἀπίσχωνται **M**, corr. Tüs. || **10** ἱστερούμενα **M**, corr. Tüs. || **14** κατασκεψαμένη **M**, corr. Tüs. || **16** ἀλλ' οὐσὸν **M**, corr. **A** || **18** ἑσπέριον **M**, corr. Tüs. || πιαινόμενοι **M**, corr. Tüs. || θεωρήσαντος **M**, corr. **A** || **22** σισύρες **M**, corr. Tüs. || ἢ suppl. Tüs. || **25** ἐφίει Ludwich : ἐφ' ᾧ **M** ἐφορμᾷ voluit Tüs. || **30** ῥιπτοῦντα **M**, corr. Tüs.

κυνηγέταις ἄπονόν τε καὶ ἀταλαίπωρον τὴν θήραν παρεχόμενα. Εἴποις ἂν ἐρριμμένας ἰδὼν τὰς παρδάλεις κατὰ γῆς νεανίσκων ὑποστῆναι πάθος πλέον ἢ ἔδει ἐμφορηθέντων ἀκράτου καὶ κάρῳ πολλῷ καταβεβλημένων εἰς ἔδαφος.

Ἄρκτων δὲ θήρας Ἀρμενίοις μάλιστα μέλει καὶ ὅσοις αἱ διατριβαὶ περὶ ποταμὸν τὸν Τίγριδα. Καὶ πολὺς μὲν ὄχλος ὁμοῦ καταλαμβάνει δρυμῶνας καὶ ὄρη [καὶ] σύσκια, βραχεῖς δὲ αὐτῶν οἱ καὶ μάλιστα δεινοὶ τὰ θηρατικὰ μετὰ κυνῶν περιιόντες ἰχνηλατοῦσιν, εἴ που τῷ θηρὶ περιτύχοιεν. Οἱ κύνες γοῦν τοῦτο δὴ τὸ σύνηθες ποιοῦντες τῇδε κἀκεῖσε μαστεύουσιν ἐν χρῷ τῆς γῆς διὰ τῶν μυκτήρων ψαύοντες καὶ ἴχνος ἀνευρεῖν τοῦ ζητουμένου σπεύδοντες ἄγγελον· ἐπὰν δὲ εὕρωσι τοῦ πρώτου, [τε] πρὸς δεύτερον ἵενται, καὶ πρὸς ἄλλο αὖθις καὶ πάλιν ἕτερον· καὶ οὐ πρότερον μεθιᾶσι διερευνώμενοι, πρὶν ἂν τὸ τελευταῖον ἴχνος ἐπὶ τὴν εὐνὴν αὐτοὺς ὑπαγάγοι τοῦ θηρός· ἣν καταλαβόντες ὑπὸ τῆς ἄγαν ἡδονῆς ἅλλονται μάλα θερμὸν <ἀπὸ> τῆς χειρὸς τοῦ κατέχοντος ἰυγῇ καὶ ὑλακῇ ἄνωθεν περισκιρτῶντες καὶ χαίροντες. Καὶ πάσχουσι παρθένῳ τὰ ὅμοια πρὸς ἀνθολογίαν τραπομένῃ καθ' ὥραν ἔαρος, ἣ τέως μὲν ἀνὰ τὰ ὄρη περιπλανωμένη ζητεῖ τὸ ἐφετόν — ἴον δὲ τὸ ζητούμενον—· ὅταν δὲ ἡ τοῦ ἄνθους ὀδμὴ πρὸς ἑαυτὴν <τὴν> κόρην χειραγωγήσειεν, ἐδρέψατό τε ἀσμένως καὶ τῇ κεφαλῇ περιθεῖσα καθαπερεὶ κόσμον ὁμοῦ τε ᾄδει καὶ ἄπεισιν οἴκαδε χαίρουσα· οὐ μὴν δὲ ἀφιᾶσιν οἱ θηραταί, ἀλλὰ τῆς ἀσχέτου καὶ ἀκρατοῦς ὁρμῆς βίᾳ τοὺς κύνας ἀναστείλαντες ἥκουσιν ὡς τοὺς ἑταίρους ἔμπλεῳ χαρᾶς, ὅτι τε ἀνεύροιεν τὴν ἄρκτον καὶ ὅπῃ λίποιεν ἀγγέλλοντες. Αὐτίκα γοῦν ὁρμηθέντες ὁμοῦ σύμπαντες καὶ κεραίας ὑψηλὰς ἐξ ἑκατέρου πηξάμενοι καὶ δίκτυα ταύταις περιπετάσαντες δύο δυσὶ τοῖς καταπαγεῖσι ξύλοις ἀντιμετώπους ἄνδρας περικαθίζουσιν. Ἔπειτα ἐξ

2 ἐρριμένας M, corr. Tüs. || 4 καταβεβλημένον M, corr. Tüs. || 5 μένει M, corr. Tüs. || 7 καὶ del. Tüs. || 13 ἐπὰν δὲ M^{pc} : καὶ πὰν δὲ M^{ac} || τε del. Tüs. || 17 βάλλονται M, ἅλλονται corr. Tüs. || ἀπό suppl. Tüs. || 18 ἰυγῇ Ludwich : σιγῇ M οἰμωγῇ voluit Tüs. || ἀλακῆς M, ὑλακῇ voluit Tüs. || 21 τοῦ ζητουμένου M, corr. A || 22 τὴν suppl. Tüs. || 27 ἑταίρους M^{pc} : ἑτέρους M^{ac} || 31 ἀντιμετώπου M, corr. Tüs.

ἀριστερῶν τοῦ μηχανήματος σχοῖνον εὔστροφον καὶ μακρὰν ἐκτανύουσι, τοσοῦτον ἀπέχουσαν τῆς γῆς, ὅσον ἐς ὀμφαλὸν φθάνειν ἀνδρός· ἧς ἀπαρτῶσιν ἄνθη τε εὔχροα πρὸς κατάπληξιν τοῦ θηρὸς καὶ πτίλα πάμπολα διαφόρων 390 πετεινῶν. Ἐν δεξιᾷ δὲ τὰς ἐνέδρας τεκταίνονται, οἱ δὲ οἰκίσκοι τυγχάνουσι ξύλινοι φύλλοις νεοθαλέσι πεπυκασμένοι πάντοθεν καὶ ἀπέχοντες ἀλλήλων ἐκ διαστήματος· ἑκάστῳ τῶν οἰκίσκων ἄνδρες προσϊζάνουσι τέτταρες, κλάδοις καὶ αὐτοὶ περικεκαλυμμένοι τὰ σώματα. Τὰ μὲν οὖν τῆς ἐνέδρας καὶ τοῦ μηχανήματος ὧδε ἔχει· μετὰ ταῦτα σάλπιγξ μὲν ἠχεῖ διαπρύσιον, ὥσπερ εἰς μάχην προκαλουμένη τὸν πολέμιον· ὁ θὴρ δὲ μέγα βοῶν ὀξὺ δεδορκὼς τῆς λόχμης ἐξώρμηται· καὶ ὁ τῶν κυνηγῶν δῆμος ἀθρόοι κατὰ τοῦ θηρὸς ἴεν- 400 ται πατάγῳ καὶ ἀλαλαγμῷ μυρίῳ χρώμενοι. Ἐκεῖνος μέντοι τοῦ ὄχλου τὰς βοὰς ἐκτρεπόμενος κατὰ γυμνοῦ τοῦ πεδίου διαθεῖ· ἀλλ' οἱ ἐν τοῖς λόχοις αἰφνίδιον ἐξαλάμενοι κατὰ νώτου γίνονται τῷ θηρὶ καὶ ἐπὶ τὴν τοῦ δόλου σπάρτον τὴν ὁρμὴν περιτρέπουσιν· ἐντεῦθεν ἀπορία λαμβάνει τὴν ἄρκτον πάντοθεν· πάντα γὰρ αὐτῇ φοβερά, ὁ λόχος, ὁ κτύπος, ἡ βοὴ τῆς σάλπιγγος, ἡ σπάρτος καὶ τὰ ἐν αὐτῇ δείματα καὶ τὸ ἀπ' αὐτῶν σύριγμα τοῦ πνεύματος εἰσβάλλοντος. Ἀμέλει τοι καὶ διαδιδράσκειν οὐχ οἷα τε οὖσα τὸν κίνδυνον ἐμπίπτει τῷ λίνῳ καὶ τῶν ἀρκύων ἐντὸς γίνεται· οἱ δ' ἐπὶ τῶν κεραιῶν ἐφεδρεύοντες διαναστάντες εἰς κύκλον τε τὴν 420 σπάρτον περιάγουσι καὶ τὸ χάσμα τοῦ δικτύου συνάγουσι τὰς πύλας ὥσπερ ἀποκλείοντες τῷ θηράματι· ὁ σκοπὸς δὲ αὐτοῖς περιγενέσθαι τοῦ θηρὸς ὅτι τάχιστα, μὴ καὶ θυμήνας ῥήξῃ τε τὸ λίνον ἐνδακὼν ἢ καὶ διασπάσῃ τοῖς ὄνυξι καὶ ἀποδρὰς οἰχήσηται καὶ τοῖς ἀγρευταῖς ἀποφήνῃ τὸν κάματον μάταιον, οἷα φιλεῖ συμβαίνειν πολλάκις ἐν τοῖς τοιούτοις. Ἔνθεν τοι καὶ ταχὺ τὴν ἄρκτον πεδήσαντες οἴκαδε ἤγαγον.

1 μακρὸν **M**, corr. Tüs. || **2** ἀπέχουσιν **M**, corr. Tüs. || **3** ὀφθαλμὸν **M**, corr. Tüs. || **5** τοὺς ἐνέδρας **M**, corr. **A** || αἱ δὲ **M**, corr. Tüs. || **15** τὸν ὄχλον **M**, corr. **A** || **19** πάντοθεν **M** : πάντοθε legit Tüs. || ὁ λόχος **V** ὁ λοχ **M** : ὅλος legit Tüs. || **22** οἷα **M**, corr. Tüs. || **26** ἀποκλύοντες **M**, corr. Tüs. || **28** τε **M** : τότε coni. Tüs. || **29** οἰχήσηται **A** : οἰχήσεται **MV** οἴχηται coni. Tüs. || **30** οἷα **M** : οἷον legit Tüs.

BIBLIOTHECA TEVBNERIANA

PLVTARCHVS, Vitae parallelae

Vol. I. Fasc. 1.

Theseus et Romulus · Solon et Publicola · Themistocles et Camillus · Aristides et Cato maior · Cimon et Lucullus

Vol. I. Fasc. 2

Pericles et Fabius Maximus · Nicias et Crassus · Alcibiades et Coriolanus · Demosthenes et Cicero

Vol. II. Fasc. 1

Phocion et Cato maior · Dion et Brutus · Aemilius Paulus et Timoleon · Sertorius et Eumenes

Vol. II. Fasc. 2

Philopoemen et Titus Flaminius · Pelopidas et Marcellus · Alexander et Caesar

Vol. III. Fasc. 1

Demetrius et Antonius · Pyrrhus et Marius · Aratus et Artaxerxes · Agis et Cleomenes et Ti. et C. Gracchi

Vol. III. Fasc. 2

Lycurgus et Numa · Lysander et Sulla · Agesilaus et Pompeius · Galba et Otho

Vol. IV

Indices

In Einzelausgaben:
Alexander et Caesar
Demosthenes et Cicero

K · G · SAUR MÜNCHEN · LEIPZIG

Kolibri 360 GmbH
Ferdinand-Jühlke-Straße 7
99095 Erfurt, Deutschland
produktsicherheit@kolibri360.de